王一强 编著

基层常见内科疾病中医药特色疗法

JICENG CHANGJIAN NEIKE JIBING ZHONGYIYAO TESE LIAOFA

陇原青年创新创业人才（团队）项目丛书

西安交通大学出版社
XI'AN JIAOTONG UNIVERSITY PRESS

国家一级出版社
全国百佳图书出版单位

图书在版编目(CIP)数据

基层常见内科疾病中医药特色疗法/王一强编著. —西安：西安
交通大学出版社，2022.5

ISBN 978 - 7 - 5693 - 2557 - 7

Ⅰ. ①基… Ⅱ. ①王… Ⅲ. ①内科—常见病—中医治疗法
Ⅳ. ①R25

中国版本图书馆 CIP 数据核字(2022)第 050290 号

书　　名	基层常见内科疾病中医药特色疗法
编　　著	王一强
责任编辑	张永利
责任校对	赵丹青
出版发行	西安交通大学出版社
	(西安市兴庆南路 1 号　邮政编码 710048)
网　　址	http://www.xjtupress.com
电　　话	(029)82668357　82667874(市场营销中心)
	(029)82668315(总编办)
传　　真	(029)82668280
印　　刷	河北正德印务有限公司
开　　本	720mm×1000mm　1/16　印张 17.5　字数 264 千字
版次印次	2022 年 5 月第 1 版　2022 年 5 月第 1 次印刷
书　　号	ISBN 978 - 7 - 5693 - 2557 - 7
定　　价	72.00 元

如发现印装质量问题，请与本社市场营销中心联系。
订购热线：(029)82665248　(029)82667874
投稿热线：(029)82668803
读者信箱：med_xjup@163.com

前　言

　　余自幼跟随父亲学习中医，父亲教导吾兄弟二人要以医减解世人之疾苦。受父亲熏陶，吾素崇尚国医，亦誓愿普救含灵之苦，高考遂考取甘肃中医学院，接受正规中医学之高等教育。本科毕业后，继续攻读硕士研究生，师从甘肃省名中医、甘肃中医药大学中西医结合学科首席专家戴恩来教授，同时跟随全国名中医刘保厚教授在门诊学习中医临证知识，积累了大量的临床经验。自工作以来，吾一直从事中医内科临床及教学工作，业已30载。

　　吾出身贫寒，自幼成长于农村，常遇基层民众因受条件限制或气候影响，使得一些常见病、多发病无法得以及时诊治，最后导致因病返贫、因病致贫的情况屡屡发生。多年以来，吾学习不止，精勤不倦；医经典籍，常手不释卷，终日思索，穷寻医理；临床实践，勤求古训，谨慎细微，未敢有一日、一事之懈怠。然余天资愚钝，转眼将至不惑之年，方稍有所悟，医理似乎有通。

　　2021年初，余有幸得中甘肃省委组织部陇原青年创新人才（团队）项目——"医疗卫生人才助力基层健康扶贫服务团队的建设与实践"，遂生出编写此书之念，以解决基层患者看病难、看病远的问题，亦能响应党中央"脱贫攻坚、乡村振兴"之号召。本书借助中医药长于治疗内科疾病的特色优势，在总结、整理内科常见疾病诊疗及预防等经验的基础上，共选取了基层常见的20余种内科疾病加以介绍。

　　本书参考了中医经典著作中相关疾病的论述及诊疗方法，系统地介绍了疾病的定义、病因病机、诊断和鉴别诊断、临床表现及辨证论治等内容，并以诊断和治疗为主要核心内容展开论述，给出了疾病的中医特色疗法，如外治法、经验方等。此外，书中还列出了各类经典著作中对于所选疾病的相关论述，并针对这些疾病提出了经典集萃、名医验案、证治心法、要诀总括等；同时，依据目前中医临床实际需要，书中融入了西医学的相关理论、临床诊断及治疗方法。希望本书能为基层医疗机构(乡镇卫生院、诊所等)诊治常见内科疾病提供一定的帮助。需要特别说明的是，书中所用方药及剂量仅供参考，临证时当视患者具体情况进行加减；个别处方为了体现医家遣方用药特色，使用了厘、分、钱、两等单位，其中一厘约合 0.03g、一分约合 0.3g、一钱约合 3g、一两约合 30g。

本书能完成编写并出版，得到了甘肃卫生职业学院牛彦辉教授的大力支持，以及甘肃省安宁区人民医院陈有源副主任医师和甘肃卫生职业学院张玉香、姚进龙、刘双萍老师在书稿校对方面的帮助，在此一并表示感谢。本书出版之时，恰逢先父去世三周年之际。吾愿以此书告慰先父，并时刻谨记先父之教诲，努力完成先父之遗志。

本书主要供各级医师在临床工作中参考，也可供医学爱好者借鉴使用。由于本人才疏学浅，因此书中难免会有不足之处，恳请各位同道指正。

王一强

2021 年 11 月于兰州

目　录

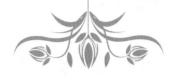

第一章

肺系病证

　　肺位于胸腔，其位最高，覆盖于诸脏之上，故称"华盖"，开窍于鼻，外合皮毛，故风、寒、暑、湿、燥、火等六淫外邪由口鼻、皮毛而入，首先犯肺。因肺主气、司呼吸，其气贯百脉而通他脏，故除外感外，内伤诸因亦可影响到肺，导致气机的升、降、出、入失常，出现咳、喘、哮等临床表现。六淫外侵，肺卫受邪，则为感冒；瘵虫蚀肺，肺体受损，则为肺痨；热壅血瘀，蕴毒化脓，则为肺痈；痰邪阻肺，肺失宣降，则为哮病、喘证；咳嗽、哮病、喘证反复发作，致肺叶胀满，不能敛降，则发为肺胀。

　　肺主通调水道，朝百脉而主治节，辅佐心脏调节气血的运行，为脾之子，与肝升降相应，与肾金水相生，与大肠相表里，故其病常可影响到心、脾、肝、肾、膀胱、大肠等脏腑，而这些脏腑病变亦可影响到肺的功能。肺与脾共同运化水液，与痰的形成有密切关系，故说"脾为生痰之源，肺为贮痰之器"，痰邪留肺，常常影响到气的升、降、出、入，肺的宣发和肃降，且痰有从寒化或热化，易夹湿致瘀等特点，可衍生出其他复杂的病理变化，使病情加重或发生变化。

　　肺为华盖，易受外邪侵袭，治疗常用解表之法，多用发散之药。肺为娇脏，易寒易热，治疗常视其寒热，或清肺，或温肺。肺喜润恶燥，故治疗中应注意顾护肺阴，少用温燥之药。肺与大肠相表里，在肺系病证治疗中应保持大便通畅，以利于肺气肃降。脾为肺之母，肺气虚则常用补土生金法。肺与肾在生理上金水相生，在病理上相互影响，治疗时常用补益肺肾之法。肺为娇脏，肝为刚脏，肝木常反侮肺金，故治疗多用清肺平肝之法。此外，加强锻炼、增强身体素质在肺系病证的防治中有极其重要的作用。

第一节　感　冒

感冒是指感受触冒风邪或时行疫毒，引起肺卫功能失调的一种常见外感疾病，以鼻塞、流涕、打喷嚏、咳嗽、头痛、恶寒、发热、全身不适、脉浮为主要临床特征。本病四季均可发生，尤以冬、春两季为多。病情轻者，多为感受当令之气，称为伤风、冒风、冒寒；病情重者，多为感受非时之邪，称为重伤风；由时行疫毒引起，发病急，病情较重，全身症状显著，症状多类似，可发生传变，化热入里，继发或合并他病，具有广泛传染性、流行性者，称为时行感冒。

宋代杨士瀛所撰的《仁斋直指方》，首提感冒之病名；元代朱震亨之《丹溪心法》提出感冒的辛温、辛凉两大治法，并强调病位在肺。

西医学的普通感冒、流行性感冒及上呼吸道感染表现为感冒症状者，皆可参考本节内容进行辨证论治。

【病因病机】

感冒的病因主要有六淫病邪及时行疫毒。

1. 六淫病邪

风、寒、暑、湿、燥、火均是感冒的病因。其中，风为六淫之首，"百病之长"，为感冒的主因。四时之气，或"非其时而有其气"，如春应温而反寒，夏应热而反凉，秋应凉而反热，冬应寒而反温，均可成为入侵人体的病邪。六淫之气虽可单独致病，但常常互相兼夹，以风邪为首，常夹寒，夹热，夹暑湿，夹燥等。

2. 时行疫毒

时行疫毒伤人，发病迅速，病情重而多变，往往可相互传染，造成广泛的流行，且不限于季节性。

六淫病邪或时行疫毒侵袭人体引起感冒，除邪气盛外，总与人体的正气失调有关，常由于正气素虚，或素有肺系疾病，不能调节肺卫而感受外邪。即使体质素健，若因生活起居不慎，如疲劳、饥饿而机体功能状态下降，或因汗出衣裹湿冷，或餐凉露宿，冒风沐雨，或气候变化时未及时加减衣服等，致正气失调，腠理不密，营卫失和，亦可使邪气得以乘虚而入。

感冒的基本病机是外邪袭表，伤及肺卫，导致卫表不和，肺失宣肃，肺卫功能失调。卫表不和，故见恶寒、发热、头痛、身痛、全身不适等症；肺失宣肃，故见鼻塞、流涕、打喷嚏、喉痒、咽痛等症。《素问·太阴阳明论》说："伤于风者，上先受之"，外邪从口鼻、皮毛入侵，肺卫首当其冲，迅速出现卫表及肺系症状，而以卫表不和为主要表现。感冒的病位在肺卫，以实证居多，如体虚感邪，则可见虚实夹杂、本虚标实证。由于四时六气不同，以及体质的差异，因此临床上有风寒、风热和暑湿等不同证候，在病程中还可见寒与热的转化或错杂。感受时行疫毒者，病邪从表入里，传变迅速，病情急且重。

【诊断】

1. 临床特征

普通感冒初起可见鼻塞、流涕、打喷嚏、咽痒、恶风等，继则出现恶寒、发热、咳嗽、咽痛、头痛、肢体酸楚等。时行感冒则全身症状显著，如高热、头痛、周身酸痛、疲乏无力等，而肺系症状较轻。

2. 病史

感冒四季均可发病，以冬、春两季为多，多因气候突变、淋雨冒风、劳倦而发病，起病多急，一般病程为3～7天。时行感冒多呈流行性，症状较重。

3. 相关检查

部分患者血常规检查可见白细胞总数及中性粒细胞比例升高或降低。有咳嗽、痰多等呼吸道症状者，胸部X线片可见肺纹理增粗。

【辨证论治】

(一)辨证要点

1. 辨寒热

感冒以表证为主，常夹寒、夹热而发，临床上应首先分清风寒、风热两证。无论风寒、风热之证，二者均有恶寒、发热、鼻塞、流涕、头身疼痛等症；二者的不同之处在于：风寒证者，恶寒重而发热轻，无汗，鼻流清涕，痰清稀，口不渴，咽不痛，舌苔薄白，脉浮或浮紧；风热证者，发热重而恶寒轻，有汗，鼻流浊涕，痰黄稠，口渴，咽痛，舌苔薄黄，脉浮数。

2. 辨兼夹症

风邪常兼夹他邪致病。兼暑邪者，必在夏季，可见心烦口渴、小便短赤等暑热内扰表现；兼湿邪者，有困重感及湿象表现，舌苔多腻；兼燥邪者，多在秋季，有口、咽、鼻、皮肤的干燥症状。

3. 辨普通感冒与时行感冒

普通感冒以风邪为主因，在气候变化时发病率可升高，呈散发性发病，肺卫症状明显，但病情较轻，全身症状不重，少有传变；时行感冒以时行疫毒为主因，呈流行性发病，传染性强，肺系症状较轻而全身症状显著，起病急，病情较重，可以发生传变，入里化热，合并他病。

4. 辨常人感冒与体虚之人感冒

普通人感冒后，症状较明显，但易康复；平素体虚之人感冒后，缠绵不已，经久不愈或反复感冒，属虚实夹杂、正虚邪实之证。在临床上，感冒以气虚感冒、阴虚感冒多见。气虚感冒者，兼有倦怠乏力、气短懒言、身痛无汗或恶寒甚、咳嗽无力、脉浮弱等；阴虚感冒者，兼有身微热、手足心发热、心烦口干、少汗、干咳少痰、舌红、脉细数等。

(二)论治要点

感冒邪在肺卫，治疗应因势利导，从表而解，遵循《素问·阴阳应象大论》"其在皮者，汗而发之"之意，以解表达邪为原则。解表之法应根据所感外邪寒热、暑湿的不同，而分别选用辛温或辛凉解表法、清暑祛湿解表法。体虚之人感冒应扶正祛邪，在疏散药中酌加补正之品，不可专行发散，以免重伤肺气。时行感冒的病邪以时行疫毒为主，解表达邪的同时，还须清热解毒。

时行感冒，如果伴有白细胞增多，或中性粒细胞比例升高，可适当配合抗生素治疗。

（三）分证论治

1. 风寒证

证候：恶寒重，发热轻，无汗，头痛，肢节酸痛，鼻塞声重，或鼻痒喷嚏，时流清涕，咳嗽咽痒，咳痰稀薄、色白，口不渴或渴喜热饮，舌苔薄白而润，脉浮或浮紧。

病机：风寒外束，卫阳被郁，腠理闭塞，肺气失宣。

治法：辛温解表，宣肺散寒。

方药：荆防败毒散加减（荆芥、防风、柴胡、川芎、枳壳、前胡、桔梗、茯苓、甘草、羌活、独活）。

本方可辛温发汗，疏风祛湿。风寒重致恶寒甚者，加麻黄、桂枝增强发表散寒之功；头痛者，加白芷散寒止痛；湿邪蕴中致脘痞食少或有便溏、苔白腻者，加藿香、苍术、厚朴、半夏化湿和中。

若患者属风寒夹湿，见头重头胀、身热不扬、苔腻、脉濡者，可用羌活胜湿汤加减；若为外感风寒而汗出不解者，可用桂枝汤加减。

2. 风热证

证候：身热较重，微恶风寒，汗出，头胀痛，鼻塞，流黄浊涕，咽喉红肿疼痛，咳嗽，痰黄、黏稠，口干欲饮，舌苔薄黄，脉浮数。

病机：风热袭表，热郁肌腠，卫表失和，肺失清肃。

治法：辛凉解表，宣肺清热。

方药：银翘散加减（金银花、连翘、薄荷、荆芥、淡豆豉、桔梗、牛蒡子、甘草、竹叶、芦根）。

本方可辛凉透表，清热解毒。发热甚者，加黄芩、石膏、大青叶清热解毒；头痛甚者，加桑叶、菊花、蔓荆子清利头目；咽喉肿痛者，加板蓝根、马勃、玄参解毒利咽；咳嗽痰黄者，加黄芩、知母、浙贝母、杏仁、瓜蒌壳清肺化痰。

若患者因风寒外束，入里化热，热为寒遏，症见烦热恶寒、少汗、咳嗽气急、痰稠、声音嘶哑者，可用麻杏石甘汤，以外散表寒、内清肺热。

时行感冒热毒较盛，见寒战、高热、咳嗽、咳痰黄稠、胸闷气急、头痛、身痛者，重在清热解毒，方中可加入大青叶、板蓝根、蒲公英、重楼、贯众、鱼腥草等。

3. 暑湿证

证候：多发生于夏季，身热，微恶寒，汗少，肢体酸重或疼痛，头昏重胀痛，咳嗽痰黏，鼻流浊涕，心烦口渴，或口中黏腻，渴不多饮，胸闷泛恶，大便溏或不爽，小便短赤，舌苔薄黄而腻，脉濡数。

病机：暑湿遏表，湿热伤中，肺卫失和。

治法：清暑祛湿解表。

方药：新加香薷饮加减（香薷、金银花、连翘、厚朴、白扁豆）。

本方可祛暑解表，清热化湿。暑热偏盛者，加黄连、青蒿、鲜荷叶、鲜芦根清暑泻热；湿困卫表，肢体酸重、疼痛较甚者，加藿香、佩兰、石菖蒲芳香化湿宣表；里湿偏盛，见口中黏腻、胸闷泛恶、腹胀、便溏者，加苍术、白蔻仁、半夏、陈皮化湿和中；小便短赤者，加滑石、甘草、赤茯苓清热利湿。

4. 气虚感冒

证候：恶寒较重，发热，无汗或自汗，头身疼痛，鼻塞，咳嗽，咳痰无力，平素气短懒言、倦怠乏力、反复易感，舌淡苔白，脉浮无力。

病机：表虚卫弱，风寒乘袭，气虚无力达邪。

治法：益气解表。

方药：参苏饮加减（人参、苏叶、葛根、半夏、前胡、茯苓、木香、枳壳、陈皮、桔梗、甘草）。

本方可益气解表，化痰止咳。表虚自汗者，加黄芪、白术、防风益气固表。

若患者恶寒重、发热轻、四肢欠温、语声低微、舌质淡胖、脉沉细无力，为阳虚外感，当助阳解表，可用再造散加减；凡因气虚而易于感冒者，可常服玉屏风散，以增强固表卫外功能，预防感冒。

5. 阴虚感冒

证候：身热，微恶风寒，少汗，手足心热，头昏心烦，口干，干咳少痰，舌红少苔，脉细数。

病机：阴虚津亏，外受风热，肺失宣降，卫表不和。

治法：滋阴解表。

方药：加减葳蕤汤（白薇、玉竹、葱白、薄荷、桔梗、豆豉、甘草、大枣）。

本方可滋阴清热解表。阴伤明显，见口渴、心烦者，加沙参、麦冬、黄连、天花粉清润生津除烦；干咳或咳痰不爽者，加牛蒡子、射干、瓜蒌皮利咽化痰；血虚，见面色无华、唇甲色淡、脉细者，加当归、生地黄滋阴养血。

【中医适宜技术】

(一)单方、验方

1. 姜葱糖水

生姜10～30g，捣烂，加适量红糖及葱白2段，用水煎煮，趁热服，服后盖被取微汗出，每天1剂。本方可用于风寒感冒。

2. 紫苏叶茶

紫苏叶16g，晒干，揉成粗末，用沸水冲泡，加入红糖适量，代茶频饮。本方可用于风寒感冒初期。

3. 藿荷饮

鲜藿香叶10g、鲜荷叶15g、冰糖适量，水煎服。本方可用于暑湿感冒。

4. 金菊薄荷茶

将金银花15g、菊花10g、薄荷3g放入茶杯中，用沸水冲泡，闷10～15分钟即可，代茶频饮。本方可用于风热感冒。

(二)中成药

风寒感冒者，可用九味羌活丸、感冒清热颗粒等；风热感冒者，可用疏风解毒胶囊、银翘解毒片、羚翘解毒片、桑菊感冒片、维C银翘片、银黄颗粒等；外寒内热，大便秘结者，可用防风通圣丸；暑湿感冒者，可用藿香正气丸(片、水、软胶囊)、保济丸等；时行感冒或风热感冒热甚者，可用板蓝根颗粒、银柴颗粒、连花清瘟胶囊等；气虚感冒者，可用玉屏风颗粒。

(三)简易治疗技术

1. 刮痧疗法

可在患者头部、颈肩部、背部进行刮痧，适用于风寒、风热、暑湿感冒。

2. 拔火罐法

可在患者背部督脉及膀胱经循行部位用闪火法拔罐并走罐，适用于风寒感冒。

3. 艾灸疗法

取关元、中脘、足三里等穴进行艾灸，适用于风寒感冒。

4. 穴位敷贴疗法

取穴：身柱、魄户(双侧)、玉堂、中脘、气海、天枢(左侧)。将细辛、甘遂、延胡索、白芥子各等分，研为细末，和匀，制作成药饼并蒸透，趁热将药饼置于穴位上，并敷以温灸膏固定，3～6小时后取下。每周1次，连续敷贴6次。本疗法适用于肺脾亏虚，反复感冒者。

【经典集萃】

《诸病源候论·时气病候》："时行病者，春时应暖而反寒，夏时应热而反凉，秋时应凉而反热，冬时应寒而反温，非其时而有其气。是以一岁之中，病无长少，率相近似者，此则时行之气也。"

《伤寒论》第35条："太阳病，头痛发热，身疼腰痛，骨节疼痛，恶风无汗而喘者，麻黄汤主之。"

《丹溪心法·中寒附录》："伤风属肺者多，宜辛温或辛凉之剂散之。”

《温病条辨·上焦篇》：“太阴风温、温热、温疫、冬温，初起恶风寒者，桂枝汤主之；但热不恶寒而渴者，辛凉平剂银翘散主之。”

《证治汇补·伤风》：“如虚人伤风，屡感屡发，形气病气俱虚者，又当补中，而佐以和解，倘专泥发散，恐脾气益虚，腠理益疏，邪气乘虚入，病反增剧也。”

【预防调护】

加强体育锻炼、增强机体适应气候变化的调节能力、在气候变化时适时增减衣服、谨慎接触感冒患者，对感冒的预防有重要作用，尤其是在时行感冒的流行季节，预防服药可使感冒的发病率降低。常用的预防性药物有贯众、大青叶、板蓝根、鱼腥草、葛根、防风、金银花、连翘、黄芪、黄芩、荆芥等。此外，可用食醋熏蒸法进行空气消毒，方法为每立方米空间以食醋 5～10mL 加水 1～2 倍稀释后，加热，紧闭门窗，每次熏蒸 2 小时，每天或隔天 1 次，以预防时行感冒。

感冒患者应适当休息，避免过度劳累，多饮水，饮食以素食、流质为宜，慎食油腻及难消化之物，更应忌生冷、不洁食物。患者所居住的卧室空气应流通，但不可直接吹风。为防止芳香类药物有效成分的挥发，药物煎煮时间宜短。感冒无汗者，宜服药后进食热粥或覆被，以促汗出表解，汗后应及时更换干燥、洁净衣服，以免再次受邪。

【名医验案】

(一)风寒感冒案

吴某，男，20 岁，1982 年 4 月 28 日就诊。症见咽喉痒痛，继则发热恶寒，头痛，鼻塞流涕，肢体酸痛，口不渴，舌苔薄白，脉浮而紧。证系风寒之邪外束肌表，卫阳被郁。治以辛温解表，宣肺散寒。方用荆防败毒散加减。处方：荆芥 15g，防风 10g，柴胡 15g，薄荷 10g，川芎 10g，前胡 10g，桔梗 10g，枳壳 10g，茯苓 15g，生甘草 10g，生姜 10g，羌活 15g，独活 15g。2 剂，服后避风取汗，或食热稀饭、米汤以助发汗而愈。

按：麻黄汤可辛温解表，为治疗风寒表实证的经方，但根据现代人的体质、饮食因素及患病后的证候反应特点，目前即便对于风寒表实证者，也已慎用、少用麻黄汤原方，往往代之以荆防败毒散。荆防败毒散系在主以辛温解表的同时，佐以辛凉之薄荷、苦寒之柴胡，与现代风寒感冒往往一发病就出现化热趋势而多咽痛的现实情况相吻合。

(二)风热感冒案

张某，女，16岁。病经五六天，始觉恶寒，继则身热不寒，微恶风，汗出不多，午后热甚，头昏痛，咳嗽，痰黏白，胸部闷痛，呼吸不畅，咽部微红，口渴欲饮，尿黄，舌边尖红，苔薄白，脉浮数。经西药注射治疗数天，身热不退，遂来求诊。辨证：风热袭表，肺卫失和。治以辛凉解表，轻宣肺气。仿银翘散合桑菊饮意。处方：豆豉四钱，薄荷八分(后下)，冬桑叶二钱，菊花一钱五分，炒牛蒡子三钱，金银花三钱，连翘三钱，前胡二钱，桔梗一钱，杏仁二钱，甘草八分，枇杷叶三钱，芦根一两(去节)。药后身热渐退，翌晨正常，至午睡时，风雨交加，室温骤降，因仅盖单被而致复感，醒来即感微恶寒，发热，体温39.5℃，汗少，头痛，身楚，加服上方一剂，得汗热降。第三日继续以原方巩固。继见咳嗽不净，右侧胸胁闷痛，口中微干，属表证虽解，而肺气未清，转予清肺化痰法，上方去豆豉、薄荷、菊花，加贝母、瓜蒌皮各三钱，炒黄芩一钱五分，继服，药后咳止，痊愈出院。

按：身热较重、微恶风、口渴欲饮、舌边尖红、脉浮数，乃风热感冒之主症；风热犯肺，肺气不宣，则咳嗽、胸部闷痛、呼吸不畅。先予银翘散合桑菊饮辛凉解表、轻宣肺气，药后得汗热解，表证除而余肺气未清，故转予清肺化痰法善后而愈。

【证治心法】

感冒之证，治宜分清寒、热。证属风寒而误用辛凉，可致汗出不畅，病邪难以外达，反致迁延不能速解，甚则发生传变；证属风热而误用辛温，则有助热燥液、动血之弊，或引起传变。对于偏寒、偏热俱不明显者，以辛平轻剂葱豉汤轻清透邪更为稳妥。

寒热杂见者，当温凉合用。或素有内热又表寒外束，或为表寒入里化热，均需根据寒热主次及其演变适当调配辛温药与辛凉药，以解表清里、宣肺泻热，方如麻杏石甘汤或大青龙汤。至于暑湿感冒，则发病即表现为表寒外束而暑湿内蕴，处方伊始，即应辛温解表、辛凉涤暑、苦温祛湿并举。

体虚之人感冒，当扶正达邪，若单纯辛散祛邪而强发其汗，可重伤正气，故治当扶正达邪，在疏散药中酌加补正之品，并根据气虚、阴虚、阳虚等不同表现，采取相应措施。补气多并用人参、甘草；温阳每加以生姜、附子；玉竹、白薇则滋阴而不碍透邪，临证中均可辨证施用。

注重当今社会患感冒者之特点。与古人的四季节令自然更替有所不同的是，现代社会的空调居处是夏行冬令的人造环境，同时以肥甘厚味克伐脾胃而使湿滞内生的不良生活方式也较古代更甚。因此，需以藿香正气类方剂外散风寒、内化湿滞的证候也更为普遍，临证诊疗当不可不知。

此外，可适当应用中成药或其他非药物疗法治疗感冒。风寒感冒，可辅以拔罐疗法；外受风寒而内伤湿滞的感冒，可以服用藿香正气水或藿香正气胶囊；风热感冒，可选用银翘解毒丸或桑菊感冒片等。

【要诀总括】

感冒风邪袭卫表，寒热暑湿体虚弱；暑湿香薷虚参苏，寒用荆防热银翘。

第二节 咳 嗽

咳嗽是指肺失宣肃，肺气上逆，冲击气道，发出咳声或咳吐痰液为临床特征的一种病证。历代医者将有声无痰称为咳，有痰无声称为嗽，有痰有声称为咳嗽。临床上，患者多为痰、声并见，很难截然分开，故以咳嗽并称。此外，咳嗽也是肺系多种疾病的一个症状。

《黄帝内经》中即有对于咳嗽的病因、病位、分类的论述；隋代《诸病源候论》中将咳嗽在五脏咳的基础上添加了风咳、寒咳、久咳、胆咳、厥阴咳。

西医学的上呼吸道感染、急性或慢性支气管炎、支气管扩张、肺炎、慢性咽炎等以咳嗽为主要表现者，均可参考本节进行辨证论治。

其他疾病，如肺痈、肺痿、风温、肺痨等兼见咳嗽者，需参阅有关章节辨证求因，进行处理，也可与本节互参。

【病因病机】

咳嗽的病因主要有外感与内伤两类。外感咳嗽为六淫之邪侵袭肺系；内伤咳嗽为饮食、情志等内伤因素致脏腑功能失调，内邪干肺。

1. 外感六淫

由于气候突变或调摄失宜，肺的卫外功能减退或失调，六淫之邪（尤其是风、寒、燥、热之邪）从口鼻或皮毛而入，侵犯肺系，或因吸入烟尘、异味气体，使肺失宣降，肺气上逆而咳。由于风为六淫之首，其他外邪多随风邪侵袭人体，所以外感咳嗽常以风为先导，或挟寒，或挟热，或挟燥，其中尤以风邪挟寒者居多。

2. 内邪干肺

内伤咳嗽总由脏腑功能失调，内邪干肺所致，可分其他脏腑病变涉及于肺和肺脏自病两个方面。他脏及肺者，主要涉及肝、脾、肾。饮食不当，嗜烟好酒，内生湿热，熏灼肺胃，灼津生痰，或因生冷不节、肥甘厚味，损伤脾胃，脾失健运，聚湿生痰，上干于肺，肺气上逆而作咳；情志刺激，气机不畅，日久气郁化火，气火循经上逆犯肺而作咳；房劳伤肾，或肾失纳气而上逆，或阴虚火旺而炎上，或阳虚水停而上逆射肺，均可影响肺之肃降而咳。肺脏自病者，常由肺系疾病日久，迁延不愈，耗气伤阴，肺不能主气，肃降无权而肺气上逆；或肺气虚不能布津而成痰，肺阴虚而虚火灼津为痰，痰浊阻滞，肺气不降而上逆作咳。

咳嗽的基本病机是肺失宣肃，肺气上逆。其病位在肺，与肝、脾有关，久则及肾。无论外感六淫或内伤所生的病邪，皆可侵及于肺而致咳嗽。外感六淫可致咳，脏腑功能失调影响及肺亦可致咳，故《素问·咳论》说："五脏六腑皆令人咳，非独肺也。"其病性有虚、实之分。外感咳嗽属实，为外邪犯肺，肺气壅遏不畅所致，其病理因素为风、寒、暑、湿、燥、火，以风寒为多，病变过程中可发生风寒化热、风热化燥，或肺热蒸液成痰等病理转化。内伤咳嗽为邪实与正虚并见，他脏及肺者多因实致虚，肺脏自病者多因虚致实，病理因素主要为痰与火，但痰有寒、热之别，火有虚、实之分，痰可郁而化火，火亦能炼液灼津为痰。

【诊断】

1. 临床特征

患者均表现为咳嗽，或伴有咳痰。

2. 病史

外感咳嗽有外感病史，起病急，病程短，常伴有恶寒、发热等表证症状；内伤咳嗽有情志失调、饮食失宜及其他疾病反复发作迁延不愈等病史，病势缓，病程较长，多伴有相应脏腑功能失调的证候表现。

3. 相关检查

听诊时，可闻及患者两肺野呼吸音增粗，或伴有散在的干、湿啰音。急性期患者，血常规检查可见白细胞总数及中性粒细胞比例升高，胸部 X 线片正常或见肺纹理增粗。

【辨证论治】

(一)辨证要点

1. 辨外感与内伤

外感咳嗽，多为新病，起病急，病程短，常伴有恶寒、发热、头痛等肺卫表证症状。内伤咳嗽，多为久病，常反复发作，病程长，多伴见脏腑功能失调的证候表现。

2. 辨虚实

外感咳嗽以风寒、风热、风燥为主，一般均属邪实。内伤咳嗽中的痰湿、痰热、肝火多为邪实正虚，肺阴亏耗则属虚或虚中夹实。一般说来，咳声响亮、脉象有力者，多属实；咳声低怯、脉象无力者，多属虚。

3. 辨痰

辨痰时，主要应辨别痰的量、色、质、味。咳而少痰者，多属燥热、气火、阴虚；痰多者，常属湿痰、痰热、虚寒。痰白而稀薄者，多属风寒；痰黄而稠者，多属热；痰白质黏者，多属阴虚、燥热；痰白清稀透明而呈泡沫样者，多属虚寒；咳吐血痰者，多属肺热或阴虚；脓血相间者，多为痰热、瘀血互结成痈之候；痰有热腥味或腥臭气味者，多属痰热；痰有甜味者，多属痰湿；痰有咸味者，多属肾虚。

(二)论治要点

咳嗽的治疗应分清邪正虚实，标本缓急。外感咳嗽，为邪气壅肺，多为实证，应以祛邪利肺为治疗原则，用药宜轻清上扬，使邪去正安而咳止，根据风寒、风热、风燥的不同，可分别采用疏风散寒、疏风清热、润燥的治法；内伤咳嗽，多属邪实正虚，应以祛邪扶正、标本兼顾为治疗原则，标实为主者当祛邪止咳治其标，本虚为主者当扶正补虚治其本。

咳嗽的治疗，除直接治肺外，还应从整体出发调理脏腑，注意治脾、治肝、治肾等。一般外感咳嗽忌收涩留邪，应因势利导，肺气宣畅，则咳嗽自止；内伤咳嗽不可过用宣散之品，注意调理脏腑，顾护正气。咳嗽虽是人体祛邪外达的一种病理表现，但治疗时不可见咳止咳。如果患者伴有白细胞增多，或中性粒细胞比例升高，可考虑配合抗生素进行治疗。

(三)分证论治

1. 外感咳嗽

1)风寒袭肺

证候：咳声重浊，气急，喉痒，咳痰稀薄、色白，常伴有鼻塞、流清涕、头痛、肢体酸楚、恶寒、发热、无汗等表证表现，舌苔薄白，脉浮或浮紧。

病机：风寒袭肺，肺气失宣。

治法：疏风散寒，宣肺止咳。

方药：三拗汤合止嗽散加减（麻黄、杏仁、甘草、前胡、荆芥、桔梗、陈皮、白前）。

三拗汤与止嗽散均能宣肺化痰止咳，但前方以宣肺散寒为主，用于风寒闭肺者；后方以疏风润肺为主，用于咳嗽迁延不愈或愈而复发者。咳嗽较甚者，加矮地茶、金沸草祛痰止咳；咽痒甚者，加牛蒡子、蝉蜕祛风止痒；鼻塞声重者，加辛夷花、苍耳子宣通鼻窍；若挟痰湿，咳而痰黏、胸闷、苔腻者，加半夏、茯苓、厚朴燥湿化痰；表证较甚者，加防风、苏叶疏风解表；若表寒未解，里有郁热，热为寒遏，出现咳嗽音哑、气急似喘、痰黏稠、口渴心烦或有身热者，加生石膏、桑白皮、黄芩解表清里。

2）风热犯肺

证候：咳嗽、咳痰不爽，痰黄或黏稠，喉燥咽痛，常伴有恶风身热、头痛肢楚、鼻流黄涕、口渴等表热证表现，舌苔薄黄，脉浮数或浮滑。

病机：风热犯肺，肺失清肃。

治法：疏风清热，宣肺止咳。

方药：桑菊饮加减（桑叶、菊花、薄荷、连翘、桔梗、杏仁、前胡、牛蒡子、甘草、芦根）。

本方为辛凉轻剂，可疏风清热、宣肺止咳。咳嗽甚者，加瓜蒌壳、枇杷叶、浙贝母清宣肺气、化痰止咳；表热甚者，加金银花、荆芥、防风疏风清热；咽喉疼痛、声音嘶哑者，加射干、山豆根、板蓝根清热利咽；痰黄稠、肺热甚者，加黄芩、知母、石膏清肺泻热；若风热伤络，见鼻衄或痰中带血丝者，加白茅根、生地黄凉血止血；热伤肺津，致口燥咽干者，加沙参、麦冬清热生津；夏令兼有暑湿者，加滑石、甘草、鲜荷叶清解暑热。

3）风燥伤肺

证候：喉痒干咳，无痰，或痰少而粘连成丝，咳痰不爽，或痰中带有血丝，咽喉干痛，唇鼻干燥，口干，常伴有鼻塞、头痛、微恶寒、身热等表证表现，舌质红干而少津，苔薄白或薄黄，脉浮数或小数。

病机：风燥伤肺，肺失清润。

治法：疏风清肺，润燥止咳。

方药：桑杏汤加减（桑叶、豆豉、杏仁、前胡、浙贝母、南沙参、梨皮、芦根）。

本方清宣凉润。表证较重者，加薄荷、连翘、荆芥疏风解表；津伤较甚者，加麦冬、玉竹滋养肺阴；肺热重者，酌加生石膏、知母、黄芩清肺泻热，亦可用清燥救肺汤；痰中带血丝者，加生地黄、白茅根、藕节清热凉血止血；咽痛明显者，加玄参、马勃、胖大海凉血利咽。

另有凉燥伤肺咳嗽，乃风寒与燥邪相合犯肺所致，表现为干咳少痰或无痰，咽干鼻燥，兼有恶寒发热、头痛无汗、舌苔薄白而干等表现，用药当以温而不燥、润而不凉为原则，方取杏苏散加减；若恶寒甚、无汗者，可配荆芥、防风以解表发汗。

2. 内伤咳嗽

1）痰湿壅肺

证候：咳嗽反复发作，尤以晨起咳甚，进食甘甜、油腻食物加重，咳声重浊，痰多，痰黏腻或稠厚成块，色白或带灰色，胸闷气憋，痰出则咳嗽、憋闷减轻，常伴有体倦、脘痞、腹胀，大便时溏，舌苔白腻，脉濡滑。

病机：脾虚生痰，痰湿壅肺。

治法：燥湿化痰，理气止咳。

方药：二陈平胃散合三子养亲汤加减（半夏、茯苓、苍术、陈皮、甘草、厚朴、白芥子、苏子、莱菔子）。

二陈平胃散可燥湿化痰，理气和胃；三子养亲汤可降气化痰。临证时，尚可加桔梗、杏仁、枳壳以宣降肺气。寒痰较重，痰黏白如泡沫、怯寒背冷者，加干姜、细辛温肺化痰；脾虚证候明显者，加党参、白术、砂仁健脾益气；兼有表寒者，加紫苏、荆芥、防风解表散寒。

患者症状平稳后，可服六君子汤加减进行调理。

2）痰热蕴肺

证候：咳嗽气息粗促，或喉中有痰声，痰多黏稠或为黄痰，咳吐不爽，或痰有热腥味，或咳吐血痰，胸胁胀满，或咳引胸痛，面赤，或有身热，口干欲饮，舌质红，苔薄黄腻，脉滑数。

病机：痰热蕴肺，肺失肃降。

治法：清热肃肺，化痰止咳。

方药：清金化痰汤加减（黄芩、知母、栀子、桑白皮、茯苓、贝母、瓜蒌、桔梗、陈皮、半夏）。

本方可清热化痰止咳。若痰热蕴蒸，痰黄如脓或有热腥味者，加鱼腥草、金荞麦根、薏苡仁、冬瓜仁等清化痰热；胸满咳逆、痰涎壅盛、便秘者，加葶苈子、大黄泻肺通腑；痰热伤津，咳痰不爽、口干者，加北沙参、麦冬、天花粉养阴生津。

3）肝火犯肺

证候：上气咳逆阵作，咳时面赤，常感痰滞咽喉、咳之难出、量少质黏，或痰如絮状，咳引胸胁胀痛，咽干口苦，症状可随情绪波动而增减，舌红或舌边尖红，苔薄黄少津，脉弦数。

病机：肝郁化火，上逆侮肺。

治法：清肺泻肝，顺气降火。

方药：黛蛤散合泻白散加减（青黛、海蛤壳、黄芩、桑白皮、地骨皮、知母、粳米、甘草）。

黛蛤散可清肝泻火化痰；泻白散可顺气降火，清肺化痰。临证时，可加苏子、竹茹、枇杷叶以降逆肺气。火旺者，加栀子、牡丹皮清肝泻火；胸闷气逆者，加葶苈子、瓜蒌、枳壳利气降逆；咳引胁痛者，加郁金、丝瓜络理气和络；痰黏难咳者，加海浮石、贝母清热豁痰；火热伤津，咽燥口干、咳嗽日久不减者，酌加北沙参、麦冬、天花粉、百合养阴生津敛肺。

4）肺阴亏耗

证候：干咳，咳声短促，痰少而黏白，或痰中带血丝，或声音逐渐嘶哑，口干咽燥，常伴有午后潮热、手足心热、颧红盗汗、日渐消瘦，神疲，舌红少苔，脉细数。

病机：阴虚肺燥，肺失润降。

治法：滋阴清热，润肺止咳。

方药：沙参麦冬汤加减（北沙参、麦冬、玉竹、天花粉、百合、桑叶、甘草、白扁豆）。

本方甘寒养阴，可润燥生津。久咳者，可用桑白皮易桑叶，加地骨皮以泻肺清热；咳剧者，加川贝母、杏仁、紫菀、百部润肺止咳；肺气不敛，咳而气促者，加五味子、诃子以敛肺气；咳吐黄痰且痰黏难咳者，加海蛤粉、知母、瓜蒌、竹茹、黄芩清热化痰；痰中带血者，加栀子、牡丹皮、白茅根、白及、藕节清热凉血止血；低热、潮热骨蒸者，酌加功劳叶、银柴胡、青蒿、白薇等以清虚热；盗汗者，加糯稻根须、浮小麦等以敛汗；若见腰膝酸软，则为久病及肾，可加生地黄、女贞子、旱莲草以滋肾养阴。

【中医适宜技术】

(一)单方、验方

1. 黄芩汤

黄芩 30g。水煎服，每天 2～4 次，适用于风热咳嗽。

2. 桑叶煎

嫩桑叶 30～60g。水煎服，每天 2～4 次，适用于燥热咳嗽。

3. 百合款冬花饮

百合 30～60g，款冬花 10～15g，冰糖适量。水煎，饮水、食百合，宜晚饭后睡前服用。本方适用于燥热咳嗽。

4. 川贝母蒸梨

雪梨或鸭梨 1 个，川贝母 6g，冰糖 20g。将梨挖空、去核，将川贝母粉装入雪梨内，放在大碗中，加入冰糖，再加少量水，隔水蒸半小时左右，食梨和川贝母。本方适用于久咳不愈，咳嗽有痰者。

5. 杏仁萝卜汤

苦杏仁(打碎)6～10g，生姜 3 片，白萝卜 100g。水煎服，可加少量白糖，每天 1 次或 2 次。本方可散寒化痰止咳，适用于风寒咳嗽。

(二)中成药

风寒咳嗽者，可服通宣理肺丸、麻黄止嗽丸、杏苏止咳糖浆；风热咳嗽者，可服羚羊清肺丸、川贝清肺糖浆、蛇胆川贝枇杷液、急支糖浆；风燥咳嗽者，可服养阴清肺丸、蜜炼川贝枇杷膏、雪梨膏；痰湿咳嗽者，可服二陈丸、半夏露、半贝丸；痰热咳嗽者，可服蛇胆川贝液、清金止嗽化痰丸；肺阴亏损者，可服琼玉膏、玄麦甘桔颗粒；气阴两虚者，可服咳速停糖浆。

(三)简易治疗技术

1. 刮痧疗法

在患者背部进行刮痧，适用于外感咳嗽。

2. 拔罐疗法

选取患者大椎、肺俞等穴进行拔罐，适用于外感咳嗽。

3. 穴位敷贴疗法

选取患者大椎、天突、膻中、风门、肺俞等穴，用麝香跌打风湿膏进行穴位敷贴，每天 1 次，每次敷贴约 6 小时。本方适用于发作日久的虚寒性咳嗽。

4. 蒸汽吸入疗法

生薏苡仁 30g，连翘 25g，蝉蜕 15g，防风、厚朴、桔梗各 12g，乌梅、白果、诃子各 10g，僵蚕 9g，甘草 7g。每天 1 剂，煎煮后吸入蒸汽，每天 3 次，7 天为 1 个疗程。本方适用于慢性咽炎所致之咳嗽。

【预防调护】

咳嗽的预防，重点在于提高机体卫外功能，增强皮毛、腠理适应气候变化的能力；保持心情舒畅，避免性情急躁、郁怒化火伤肺；改善环境卫生，避免接触烟尘和有害气体，加强劳动保护；吸烟者应戒烟；锻炼身体，提高抗病能力；如有感冒，应及时治疗；若常自汗者，可服玉屏风散。

咳嗽发病后，应注意休息，观察痰的变化；咳痰不爽时，可轻拍患者背部，以促其痰液咳出。饮食上，应慎食肥甘厚腻之品，以免碍脾，助湿生痰。若属燥热或阴虚咳嗽者，忌食辛辣、香燥食品。内伤咳嗽之缓解期，应进行长期的持续治疗，重点在于补益脾肾，取"缓则治其本"之义，补虚固本，以图根治。

【经典集萃】

《素问·咳论》："五脏六腑皆令人咳，非独肺也。"

《景岳全书·杂证谟》："咳嗽之要，止惟二证，何为二证？一曰外感，一曰内伤而尽之矣。"

《温病条辨·上焦篇》："太阴风温，但咳，身不甚热，微渴者，辛凉轻剂桑菊饮主之。""秋感燥气，右脉数大，伤手太阴气分者，桑杏汤主之。""燥伤肺胃阴分，或热或咳者，沙参麦冬汤主之。"

【名医验案】

(一)风寒袭肺之咳嗽案

周某，女，52岁，咳嗽5天，咳白稀痰，伴鼻塞、流清涕、咽痒，偶有恶寒、乏力、口干不欲饮，曾服抗病毒口服液及圣济感冒灵等药4天，症状未见改善，咳嗽反而加重，遂转中医就诊。现舌淡胖，尖红，苔白微腻，脉浮紧。西医诊断：上呼吸道感染；中医诊断：咳嗽，证属风寒夹湿。治法：疏散风寒，宣肺止咳，化湿。方用三拗止嗽散(炙麻黄5g、杏仁12g、甘草5g、桔梗12g、白前12g、紫菀12g、百部12g、荆芥12g、陈皮12g、细辛5g)加法半夏、苍耳子、连翘。服药3剂后告愈。

按：本例为外感风寒夹湿所致之咳嗽，故用麻黄、杏仁、甘草宣肺散寒，紫菀、百部、白前肃肺化痰止咳，荆芥疏风解表，苍耳子宣通肺窍，陈皮、法半夏燥湿化痰，细辛宣肺化痰。在以辛温之品散寒化湿、宣肺止咳的同时，佐以辛凉之连翘清热利咽，兼制约风寒热化及辛温之品燥烈伤阴。处方之法与现代人因为体质导致风寒袭于肺卫易迅即热化的临床特点颇为吻合。

(二)风热犯肺之咳嗽案

金某，男，46岁。2007年3月26日初诊。患者咳嗽1周，以白天为主，干咳无痰，咽喉不利，咽痒则咳作，左侧牙龈痛，并牵引耳痛。查体：咽充血明显，以右侧为甚；血常规及胸片检查未见异常；舌尖红，苔薄黄，脉缓。中医诊断：咳嗽，牙痛。辨证属风热之邪侵袭肺卫，肺失清肃，卫表失宣。治宜祛风疏表，宣肺止咳。方用桑菊饮加麻黄化裁治之。处方：炙麻黄10g，蝉蜕10g，桑叶20g，菊花20g，连翘18g，牛蒡子18g，桔梗20g，芦根15g，玄参18g，苦丁茶

15g，夏枯草 15g，知母 15g，生甘草 6g。3 剂，水煎，每天 1 剂，分
3 次服。

3 月 31 日复诊：咳嗽基本不发，但觉咽喉不适，作痒欲咳，舌苔
薄白，脉缓。治以止嗽散加减善后。处方：桔梗 20g，薄荷(后下)10g，
陈皮 15g，紫菀 30g，百部 15g，白前 15g，蝉蜕 10g，射干 15g，生甘
草 8g。3 剂，服药后病获痊愈。

按：本例采取辛温与辛凉并用，但以辛凉为主的解表法，即辛温
凉解法。方中麻黄主要是增强表散之力，更重要之处在于宣肺而止咳，
但患者除咳嗽以外，兼有齿龈肿痛、咽喉不适、咽部红赤，此乃风热
化火，清窍不利，故于桑菊饮中加入苦丁茶、夏枯草，以清胆经之火，
兼制麻黄之辛温动阳。药证合拍，故获佳效。

(三)痰湿壅肺之咳嗽案

李某，女，6 个月，2008 年 3 月 7 日初诊。咳嗽 1 个月有余，喉中
痰多，不会咳吐，不发热，混合喂养，食纳尚可，二便尚调，夜寐欠
安。查体：体温 36.8℃，咽不充血，两肺可闻及大量干啰音；舌淡红，
苔薄白微腻，指纹紫滞，隐于风关。处方：炒苏子 10g，白芥子 6g，
莱菔子 6g，陈皮 6g，半夏 6g，茯苓 10g，细辛 2g，桂枝 3g。7 剂，水
煎，每天 1 剂，分 3 次服。

3 月 14 日二诊：患儿服药后咳嗽已止，痰明显减少，食纳可，二
便调，夜寐尚不安，舌红苔薄；咽不充血，两肺听诊已无啰音，但呼
吸音仍粗。原方继服 7 剂。

3 月 21 日三诊：患儿诸症均已消失，夜寐安和，饮食、二便均正
常，听诊两肺呼吸音清。患儿已痊愈，未予特殊处理，嘱家属注意日
常调护，以防复感。

按：患儿表现为喉中痰多、不发热、舌淡红、苔薄白微腻、指纹
紫滞而隐于风关，说明本证为痰湿壅肺所致的咳嗽；治宜健脾燥湿、
化痰止咳；方用二陈汤合三子养亲汤加减。方中炒苏子、白芥子、莱
菔子既可祛痰降浊，又可利气宽胸，使痰消食化，痰降气顺，则咳喘
气逆、胸膈满闷诸症自解；陈皮、法半夏燥湿化痰、降逆止呕、理气
和中，佐以茯苓利湿健脾，使脾健则湿除，湿去则痰消；细辛辛散温

通，温肺化饮；桂枝甘温，扶脾阳以助运水。诸药合用，可使肺气得充，脾气健旺，痰浊自消，咳嗽自止。

【证治心法】

咳嗽之辨治，首在分清外感与内伤。

外感咳嗽，证属邪实，治应祛邪利肺而忌敛涩留邪，但祛邪时需知常达变，洞悉邪气演变转化而相应施治，不可拘泥。如风寒咳嗽，以用三拗汤合止嗽散为适宜方，但风寒客肺化热或平素肺有痰热而又外感风寒者，亦为当今临床所常见，故麻杏石甘汤加减方亦为当今临床上治疗外感风寒咳嗽、风热咳嗽之常用、通用方。

内伤咳嗽，证或属邪少虚多，或属邪实正虚，治应调护正气，忌过度宣散而伤正。如火盛咳嗽每易灼伤肺之阴津，应注意配合麦冬、玉竹等清养之品，以免久延而致津液亏耗；痰湿咳嗽常易伤及肺脾之气，应注意配合党参、白术等补脾益气之品，杜绝生痰之源，以免久延而致肺气虚寒；而肺阴虚之咳嗽，更应主以润、敛之法，使肺得润降而咳逆之气自止。如见咳止咳而滥施宣肺止咳之品，必致真阴益耗而病情转重，反多不效。

【要诀总括】

咳嗽肺气失宣降，首辨外感与内伤；风寒风热与风燥，三拗桑菊桑杏汤；痰湿壅肺二三方，肺阴亏耗沙麦冬；肝火犯肺泻白黛，痰热蕴肺化痰清。

第三节　哮　病

哮病是一种发作性的痰鸣气喘疾患，发作时以喉中有哮鸣声，呼吸气促困难，甚至喘息不能平卧为主要表现。

《黄帝内经》中所记载的"喘鸣"，其临床特点与本病相似。《金匮要略》称本病为上气，在病理上将本病归为痰饮范畴，为后世哮病的宿痰学说奠定了基础。元代朱丹溪首提"哮喘"病名，提出"未发以扶正气为主，既发以攻邪气为急"。

西医学的支气管哮喘、喘息性支气管炎、嗜酸性粒细胞增多症，或其他急性肺部过敏性疾患所致的以哮喘为主要表现者，均可参考本节内容进行辨证论治。

【病因病机】

哮病的发生，为宿痰内伏于肺，每因外感、饮食、情志、劳倦等诱因引动而触发，导致痰阻气道，肺失宣降，肺气上逆。

1. 外邪侵袭

外感风寒或风热之邪，失于表散，邪蕴于肺，壅阻肺气，气不布津，聚液生痰；或因吸入花粉、烟尘、动物毛屑、异味气体等，影响肺气的宣降，以致津液凝聚，痰浊内阻，亦可发为哮病。

2. 饮食不当

过食生冷，寒饮内停，或嗜食酸咸肥甘，积痰蒸热，或因进食海鲜发物，而致脾失健运，痰浊内生，上干于肺，壅塞气道而致哮，故古籍中又有称本病为"食哮""鱼腥哮""卤哮""糖哮""醋哮"者。

3. 体虚病后

素体虚弱，易受邪侵，如《临证指南医案·哮》指出有"幼稚天哮"者。部分哮病患者因幼年患麻疹、顿咳，或反复感冒、咳嗽日久等病，以致肺气亏虚，气不化津，痰饮内生；或病后阴虚阳盛，热蒸液聚，痰热胶固而病哮。体质不强而致者，多以肾虚为主；而病后所致者，多以肺虚为主。

哮病发作的基本病机为伏痰遇感引触，邪气触动停积之痰，痰随气升，气因痰阻，痰气壅塞于气道，肺管狭窄，通畅不利，肺气宣降失常而喘促，痰气相搏而致痰鸣有声。其病位在肺，涉及脾、肾。"脾为生痰之源，肺为贮痰之器"，肺有宿痰，必为诱因所触发；"肾为气之根"，若哮病日久，肺虚及肾，肺虚不能主气，且不能助肾纳气，每可加重发作。其病理因素以痰为主，宿痰伏藏于肺，成为发病的潜在"夙根"。其病理性质为本虚标实，本虚为肺、脾、肾虚，标实为痰浊，发作时以标实为主，间歇期以肺、脾、肾等脏器虚证为主。

哮病发作时的病理环节为痰阻气闭，以邪实为主。由于哮病病因不同，体质差异，因此有寒哮、热哮之分。哮病因寒诱发，素体阳虚，痰从寒化，属寒痰为患，发为寒哮；若因热诱发，素体阳盛，痰从热化，属痰热为患，发为热哮；或由痰热内郁，风寒外束，则为寒包火证。寒痰内郁化热，寒哮亦可转化为热哮。若哮病反复发作，寒痰伤及脾肾之阳，痰热伤及肺肾之阴，则可由实转虚。

【诊断】

1. 临床特征

哮病发作突然，可有鼻痒、打喷嚏、咳嗽、胸闷等先兆；发作时喉中哮鸣有声，伴有呼吸困难，甚则张口抬肩、鼻翼扇动、不能平卧、面色苍白、唇甲紫暗，一般数分钟至数小时后可缓解；缓解期可无明显症状，或仅有轻度咳嗽、咳痰、乏力等症状。

2. 病史

哮病呈反复发作，多与先天禀赋有关，或有过敏史、家族史，常因气候变化、饮食不当、情志失调、劳累等因素而诱发。

3. 相关检查

哮病发作时，听诊两肺可闻及哮鸣音，或伴有湿啰音；血常规检查有嗜酸性粒细胞增多；痰液涂片可见大量嗜酸性粒细胞；胸部 X 线检查可见两肺透亮度增加，呈过度充气状态。

【辨证论治】

(一)辨证要点

哮病多属邪实正虚之证。哮病发作时以邪实为主，应注意分清痰之寒热以及是否兼有表证。寒痰者，痰液稀白，面色晦滞，兼有风寒表证表现；热痰者，痰液黄稠，胸膈烦闷，面赤口渴，兼有风热表证或里热证表现。哮病缓解期以正虚为主，应辨明阴阳之偏虚，以及肺、脾、肾三脏之所属。久病正虚者，发作时多虚实错杂，故当按病程新久及全身症状辨别其主次。

(二)论治要点

"发时治标、平时治本"是哮病的治疗原则。哮病发作时，以痰阻气道为主，故宜攻邪治标，祛痰利气，分清痰之寒热。寒痰者，宜温化宣肺；热痰者，则清化肃肺；表证明显者，当兼解表。哮病缓解期，以正虚为主，故治宜扶正固本，但应审察阴阳，分清脏腑。阳虚者，予以温补；阴虚者，予以滋养，采用补肺、健脾、益肾等法，旨在减轻、减少或控制哮病的发作。病深日久，发作时虚实兼见者，当标本兼顾，攻补兼施；寒热错杂者，当温清并用。

(三)分证论治

1. 发作期

1)寒哮

证候：呼吸急促，喉中哮鸣有声，胸膈满闷如塞，咳不甚，痰少而咳吐不爽、色白而多泡沫，口不渴或渴喜热饮，天冷或遇寒易发，形寒怕冷，或兼恶寒、发热、身痛，舌苔白滑，脉弦紧或浮紧。

病机：寒痰伏肺，遇感触发，痰升气阻，肺失宣降。

治法：温肺散寒，化痰平喘。

方药：射干麻黄汤加减(射干、麻黄、细辛、半夏、干姜、紫菀、款冬花、五味子、甘草、大枣)。

本方可温肺化饮，降逆平哮。痰涌气逆而不能平卧者，加葶苈子、苏子、杏仁泻肺降逆平喘。

若患者为表寒里饮，寒象较甚者，可用小青龙汤，以解表化饮、温肺平喘。病久阳虚，发作频繁，发时喉中痰鸣如鼾、声低、短气不足以息、咳痰清稀、面色苍白、汗出肢冷、舌淡苔白、脉沉细者，当标本同治，温阳补虚，降气化痰，方用苏子降气汤，酌配黄芪、核桃仁、紫石英、沉香、诃子之类；阳虚明显者，加附子、补骨脂、淫羊藿等温补肾阳。

2)热哮

证候：气粗息涌，喉中痰鸣如吼，胸高胁胀，咳呛阵作，张口抬肩，咳痰色黄或白，黏浊稠厚，排吐不利，烦闷不安，汗出，面赤，口苦，口渴喜饮，或大便秘结，舌质红，苔黄腻，脉弦滑或滑数。

病机：痰热蕴肺，壅阻气道，肺失清肃。

治法：清热宣肺，化痰定喘。

方药：定喘汤加减（麻黄、杏仁、黄芩、桑白皮、半夏、款冬花、苏子、白果、甘草）。

本方苦泻寒凉。兼有风寒外束，见恶寒、发热、身痛者，加桂枝、生姜以解表散寒，或用越婢加半夏汤；肺热壅盛，痰稠胶黏者，酌加知母、海蛤壳、射干、鱼腥草等以清热化痰；气息喘促者，加葶苈子、地龙泻肺清热平喘；大便秘结者，加大黄、瓜蒌、芒硝通腑泻热，以利肺气肃降；若病久热盛伤阴，痰热不净，虚实夹杂，见气急难续、咳呛、痰少质黏、口燥咽干、烦热颧红、舌红少苔、脉细数者，加麦冬、沙参、知母、天花粉，以养阴清热、敛肺化痰。

3）寒包热哮

证候：喉中哮鸣有声，呼吸急促，胸膈烦闷，喘咳气逆，咳痰不爽，痰黏色黄，或黄白相间，发热恶寒，无汗，头身疼痛，烦躁，口干，大便偏干，舌苔白腻罩黄，舌边尖红，脉弦紧。

病机：痰热壅肺，复感风寒，客寒包火，肺失宣降。

治法：解表散寒，清化痰热。

方药：小青龙加石膏汤或厚朴麻黄汤加减（麻黄、石膏、厚朴、杏仁、生姜、半夏、甘草、大枣）。

小青龙加石膏汤可用于外感风寒，饮邪内郁化热，而以表寒为主，喘咳烦躁者；厚朴麻黄汤可用于饮邪迫肺，夹有郁热、咳逆喘满、烦躁而表寒不著者。表寒重者，加桂枝、细辛；喘哮、痰鸣气逆者，加苏子、葶苈子、射干祛痰降气平喘；痰稠黄胶黏者，加黄芩、前胡、瓜蒌皮等清化痰热。

4）风痰哮

证候：喉中痰涎壅盛，声如拽锯，或鸣声如吹哨笛，喘急胸满，但坐不得卧，咳痰黏腻难出，或为白色泡沫痰，无明显寒热倾向，面色青黯，起病多急，常倏忽来去，发前自觉鼻、咽、眼、耳发痒，打喷嚏，鼻塞，流涕，胸部憋闷，随之迅速发作，舌苔厚浊，脉滑实。

病机：痰浊伏肺，风邪引触，肺气郁闭，升降失司。

治法：祛风涤痰，降气平喘。

方药：三子养亲汤加味（白芥子、苏子、莱菔子、麻黄、杏仁、僵蚕、厚朴、半夏、陈皮、茯苓）。

本方可豁痰利气。痰壅喘急、不能平卧者，加葶苈子泻肺涤痰；感受风邪而发作者，加苏叶、防风、苍耳子、蝉蜕、地龙等祛风化痰。

5）虚哮

证候：喉中哮鸣如鼾，声低，气短息促，动则喘甚，发作频繁，甚则持续喘哮，口唇、爪甲青紫，咳痰无力，痰涎清稀或质黏起沫，面色苍白或颧红唇紫，口不渴或咽干口渴，形寒肢冷或烦热，舌质淡或偏红，或紫黯，脉沉细或细数。

病机：哮病久发，痰气瘀阻，肺肾两虚，摄纳失常。

治法：补肺纳肾，降气化痰。

方药：平喘固本汤加减（党参、黄芪、核桃仁、沉香、紫河车、冬虫夏草、五味子、苏子、半夏、款冬花、陈皮）。

本方可补益肺肾，降气平喘。肾阳虚者，加附子、鹿角片、补骨脂、钟乳石温肾助阳；肺肾阴虚者，加沙参、麦冬、生地黄滋养阴液；痰气瘀阻，口唇青紫者，加桃仁、苏木活血化瘀；气逆于上，动则气喘者，加紫石英、磁石镇纳肾气。

2. 缓解期

1）肺脾气虚

证候：气短声低，喉中时有轻度哮鸣，咳痰清稀、色白，自汗，怕风，易感冒，常因气候变化而诱发，倦怠无力，食少便溏，面白无华，舌淡苔白，脉细弱。

病机：哮病日久，肺脾气虚，痰饮蕴肺，肺气上逆。

治法：健脾益气，补土生金。

方药：六君子汤加减（党参、白术、茯苓、法半夏、陈皮、甘草）。

本方可补脾化痰。兼自汗、易感外邪而诱发者，加黄芪、防风、浮小麦固表敛汗；畏风、怕冷较重者，加桂枝、白芍、生姜、大枣调和营卫；痰多者，加前胡、杏仁。

2)肺肾两虚

证候：平素短气喘息，动则更甚，吸气不利，痰黏起沫，脑转耳鸣，腰膝酸软，劳累后易发；或颧红，五心烦热，口干，舌质红，少苔，脉细数；或畏寒肢冷，面色苍白，小便清长，舌质淡、胖嫩，苔白，脉沉细。

病机：哮病久发，精气亏乏，肺肾摄纳失常。

治法：补肺益肾，纳气平喘。

方药：生脉地黄汤合金水六君煎加减（熟地黄、山茱萸、核桃仁、人参、麦冬、五味子、茯苓、甘草、半夏、陈皮）。

生脉地黄汤与金水六君煎都可用于久哮之肺肾两虚证，但生脉地黄汤以益气养阴为主，适用于肺肾气阴两虚；金水六君煎以补肾化痰为主，适用于肾虚阴伤痰多。以肺气阴两虚为主者，可加黄芪、沙参、百合益气养阴；以肾阳虚为主者，酌加补骨脂、淫羊藿、制附子、肉桂以温补肾阳；以肾阴虚为主者，加生地黄、冬虫夏草以滋补肾阴。

此外，本型之哮病另可常服紫河车粉，以补肾元、养精血。

【中医适宜技术】

(一)单方、验方

1. 胎盘粉

取紫河车适量，研为细末。每次3g，每天2次。本方可以减少哮病的发作次数或使哮病不发作。

2. 干地龙粉

取地龙适量，研为细末。每次3g，装入胶囊内，以温开水吞服，每天2次。本方适用于热哮。

3. 平哮汤

炙麻黄6～9g，炒杏仁12g，桑白皮20g，地龙12g，蝉蜕6g，蜈蚣1～2条，当归12g，石韦20g，细辛5g，徐长卿20g，生甘草6g。每天1剂，水煎服。本方可用于支气管哮喘发作期及持续期，寒热不甚明显者。

(二)中成药

复方川贝精片、降气定喘颗粒适用于寒哮；蛤蚧定喘丸、喘咳顺气丸适用于热哮；蠲哮片可用于支气管哮喘急性发作期、热哮痰瘀伏肺证；千金定吼丸可用于哮喘发作期之痰涎上壅者；金水宝胶囊可用于肺肾两虚引起的哮喘；补肾防哮片适用于肾阳虚为主的哮喘。

(三)简易治疗技术

1. 穴位敷贴疗法

白芥子、延胡索各 21g，细辛、甘遂各 12g，共研为细末，分为 3 等份，以姜汁调成膏状，分别于夏季三伏、冬季三九，贴于肺俞、心俞、膈俞等穴位处。本疗法适用于发作日久的虚寒性哮病。

2. 穴位埋线疗法

取列缺、肺俞、大椎、风门、膻中、关元、肾俞、太溪、丰隆、中脘、足三里等穴位进行埋线，适用于支气管哮喘。

3. 针灸疗法

取定喘、肺俞、肾俞、曲池、足三里、太溪、气海、关元等穴进行针刺或艾灸，可缓解和控制支气管哮喘。

【预防调护】

告知患者应注意气候变化，做好防寒保暖，防止外邪诱发；戒烟酒，避免接触刺激性气体，以及易致过敏的灰尘、花粉、食物、药物和其他可疑异物；饮食宜清淡而富有营养，忌食生冷、肥甘、辛辣食物及海腥发物，以免伤脾生痰。鼓励患者根据个人身体情况，做适当的体育锻炼，以增强体质，减少发作；保持心情舒畅，避免不良情绪的影响；劳逸适当，防止过度疲劳。

哮病发作时，应密切观察患者哮鸣、喘息、咳嗽、咳痰等病情的变化，咳嗽痰多或痰黏难咳者，用拍背、雾化吸入等法，助痰排出；心中悸动者，应限制活动，防止喘脱的发生。

【经典集萃】

《金匮要略·肺痿肺痈咳嗽上气病脉证治第七》："咳而上气，喉中水鸡声，射干麻黄汤主之。"

《伤寒论》第 40 条："伤寒表不解，心下有水气，干呕，发热而咳，或渴，或利，或噎，或小便不利，少腹满，或喘者，小青龙汤主之。"

《伤寒论》第 41 条："伤寒心下有水气，咳而微喘，发热不渴。服汤已渴者，此寒去欲解也。小青龙汤主之。"

《金匮要略·痰饮咳嗽病脉证并治第十二》："咳逆倚息不得卧，小青龙汤主之。"

《景岳全书·喘促》："喘有夙根，遇寒即发，或遇劳即发者，亦名哮喘。未发时以扶正气为主，既发时以攻邪气为主。扶正气者，须辨阴阳，阴虚者补其阴，阳虚者补其阳。攻邪气者须分微甚，或散其风，或温其寒，或清其痰火。然发久者，气无不虚，故于消散中宜酌加温补，或于温补中宜量加消散。此等证候，当眷眷以元气为念，必使元气渐充，庶可望其渐愈，若攻之太过，未有不致日甚而危者。"

【名医验案】

(一)发作期实证(寒哮)验案

王某某，男，55 岁。患者咳吐痰沫，甚或气喘，胸有痰声，冬天易作，已有多年，近来入春未解，有时腹痛，便不易解，舌苔微腻，脉象弦滑。弦为有饮，滑为有痰，肺居胸中，痰饮阻之，肺失通调，饮气相激为病。《金匮要略》云："咳而上气，喉中水鸡声，射干麻黄汤主之。"此证是也。处方：射干 6g，净麻黄 9g，半夏 9g，细辛 9g，五味子 9g，炙紫菀 9g，炙款冬花 9g，川厚朴 6g，全瓜蒌 9g，鲜生姜 6g。3 剂。

二诊：咳、喘皆减，腹痛亦因大便易解而停。药已有效，不必更张，原方去厚朴，再进 3 剂。

按：哮喘之病不易除根，一方面由于病邪顽固，另一方面由于病重药轻，去疾不尽。如麻辛五味之属，均为常用之药，但用量过轻，邪气不服。射干麻黄汤为治哮效方，尤其是以原方治疗寒哮，更为适宜。本案观其脉证表现及冬天易发作的情况，确属寒哮，以射干麻黄汤用如其量，药病相当，所以有效。加厚朴、瓜蒌者，以其便不易也。

再诊去厚朴者，以其便易解也。

(二)发作期实证(热哮)验案

李某，女，18岁。咳喘15年，每于夏季发作，近年来病势加重，其他季节亦有小发作，经外院诊断为"喘息型支气管炎"，进中西药无明显效果而来就诊。诊查：自诉咳嗽喘促发作月余，稍动则加剧，至夜尤甚，不得睡卧；喉中痰鸣，痰多而黏稠，色黄白相间，咳吐不爽，胸闷气短，口干时欲饮；体温正常，纳食尚可，大便尚调，小便色黄；脉弦稍滑，舌苔薄黄。辨证：证属痰浊内蕴，有化热之势。治法：平喘化痰，稍佐清热之法；方以定喘汤主之。处方：白果12g，款冬花12g，杏仁9g，厚朴12g，橘红9g，麻黄9g，沙参18g，紫苏叶12g，半夏9g，黄芩9g，前胡9g，甘草6g。服药7剂，咳喘减轻，胸闷渐舒，遂于原方中加生黄芪18g，配沙参以益肺阴，再进药7剂，咳喘几除。嗣后以上方增减，再服药10余剂，以巩固疗效。随访年余，未见再发。

按：哮喘之证，素有伏痰风根，多为外因诱发。初感属寒证者居多，久病则痰浊内蕴每易化热，形成多在夏季发作的热哮之证。本案即为热哮之证，故投以清热宣肺、化痰定喘之定喘汤。为加强降气祛痰之力，又加入厚朴、前胡；因患者舌苔薄黄而不腻，故加沙参，以防止痰热耗伤肺胃之阴，又可制约行气化痰湿之品燥烈伤阴。方证相合，丝丝入扣，故取效甚捷。

(三)发作期清热宣肺止哮、缓解期补益脾肺固本之分治验案

李某，男，28岁。自述有哮喘病史近5年，每年哮喘发作，喘息，胸闷，憋气，有时迁延经年不愈。近年来，每天夜晚均发作，发作时胸闷、气塞，气急作喘，喉中哮鸣，吸气尤难；舌苔黄腻，脉沉细滑。先予定喘汤加味治疗约半月，诸症基本消失；再用玉屏风散加减预防发作，口服3次。处方及服用方法：生黄芪、生白术、防风、炙麻黄、蜂房、射干、地龙、茯苓、白术、甘草各10g，口服3次，每次10g，服3天，停3天，服用4个月，未再发哮喘，能正常工作、生活。

按：哮喘是一种发作性痰鸣、喘咳疾患，发作时喉中如有水鸡声(哮鸣)，呼吸气促、困难，甚至不能平卧，常迁延不愈，反复发作，

可能与机体免疫功能低下有关。根据"发时治标，平时治本"的思想，采用玉屏风散加减预防呼吸道感染。其中，炙麻黄、蜂房、射干、地龙有预防气管痉挛之效果；茯苓、白术健脾摄湿，以绝生痰之源。诸药合用，可提高机体免疫功能，杜绝哮喘发作之源，从而可有效地预防哮喘复发。

(四)发作期补肾纳气兼宣肺止哮、缓解期重在补益脾肾固本之分治验案

患者，男，18岁。诉自幼患支气管哮喘，每年冬季哮喘频作，用激素或解痉药物可缓解。患者于昨天夜间不明原因突然出现咳嗽、胸闷，呼吸困难，不能平卧。查体：面色发青，鼻翼扇动，喉中痰鸣，两肺部可闻及哮鸣音，胸部 X 线片显示肺纹理粗糙，诊断为支气管哮喘发作期。因患者反复发作，非常痛苦，要求服中药治疗，遂以温肾助阳之金匮肾气丸加减。处方：肉桂 6g，附子 12g，熟地黄 20g，山茱萸 12g，泽泻 15g，茯苓 15g，牡丹皮 12g，炙麻黄 12g，紫菀 15g，款冬花 15g。水煎服，每天 1 剂。服药 3 剂，诸症悉减，连服 7 天，临床症状得以控制。为巩固疗效，上方去麻黄、紫菀、款冬花，加黄芪、白术、甘草，续服 2 周，随访 1 年，未再复发。

按：支气管哮喘属中医学哮病范畴，病性以虚为本，以邪为标。肾为人体阳气之根，主纳气。一方面，若肾精亏损，摄纳无权，则呼吸困难、动则气促；另一方面，肾虚易使外邪反复袭表，肺失宣降，而致咳嗽、胸闷频作。金匮肾气丸具有温肾助阳、固摄真气之效，在发作期时又辅以麻黄、紫菀、款冬花，则成为主以补肾纳气，兼以宣肺止哮的标本同治之法，故切中病机，取效甚捷。缓解期则以金匮肾气丸加黄芪、白术、甘草等补益脾气之品，既可以后天益先天，使肾气得充，摄纳有本，又可培土生金，助养肺气，使肺气宣降复原，故可收到肺肾双补的固本之效。

【证治心法】

哮病发作期，因邪气类型之别，而有寒哮、热哮、浊哮、风哮之分；哮病缓解期，因体质禀赋之异，而有肺虚、脾虚、肾虚之差。各期、各型自当区别辨证施治、差异组方用药。

然纵横观之，哮病发生主要责之于肺之气机升、降、出、入失常，而麻黄既善于宣通肺气，又长于降逆平喘，故为宣肺平喘的首选药物，因其辛温功用主在宣肺平喘、发散表邪，故适用于寒实肺闭之证，但适当配伍，又可较广泛地用于多种证型。

就实证而言，麻黄配石膏，可解表清里，宜于表寒里热之寒包火证；麻黄配黄芩，可宣肺清热，宜于痰热郁肺而无表证者；麻黄配细辛、干姜、半夏，可温肺化饮，宜于外寒内饮之喘证；麻黄配葶苈子，可泻肺平喘，宜于肺气壅实、水气内停之证。

就虚证而言，麻黄配熟地黄，可滋肾平喘，宜于肾不纳气者；麻黄配五味子、白芍，可敛肺降气，宜于肺虚气逆者；麻黄配附子，可温肾降逆，用于肾阳亏虚、摄纳失常之哮喘。

故此，在辨证施治、标本适宜的前提下，用好麻黄是提高哮病临床疗效的重要环节。

【要诀总括】

哮病喉中哮鸣声，痰浊阻滞气不通；寒哮射麻热定喘，浊哮陈亲风华争。

第四节　喘　证

喘证是指由于外感或内伤，导致肺气升、降、出、入失常，以呼吸困难，甚则张口抬肩、鼻翼扇动、不能平卧为主要表现的病证。轻者仅表现为呼吸困难，不能平卧；重者稍动则喘息不已，甚则张口抬肩、鼻翼扇动；严重者，喘促持续不解，烦躁不安，面青唇紫，肢冷，汗出如珠，脉浮大无根，甚则发为喘脱之危重证候。

早在《黄帝内经》中，即对喘证的病因病机、临床表现进行了论述。《景岳全书》将喘证以虚实分类。《类证治裁》提出了喘证的治疗："喘由外感者治肺，由内伤者治肾"。

西医学中的喘息性支气管炎、肺部感染、肺炎、肺气肿、心源性哮喘、肺结核、矽肺及癔症等出现呼吸困难等表现时，均可参照本节内容进行辨证论治。

【病因病机】

喘证的病因主要有外感与内伤两个方面，外感为六淫侵袭，内伤可由饮食、情志、劳欲、久病所致。

1. 外邪侵袭

外感风寒或风热之邪，肺卫为邪所伤，壅阻肺气，肺气不得宣畅而上逆致喘。

2. 饮食不当

恣食生冷、肥甘，或嗜酒伤中，脾失健运，痰浊内生，上干于肺，壅阻肺气，升降不利，气逆而喘；湿痰郁久化热，或肺火素盛，痰受热蒸，痰火交阻，肺失清肃，肺气上逆为喘。

3. 情志失调

情志不遂，忧思气结，肝失条达，气失疏泄，肺失宣降；或郁怒伤肝，肝气上逆于肺，肺气不得肃降，升多降少，气逆而喘。

4. 劳欲久病

肺系久病，耗伤肺气，或久病脾气虚弱，肺失充养，则气失所主而喘促。若久病迁延，由肺及肾，或肺之气阴亏耗，不能下达于肾；或劳欲伤肾，精气内夺，肾元亏虚，根本不固，不能助肺纳气，则气失摄纳，上出于肺，出多入少，气逆于上则为喘。若肾阳衰弱，肾不主水，水邪上犯，凌心犯肺，肺气上逆，心阳不振，亦可致喘。

喘证的基本病机为气机升降失常，病位主要在肺和肾，与肝、脾有关，甚者可累及于心。肺主气，为气机升、降、出、入之枢纽，外邪袭肺，肺气壅塞，肺失宣降，肺气上逆，或使肺气虚衰，气失所主而喘促。肾为气之根，与肺共司气之出纳，肾元不固，摄纳失常，则气不归元，阴阳不相接续，气逆于肺而为喘。脾虚痰浊上扰，或中气虚弱，土不生金，或肝气上逆乘肺，升多降少，皆可影响于肺而致喘。本病的严重阶段，肺肾虚极，孤阳欲脱，可致心气、心阳衰惫，鼓动血脉无力，血行瘀滞，可见面色、唇舌、指甲青紫，甚则出现喘脱危候。

喘证的病理性质有虚、实两类。实喘在肺，为外邪、痰浊、肝郁气逆，邪气壅肺，肺气不利；虚喘当责之于肺、肾两脏，因精气不足，气阴亏耗而致肺不主气，肾不纳气；病情错杂者，可出现邪气壅阻于上，肾气亏虚于下的上盛下虚证候。

【诊断】

1. 临床特征

患者常有喘促短气，呼吸困难，甚至张口抬肩、鼻翼扇动、不能平卧、口唇发绀。

2. 病史

喘证患者多有慢性咳嗽、哮病、肺痨、心悸等病史，每遇外感或劳累而诱发。

3. 相关检查

听诊时，患者两肺可闻及干、湿啰音或哮鸣音。胸部 X 线片，以及 CT、心电图检查有助于肺源性或心源性致喘的鉴别诊断。合并感染者，患者血常规检测可有白细胞总数及中性粒细胞比例升高。同时，喘证患者可配合痰培养、血气分析、肺功能测定等检查以辅助诊断。

【辨证论治】

(一)辨证要点

1. 辨虚实

虚、实之证可以从患者呼吸、声音、脉象、病势缓急等方面进行辨别。呼吸深长有余，呼出为快，气粗声高，伴有痰鸣咳嗽，脉数有力，病势多急者，多为实喘；呼吸短促难续，深吸为快，气怯声低，少有痰鸣咳嗽，脉象微弱或浮大中空，病势徐缓，时轻时重，遇劳则甚者，多为虚喘。

2. 辨外感与内伤

外感者，起病急，病程短，多伴有表证表现；内伤者，病程久，常反复发作，无表证表现。此外，外感者多为实证，内伤者多为虚证或虚实夹杂证。

3. 辨病位

实喘的病位在肺，为邪壅肺气；虚喘的病位在肺、肾。喘证因情志诱发者多涉及肝，因饮食而发者多涉及脾，自汗畏风、易感冒者多为肺虚，伴腰膝酸软、夜尿多者多为肾虚，伴心悸、发绀者多涉及心。

(二)论治要点

喘证的治疗，当分清虚、实。实喘治肺，治以祛邪利气，根据寒、热、痰气的不同，分别采用温化宣肺、清化肃肺、化痰理气等法；虚喘治在肺、肾，以肾为主，治以培补摄纳，针对脏腑病机，采用补肺、健脾、纳肾、温阳、益气、养阴、固脱等法。虚实夹杂、寒热错杂者，当分清主次，权衡标本，适当处理。由于喘证多由其他疾病发展而来，所以积极治疗原发病是阻断喘证病势发展、提高临床疗效的关键。

(三)分证论治

1. 实喘

1)风寒壅肺

证候：喘息，呼吸气促，胸部胀闷，咳嗽，痰多、稀薄、带泡沫、色白、质黏，兼有恶寒，或伴有发热、头痛、无汗、口不渴，舌苔薄白而滑，脉浮紧。

病机：风寒壅肺，肺气不宣。

治法：疏风散寒，宣肺平喘。

方药：麻黄汤合华盖散加减（麻黄、桂枝、紫苏、半夏、陈皮、杏仁、苏子、紫菀、白前）。

麻黄汤可宣肺平喘，散寒解表；华盖散可宣肺化痰。寒痰阻肺，痰白清稀、量多、起泡沫者，加细辛、生姜、白芥子温肺化痰；咳喘重、胸满气逆者，加射干、前胡、厚朴宣肺降气化痰。

若患者为素有寒饮内伏，复感寒邪而引发的喘证，可用小青龙汤发表温里。

2）表寒肺热

证候：喘逆上气，息粗鼻煽，胸胀或痛，咳而不爽，吐痰黏稠，伴有恶寒身热、烦闷身痛、有汗或无汗、口渴，舌质红，苔薄白或黄，脉浮数或滑。

病机：寒邪束表，肺有郁热，肺气上逆。

治法：解表清里，化痰平喘。

方药：麻杏石甘汤加减（麻黄、黄芩、石膏、桑白皮、苏子、杏仁、半夏、款冬花、甘草）。

本方可宣肺泻热，降气平喘。表寒重者，加桂枝解表散寒；痰热甚、烦热、痰黄稠黏者，加川贝母、瓜蒌仁清肺泻热化痰；痰涌喉间、辘辘有声者，加葶苈子、射干泻肺祛痰。

3）痰热郁肺

证候：喘咳气涌，胸部胀痛，痰多、黏稠、色黄，或夹血色，伴有胸中烦闷、面红身热、汗出、口渴喜冷饮、咽干、小便赤涩或大便秘结，舌红，苔黄腻，脉滑数。

病机：痰热壅肺，肺失清肃。

治法：清热化痰，宣肺平喘。

方药：桑白皮汤加减（桑白皮、黄芩、黄连、栀子、杏仁、贝母、半夏、苏子、地龙）。

本方可清热肃肺化痰。痰多、黏稠者，加冬瓜仁、薏苡仁、鱼腥草、海蛤壳清化痰热；腑气不通，痰壅便秘者，酌加葶苈子、大黄、瓜蒌仁通腑泻肺；身热甚者，加石膏、知母清气分实热；口渴、咽干者，加天花粉清热生津。

4）痰浊阻肺

证候：喘而胸满闷窒，甚则胸盈仰息，咳嗽，痰多、黏腻、色白、咳吐不利，兼有呕恶纳呆、口黏不渴，舌苔白腻，脉滑。

病机：脾虚生痰，痰浊壅肺，肺失肃降。

治法：祛痰降逆，宣肺平喘。

方药：二陈汤合三子养亲汤加减（法半夏、陈皮、茯苓、苏子、白芥子、莱菔子、杏仁、紫菀、旋覆花）。

二陈汤可燥湿化痰，理气和中；三子养亲汤可降气化痰。痰湿较重，舌苔厚腻者，可加苍术、厚朴等燥湿理脾行气，以助化痰降逆；呕恶纳呆、便溏者，可加党参、白术健脾益气；痰从寒化、色白清稀、畏寒者，可加干姜、细辛温肺化痰。

若患者因湿痰郁久化热，症见咳痰黄稠者，可按痰热郁肺证进行治疗。

5）肺气郁闭

证候：每遇情志刺激而诱发，发病突然，呼吸短促，息粗气憋，胸闷胁胀，咽中如窒，痰鸣不著，或平素多忧思抑郁、失眠、心悸，舌苔薄，脉弦。

病机：肝郁气逆，上逆犯肺，肺气不降。

治法：开郁降气平喘。

方药：五磨饮子加减（沉香、木香、枳壳、乌药、厚朴花、苏子、杏仁）。

本方可行气解郁。肝郁气滞较重者，可加柴胡、郁金、青皮等疏肝理气之品，以增强解郁之力；气逆喘剧者，加旋覆花、代赭石降气镇逆；气滞腹胀、大便秘结者，可加大黄以降气通腑，即六磨汤之意；伴有心悸、失眠者，可加百合、酸枣仁、合欢皮、远志等宁心安神。

此外，本型之喘证在服药治疗的同时，需劝慰患者心情开朗，避免不良刺激，并积极配合治疗。

2. 虚喘

1）肺气虚耗

证候：喘促短气，气怯声低，咳声低弱，吐痰稀白，自汗恶风，舌淡，脉软弱。

病机：肺气虚弱，气无所主。

治法：补肺益气。

方药：生脉散合补肺汤加减（党参、黄芪、五味子、熟地黄、冬虫夏草、炙甘草）。

生脉散可益气养阴，补肺汤可补肺益肾。自汗畏风重而易感冒者，可合玉屏风散，以益气固表止汗；伴有咳痰稀薄者，加款冬花、苏子、钟乳石等以温肺止咳定喘；若兼见呛咳、痰少质黏、烦热而渴、两颧潮红、舌红少苔者，可加沙参、麦冬、玉竹、百合等补肺养阴。

若患者病情严重时，肺虚常与肾虚并见，可合用补肾纳气之品，如核桃仁、紫河车、山茱萸等，以肺肾同治。食少便溏、腹中气坠，多为肺脾同病、中气下陷之证，宜合用补中益气汤，以益气升清。

2）肾虚不纳

证候：喘促日久，呼多吸少，动则喘甚，气不得续，腰膝酸软，跗肿便溏，汗出肢冷，面唇青紫，舌质淡，脉微细或沉弱；或见喘咳，面红烦躁，口咽干燥，足冷，汗出如油，舌红少津，脉细数。

病机：肺病及肾，肺肾俱虚，气失摄纳。

治法：补肾纳气。

方药：金匮肾气丸合参蛤散加减（附子、肉桂、山茱萸、冬虫夏草、核桃仁、紫河车、熟地黄、当归等）。

金匮肾气丸可温补肾阳，参蛤散可纳气归肾。肾阳虚甚，寒象明显者，加淫羊藿、仙茅、补骨脂以温肾助阳；冲气上逆，脐下悸动，气从少腹上奔者，加紫石英、磁石、沉香以镇纳肾气。

若为肾阴虚者，可用七味都气丸合生脉散加减，以滋阴纳气。药用生地黄、诃子、西洋参、天冬、龟甲胶、五味子等。

3）正虚喘脱

证候：咳逆甚剧，张口抬肩，鼻煽气促，端坐不能平卧，稍动则喘剧欲绝，或有痰鸣、心悸、烦躁不安、面青唇紫、汗出如珠、肢冷，脉浮大无根，或见歇止，或模糊不清。

病机：肺气欲绝，心肾阳衰。

治法：扶阳固脱，镇摄肾气。

方药：参附汤送服黑锡丹，配蛤蚧粉（人参、黄芪、炙甘草、山茱萸、冬虫夏草、五味子、蛤蚧粉、龙骨、牡蛎）。

参附汤可扶阳固脱，黑锡丹可镇摄肾气，蛤蚧可温肾阳、散阴寒、降逆气、定虚喘。阴虚甚，伴有烦躁内热、口干颧红、汗出黏手、舌红、脉沉细数者，可加麦冬、玉竹，将人参改为西洋参，以益气养阴；阳虚甚，见气息微弱、汗出肢冷、舌淡、脉沉细者，加附子、干姜以补肾温阳；神志不清者，加丹参、远志、石菖蒲以安神祛痰开窍。

【中医适宜技术】

(一)单方、验方

(1)麻黄、五味子、甘草各30g，研为细末，分作30包，每天2次，每次1包。本方可用于寒喘、实喘。

(2)桑白皮、葶苈子各等分，炒黄，捣为粗末，水煎10g，去渣，食后温服。本方可用于痰喘、热喘。

(3)宣肺清解汤：炙麻黄2g，杏仁10g，山豆根6g，鱼腥草15g，炙甘草10g，桔梗10g，西青果10g，车前子(布包)10g，枇杷叶6g。本方可宣通肺气、清热解表，适用于急、慢性喘息性气管炎。

(4)参蛤三七散：人参30g，蛤蚧4对，三七30g，紫河车30g，研为细末，每次1g，每天2次，感冒时停服。本方适用于肾虚喘证。

(二)中成药

喘证之痰热郁肺证，可用鱼腥草注射液、双黄连注射液、清开灵注射液等；痰黏稠而难咳者，可配伍鲜竹沥口服液；肾不纳气之喘证，偏肾阳虚者选金匮肾气丸，偏肾阴虚者选六味地黄丸。

(三)简易治疗技术

1. 穴位敷贴疗法

药用白芥子2份，苏子2份，细辛1份，肉桂2份，麻黄1份，共研为细末，用姜汁调，敷于大椎、定喘、肺俞、厥阴俞等穴位上，适用于发作日久的虚寒性喘证。

2. 针灸疗法

选取肺俞、定喘、大椎等穴，局部消毒后，进行针刺治疗，可用于实喘和虚喘。

3. 推拿疗法

平推督脉，从大椎至长强；平推膀胱经第一侧线，从大椎至白环俞；平推膀胱经第二侧线，从附分至秩边。本疗法可用于预防慢性支气管炎的复发。

【预防调护】

告知患者应注意防寒保暖，气候变化时尤需慎风寒，以免感受外邪而诱发；饮食宜清淡而富有营养，少食辛辣刺激及肥甘厚腻之品，以免助湿生痰；戒烟酒，调情志，适房事；加强体育锻炼，提高机体抵御外邪的能力，以固根本，活动量可根据个人体质强弱而定，不宜过度疲劳。喘证发生时，嘱患者卧床休息，或取半卧位休息，并保持室内空气新鲜。

喘证发作时，应密切观察患者的病情变化，如患者有严重呼吸困难，须及时给予吸氧；痰多者，应注意及时为其排痰，以保持患者呼吸道通畅。

【经典集萃】

《伤寒论》第 35 条："太阳病，头痛发热，身疼腰痛，骨节疼痛，恶风无汗而喘者，麻黄汤主之。"

《伤寒论》第 18 条："喘家，作桂枝汤，加厚朴杏子佳。"

《伤寒论》第 63 条："发汗后，不可更行桂枝汤，汗出而喘，无大热者，可与麻黄杏仁甘草石膏汤。"

《金匮要略·肺痿肺痈咳嗽上气病脉证治第七》："肺痈，喘不得卧，葶苈大枣泻肺汤主之。"

《金匮要略·痰饮咳嗽病脉证并治第十二》："夫短气，有微饮，当从小便去之，苓桂术甘汤主之；肾气丸亦主之。"

【名医验案】

(一)风寒闭肺之喘证案

胡某某，女，46 岁。咳喘已 7 年，近受风寒侵袭，胸闷，呼吸不利，咳喘多痰，喉间作水鸡声，苔白，脉软。治以麻黄汤加味。处方：麻黄 6g，桂枝 9g，川厚朴 9g，枳实 9g，杏仁 9g，甘草 6g。2 剂，药后咳喘减轻。上方去川厚朴，加陈皮 3g，又服 2 剂，咳止喘平，呼吸通畅。

按：本案为风寒闭肺之喘证。肺内素有痰饮内伏，受风寒外侵而引发。麻黄汤可外解风寒、内宣肺气，为发汗解表之峻剂，是治疗太阳伤寒兼喘的主方。麻黄可辛温发汗、宣肺平喘、开腠理、祛风寒，为方中之主药；桂枝辛温，可通阳解肌，助麻黄发汗；杏仁宣降肺气，与麻黄配伍，可加强宣肺平喘之力；炙甘草调和诸药，且助桂枝通阳，又可缓解麻黄、桂枝的燥烈之性，以防过汗伤正；又加枳实、厚朴，以肃肺下气。

(二)表寒已解而邪热壅肺之喘证案

张某某，男，18岁。患喘证颇剧，已有五六日之久，询其病因，为与同学游北海公园失足落水，经救上岸，则一身衣服尽湿，乃晒衣挂于树上，时值深秋，金风送冷，因而感寒。请医诊治，曾用发汗之药，外感虽解，而变为喘息，撷肚耸肩，病情为剧。其父请中医师为其诊治，服生石膏、杏仁、鲜枇杷叶、葶苈子等清肺利气平喘之药不效。经人介绍，遂前来诊治。切其脉滑数，舌苔薄黄。余曰：肺热作喘，用生石膏清热凉肺，本为正治之法，然不用麻黄之治喘以解肺系之急，则石膏弗所能止，乃于原方中加麻黄4g，服一剂喘减，又服一剂而愈。

按：肺喘一证，从外邪论有寒、热之分；从内因言则有虚、实之不同。本案为肺热作喘，以表证已解，舌苔薄黄，脉象滑数而为验也。本当用麻杏石甘汤清热宣肺以止喘，可惜前医不识本方运用之真谛，一见热象，便弃去麻黄，只用石膏清肺热，不用麻黄宣肺气，肺系之急不得解，则气喘终不能愈。故于原方中补入麻黄一味，全其仲景之意，故仅服两剂即安，足见仲景方配伍之妙也。刘渡舟教授认为，麻黄为治喘之良药，寒热咸宜，与干姜、细辛、五味子相配，则治寒喘；与石膏、桑白皮配伍，则治热喘；与杏仁、薏苡仁相配，则治湿喘；除心、肾之虚喘必须禁用外，余则无往而不利。本案属表寒已解而肺热壅盛所致之喘，而《伤寒论》原意是表寒未罢而里热已盛，当用麻杏石甘汤。验之临床，只要存在肺热壅盛之核心病机而不论表证是否已罢，均可用麻杏石甘汤原方或加减治疗。

(三)痰热遏肺之喘证案

唐某某，素体火旺，因误治成痰火咳嗽，日夜吐黄痰二三碗，气逆喘急，饮食不进，服枳壳、桔梗、半夏、陈皮尤甚，改服人参、白术几危。脉之，两手俱洪滑而数，乃用茯苓、桑白皮、贝母、黄芩、黄连、天花粉、玄参、枳壳，加牛黄、竹沥，二三剂胸宽气缓，七八剂痰乃白色。去牛黄，三十余剂而安。

按：本证属痰热壅滞于肺，肺失宣降而作喘。素体火旺，久之酿湿成痰，而"肺为贮痰之器"，痰停肺中，与热交结，影响肺的宣降，肺气上逆而作咳喘。因此证为有形实邪壅滞于肺，故治疗应先去实邪，邪去则肺之宣降功能恢复，咳喘自止，且痰热胶结，欲去实邪，需化痰、清热并用，用人参、白术无异于火上浇油，使邪热壅滞更重。治疗时，应用清泻上焦痰热之桑白皮汤，加牛黄、竹沥是为增强化痰泻热之功效。

(四)肺虚及肾之喘证案

陆某，男，73岁。初诊：咳喘宿疾，近日触寒而增剧，咳微喘甚，日夜端坐倚床，不能着枕，呼吸若不相接，但欲引长一吸为快；言语断续而音低，口干不多饮，谷不沾唇，大便干，小溲数欠而遗溺。脉代，五动一止，舌偏红，苔白。初病在肺，久病及肾，证历十数载，肺肾同病可知。拟肺肾同治，务使两得其宜。至若寒热(体温38.1℃)有汗不解之外证，待喘疾稍缓后再商，此亦仲师所谓"里急救里"之意也。处方：老山参(另煎，冲)、北沙参、麦冬各9g，北五味子3g，熟地黄、当归身各12g，沉香3g，茯苓12g，核桃仁1枚，蛤蚧1对(尾取下，研末吞服)。1剂。

次日复诊，喘势渐平，午夜后竟稍能入寐，寒热汗出亦减(体温37.9℃)。前方加桂枝4.5g。1剂。

三诊时，喘势又减，寒热悉退，遗溺亦瘥，且进糜粥半碗。经继续调治近旬，症状逐日缓解，能自理生活。

按：从患者的病程、症状表现等方面考虑，病属虚喘无疑。这里有三点可资商榷之处：①病涉肺、肾，肺病则气不降，肾病则气不纳，纳降失职，所以呼吸喘促，若不相接。"肺为气之主，肾为气之根"，切当以根本为重，因而采用补肺纳肾的治法，实属刻不容缓之举，这就是用参蛤散、生脉散合贞元饮加味的由来。②肺与肾，分属母子，母伤无以荫子，子病却能累母，形成母不能令子实，子反能令母虚的局面。于是肺气无以卫外，不任风寒而外感频频，导致内伤增剧。《黄帝内经》云："邪之所凑，其气必虚"，故肺虚咳喘为本，邪凑寒热为标，度标本，审缓急，当以治本为要。所以初诊本"里急救里"之宗旨，治里而不顾表。二诊时，里证已有转机，这时才掺入一味少量的桂枝以兼理其表。③已见主脏气衰微的代脉，且五动即一止。《灵枢·根结》云："持其脉口，数其至……不满十动一代者，五藏元气。"看来，本案患者病情危殆，有朝不保夕之虑，且《素问·痹论》有"心痹者，脉不通，烦则心下鼓，暴上气而喘"，《难经》云"呼出心与肺，吸入肾与肝"。可见，本例之喘促特甚及代脉之出现，不能说与心痹无关，二诊时加入桂枝，与其说借以治表，不如说用以通心更为恰当。

（五）肾阳虚而不纳气之喘证案

王某某，男，63岁，干部，1977年2月10日初诊。咳喘近20年，从1960年起逐渐加重，于寒冷季节发作较频。近10余天来，咳喘频发，胸闷气急，气短，动则尤甚，以致不能平卧，上楼困难，痰多，含有大量泡沫；舌体较胖、边红，苔白，脉短。处方：熟地黄、山药、茯苓各15g，牡丹皮、泽泻、枸杞子、附子、葶苈子各9g，胆南星6g，肉桂心3g（另冲）。5剂。

3月11日复诊：咳喘已显著减轻，胸闷基本解除，痰亦相应减少，但微感口干，仍偶有气短，舌、脉同前。前方减附子为6g，肉桂为1.2g，加葫芦巴9g，续服5剂，诸症解除。同年10月询知，咳喘未再发作。

按：本案属肾虚不能纳气之喘证。患者年过花甲，肾气早衰，肾为元气之根，肾虚不能纳气，气上逆则为咳喘；胸闷、气急、气短也因肾不纳气之故。肾阳虚，故病好发于冬、春之天冷季节。肺为贮痰之器，肾为生痰之根，肾阳虚，气不化津，则水泛为痰，肾虚肺寒，所以痰多而稀。方中用金匮肾气丸补肾纳气平喘，用于肾气（阳）亏损，命门之火不足之证。命门真阳，有肾间动气之称，《难经》称其为"五脏六腑之本，十二经脉之根，呼吸之门，三焦之原"。若命门火衰，真阳不足，则变生诸证，不可胜数。夫阴阳互根，无阴则阳无以生，无阳则阴无以化，故方中以干地黄、山茱萸、山药滋阴以济阳，正如张景岳所说，"善补阳者，必于阴中求阳"。本方补阴助阳，水火并补，大生肾气，凡肾之精气不足之证，皆可运用；加葶苈子、胆南星，取其化痰而助平喘之功。

【证治心法】

喘证之治，首分虚、实。实证之喘，邪气类别固然有限，但实证的寒邪化热证较之单纯寒证更为临床所常见，故在临床治疗中，小青龙加石膏汤实则比小青龙汤更为常用，不可不知；虚证之喘，正虚之因固然有阴、用之别，但愈是久病、重症、危症，愈同肾气不足之关系更密切，故在辨证施治的前提下，又当尤多重视温阳益肾纳气，以利于减少或控制喘证之发作。

【要诀总括】

喘证肺脏失降宣，张口抬肩呼吸难；风寒闭肺麻黄汤，外寒里热麻杏甘；痰热遏肺桑白皮，痰浊二陈养亲三；肝气乘肺五磨饮，水气凌心葶枣煎；肺虚补屏肾匮蛤，参附紫磁虚喘脱。

第二章
心系病证

　　心居于胸腔，膈膜之上，有心包卫护于外。心为五脏六腑之大主，主血脉，藏神明，其华在面，开窍于舌，在志为喜，在液为汗，与小肠相表里。心的阴阳、气血是心进行生理活动的基础，心气、心阳是血液循行的动力，心阴、心血可濡养心神。气血、阴阳亏损或痰、饮、火、瘀阻滞均可导致心的功能失常，引起血脉运行不畅和情志异常。若正虚邪扰，心神失宁，心中悸动，惊惕不安，则发为心悸；寒邪、痰饮、瘀血等痹阻心脉，胸阳不振，胸部闷痛，则为胸痹；阴阳失调，心肾不交，夜寐困难，则为不寐。

　　心主血，肺主气，心与肺共同维持气血的正常运行，久病咳喘累及于心，常可致心气不足、心脉瘀阻而为病。脾为气血生化之源，脾气虚弱，常可致心之气血不足；脾失健运，酿生痰饮，可致气血运行受阻，发为瘀血；心主血脉，脾主统血，心与脾在血液运行方面有着相辅相成的关系。心为"火之源"，肾为"水之主"，心与肾水火相济，肾阴不足，心火独亢，则可致心肾不交。

　　心之为病，不外虚、实两端，虚为气血、阴阳亏虚，实为寒邪、痰饮、火热、瘀血等阻滞，治疗常以补益气血、振奋心阳、活血化瘀、祛痰、调理阴阳为主，并配合应用养心安神或镇心安神之品。心与小肠相表里，心火亢盛，常在清心火时配以利小便之品。心与他脏关系密切，心之气血、阴阳不足，常用补肺气、健脾气、温肾阳、滋肝阴等法治之；心肾不交，则应交通心肾，调理阴阳。情志调摄在心系病证的防治中亦有重要作用。

第一节　心　悸

心悸是指患者自觉心中悸动，惊惕不安，甚则不能自主的一种病证，临床一般多呈反复性发作，每因情志波动或劳累而发，且常伴有胸闷、气短、失眠、健忘、眩晕、耳鸣等症。

心悸包括惊悸和怔忡，《金匮要略》有"动即为惊，弱则为悸"之说；宋代严用和首创"怔忡"之名，《济生方》则谓："怔忡者，此心血不足也。"

西医学的心律失常、心功能不全、心肌炎及心脏神经症等，皆可参考本节内容进行辨证论治。

【病因病机】

心悸的病因主要有体虚劳倦、七情所伤、感受外邪、药食不当等。

1. 体虚劳倦

禀赋不足，素体虚弱，或久病失养，劳倦过度，气血阴阳亏虚，脏腑功能失调，以致心神失养，而发为心悸。

2. 七情所伤

平素心虚胆怯，突遇惊恐或忧思不解，触犯心神，心神动摇，不能自主而发心悸；或长期忧思，心气郁结，化火生痰，痰因火动，上扰心神，而发为心悸；或损伤心脾，暗耗阴血，心失所养而发为心悸；或大怒伤肝，大恐伤肾，怒则气逆，恐则精却，火逆于上，阴虚于下，扰动心神，以致心主不安，心神不宁，发为心悸。

3. 感受外邪

风、寒、湿邪侵袭人体，合而为痹，日久不愈，复感外邪，内舍于心，痹阻心脉，心之气血运行受阻，发为心悸；或风、寒、湿、热之邪由血脉内侵于心，耗伤心之气血、阴阳，亦可引起心悸；温病、疫毒灼伤营阴，心失所养，或邪毒内陷，扰乱心神，也可引起心悸。

4. 药食不当

嗜食肥甘厚味、煎炸之品，蕴热化火生痰，痰火上扰心神，发为心悸；或因药物过量，毒性较剧，损害心气，损伤心阴，引发心悸，如中药中的附子、乌头、麻黄等，以及西药中的洋地黄等。

本病的基本病机是气血、阴阳亏虚，心失所养；或邪扰心神，而致心神不宁。心悸的病位主要在心，但与脾、肾、肺、肝四脏密切相关。脾不生血，心血不足，心神失养则动悸；脾失健运，痰湿内生，扰动心神，心神不安而发为心悸；肾阴不足，不能上制心火，或肾阳亏虚，心阳失于温煦，亦可发为心悸；肺气亏虚，不能助心以主治节，心脉运行不畅，则心悸不安；肝气郁滞，气滞血瘀，或气郁化火，致使心脉不畅，心神受扰，引发心悸。

心悸的病理性质主要有虚、实两个方面。虚者为气血、阴阳亏损，心神失养而致；实者多由痰火扰心、水饮凌心及瘀血阻脉而引起。虚、实之间可以相互夹杂或转化。总之，本病为本虚标实之证，其本为气血不足、阴阳亏损，其标是气滞、血瘀、痰浊、水饮，临床表现多见虚实夹杂之证。

【诊断】

1. 临床特征

患者自觉心慌不安，心跳剧烈，不能自主，心搏异常，或快速，或缓慢，或心跳过重，或忽跳忽止，呈阵发性或持续性；常伴有胸闷不舒，易激动，心烦，少寐，多汗，颤动，头晕乏力等。中老年人发作频繁者，可伴有心胸疼痛，甚则喘促、肢冷汗出，或见晕厥，脉象可见数、疾、促、结、代、沉、迟等。

2. 病史

心悸以中老年患者为常见，常因情志刺激、惊恐、紧张、劳倦过度、寒冷刺激、饮酒、饱食等因素而诱发。

3. 相关检查

心电图检查是检测心律失常有效、可靠、方便的手段，必要时可记录 24 小时心电活动，即行动态心电图监测；配合血压、胸部 X 线摄片、心脏超声等检查，有助于明确心悸的诊断。

【辨证论治】

(一)辨证要点

1. 辨惊悸与怔忡

惊悸和怔忡都属于心悸的范畴。惊悸发病多与情绪有关，可由骤遇惊恐、忧思恼怒、悲哀过极或过度紧张而诱发，多为阵发性，以实证居多，病情较轻，可自行缓解；怔忡多由久病体虚、心脏受损所致，常持续心悸，心中惕惕，不能自控，活动后加重，以虚证居多，或见虚中夹实，病情较重。虚者多为脏腑气血、阴阳亏虚，实者多见痰饮、瘀血、火邪之类。

2. 辨病位

心悸的病位在心，但也可导致其他脏腑的功能失调或亏损；其他脏腑的病变也可直接或间接影响到心。例如，慢性脾胃疾病、肺病、肾病、肝病均可导致心气、心血、心阳、心阴之不足，因痰饮、瘀血阻滞而发为心悸。

3. 辨脉象

心悸常见的异常脉象有结脉、代脉、促脉、涩脉、迟脉等，应结合病史、症状，推断脉证从舍。一般认为，阳盛则促，数为阳热，若脉虽数、促而沉细、微细，伴有面浮肢肿、动则气短、形寒肢冷、舌淡者，为虚寒之象。阴盛则结，迟而无力为虚，脉象迟、结、代者，一般多属虚寒，其中结脉表示气血凝滞，代脉常为元气虚衰、脏气衰微。凡久病体虚而脉象弦滑搏指者，多为逆证；病情笃重而脉象散乱、模糊者，常为病危之象。

(二)论治要点

心悸虚证由脏腑气血、阴阳亏虚及心神失养所致者，治当补益气血、调理阴阳，并配合应用养心安神之品。心悸实证常因痰饮、瘀血等所致，治当祛痰、化饮、清热、行瘀，并配合应用重镇安神之品。

心悸若为虚实夹杂证，当攻补兼施，或以攻邪为主，或以扶正为主。

治疗时应注意：①急性发作者，应以西药为主；对于慢性相对平稳者，可以西医辨病与中医辨证相结合。②出血性心悸，应慎用活血化瘀药物，以活血止血药物为好。③对抗心律失常的药物可能会引起心律失常，应向患者及其家属交代清楚。

（三）分证论治

1. 心虚胆怯

证候：心悸不宁，善惊易恐，坐卧不安，少寐多梦而易惊醒，恶闻声响，舌苔薄白，脉细略数或细弦。

病机：气血亏损，心虚胆怯，心神失养。

治法：镇惊定志，养心安神。

方药：安神定志丸加减（龙骨、朱砂、茯苓、茯神、石菖蒲、远志、人参）。

本方可益气养心，镇惊安神。心血不足者，可加阿胶、何首乌、龙眼肉；心气郁结，心悸烦闷、精神抑郁者，加柴胡、郁金、合欢皮、绿萼梅；气虚夹湿者，加泽泻，重用白术、茯苓；气虚夹瘀者，加丹参、桃仁、红花、川芎；自汗者，加麻黄根、浮小麦、山茱萸、乌梅。

2. 心血不足

证候：心悸气短，头晕目眩，活动后易发，少寐多梦，健忘，面色无华，神疲乏力，或伴有纳呆食少、腹胀便溏，舌淡红，脉细弱。

病机：心血亏耗，心失所养，心神不宁。

治法：补血养心，益气安神。

方药：归脾汤加减（当归、龙眼肉、黄芪、人参、白术、炙甘草、茯神、远志、酸枣仁、木香）。

本方可益气补血，健脾养心。阳虚甚而汗出肢冷、脉结或代者，加附子、肉桂；阴虚甚者，加麦冬、沙参、玉竹；失眠多梦者，加合欢皮、夜交藤、莲子心。

若症见五心烦热、自汗盗汗、胸闷心烦、舌淡红少津、脉细数者，为气阴两虚，方用炙甘草汤加减。炙甘草汤对顽固性早搏，反复出现的二联律、三联律者有较好疗效，可加茯苓、泽泻，重用炙甘草至

30g，长期服用无副作用，可用至早搏消失一个月后，再缓慢停药。

3. 阴虚火旺

证候：心悸易惊，心烦失眠，五心烦热，盗汗，口干，耳鸣，头晕目眩，舌红少津，苔少或无，脉细数。

病机：肝肾阴虚，水不济火，心火内动，扰动心神。

治法：滋阴降火，养心安神。

方药：天王补心丹合朱砂安神丸加减（酸枣仁、柏子仁、当归、天冬、麦冬、生地黄、人参、丹参、玄参、茯苓、五味子、远志、桔梗、朱砂、黄连、当归、生地黄、炙甘草）。

天王补心丹可滋阴养血、补心安神，朱砂安神丸可清心降火、重镇安神。肾阴亏虚、虚火妄动，遗精腰酸者，加知母、黄柏、龟甲、熟地黄；阴虚兼瘀热者，加赤芍、牡丹皮、桃仁、红花、郁金。

4. 心阳不振

证候：心悸不安，或怔忡不已，胸闷气短，动则尤甚，面色苍白，形寒肢冷，舌淡苔白，脉虚弱或沉细无力。

病机：心阳虚衰，心失温养。

治法：温阳益气，宁心安神。

方药：桂枝甘草龙骨牡蛎汤合参附汤加减（桂枝、炙甘草、龙骨、牡蛎、人参、附子）。

桂枝甘草龙骨牡蛎汤可温补心阳、安神定悸，参附汤可益心气、温心阳。形寒肢冷者，重用人参、附子、桂枝；大汗出者，加黄芪、山茱萸、浮小麦；水饮内停者，加葶苈子、五加皮、车前子、泽泻；夹有瘀血者，加丹参、赤芍、桃仁、红花等。

5. 水饮凌心

病证：心悸，胸闷痞满，渴不欲饮，下肢浮肿，形寒肢冷，伴有眩晕、恶心、呕吐、流涎、小便短少，舌淡胖，苔滑，脉弦滑或沉细而滑。

病机：脾肾阳虚，水饮内停，上凌于心，扰乱心神。

治法：振奋心阳，化气行水，宁心安神。

方药：苓桂术甘汤加减（茯苓、桂枝、白术、甘草）。

本方可通阳利水。恶心、呕吐者，加半夏、陈皮、生姜；兼咳喘、胸闷者，加杏仁、前胡、桔梗、葶苈子、五加皮、防己；兼瘀血者，加当归、川芎、益母草。

若患者肾阳虚衰，不能制水，水气凌心，症见心悸、咳喘、不能平卧、浮肿、小便不利等，可用真武汤进行治疗。

6. 瘀阻心脉

证候：心悸，胸闷不适，心痛时作，痛如针刺，唇甲青紫，舌质紫暗或有瘀斑，脉涩或结代。

病机：气滞血瘀，心脉瘀阻，心阳被遏，心失所养。

治法：活血化瘀，理气通络。

方药：桃仁红花煎合桂枝甘草龙骨牡蛎汤（桃仁、红花、丹参、赤芍、川芎、延胡索、香附、青皮、生地黄、当归）。

桃仁红花煎可养血活血、理气通脉止痛，桂枝甘草龙骨牡蛎汤可温通心阳、镇心安神。气滞血瘀者，加柴胡、枳壳；血虚者，加何首乌、枸杞子、熟地黄；阴虚者，加麦冬、玉竹、女贞子；阳虚者，加附子、肉桂、淫羊藿；胸痛甚者，加乳香、没药、蒲黄、五灵脂、三七粉；有痰浊者，加瓜蒌、薤白、半夏、陈皮等。

7. 痰火扰心

证候：心悸时发时止，受惊易发作，烦躁不安，失眠多梦，口干口苦，大便秘结，小便短赤，舌红，苔黄腻，脉弦滑。

病机：痰火扰心，心神不安。

治法：清热化痰，宁心安神。

方药：黄连温胆汤加减（黄连、竹茹、枳实、半夏、橘皮、甘草、生姜、茯苓）。

本方可清心降火、化痰安中，临证时，可加栀子、黄芩、全瓜蒌以加强清火化痰之功，加生龙骨、生牡蛎、珍珠母、石决明以宁心安神。大便秘结者，加生大黄；火热伤阴者，加沙参、麦冬、玉竹、天冬、生地黄等。

【中医适宜技术】

(一)单方、验方

(1)苦参煎剂：苦参、益母草各20g，炙甘草15g，水煎服。本方适用于心悸而脉数或促者。

(2)定心汤：龙眼肉30g，酸枣仁15g，山茱萸15g，炒柏子仁12g，生龙骨12g，生牡蛎12g，生乳香3g，生没药3g，水煎服。本方适用于心气心血亏虚之心悸。

(3)朱砂0.3g，琥珀0.6g，研末，每天2次，吞服，适用于各种心悸而脉数者。

(二)中成药

心悸之气血亏虚证，可选用珍合灵片、养心定悸口服液；肾阴亏虚证，可选用定心丸、六味地黄丸；心阳不振证，可选用心荣口服液；气阴两虚证，可选用西洋参含片、参脉饮；气滞血瘀证，可选用心可舒片、心宁片。

(三)简易治疗技术

1. 针刺疗法

针刺内关、心俞、神门等穴，可安神宁心、调节心率；针刺内关、间使、心俞等穴，可使心率减慢；针刺素髎、通里等穴，可使心率加快。针刺一般用补法。

2. 耳针疗法

选取心、神门、皮质下、胸区、交感等耳穴进行针刺，每次2～4穴，留针20分钟。

3. 穴位注射

取内关、心俞等穴，用1%利多卡因进行穴位注射，每次每穴注射1mL，隔天1次，3次为1个疗程，2个疗程后休息3天。

【预防调护】

告知患者应保持心情舒畅，避免精神刺激；适当运动，注意寒温变化，避免外邪侵袭；平素饮食不宜过饱，少食肥甘之品；起居有常、保证充足的休息和睡眠、劳逸结合等是预防本病的关键。

心悸的轻症患者可适当从事体力活动，避免剧烈活动；重症患者应卧床休息。注意观察患者的病情变化，及早发现变证的先兆症状，结合心电监护，积极准备并做好急救治疗。

【经典集萃】

《伤寒论》第 102 条："伤寒二三日，心中悸而烦者，小建中汤主之。"

《伤寒论》第 177 条："伤寒，脉结代，心动悸，炙甘草汤主之。"

《金匮要略·痰饮咳嗽病脉证治第十二》："卒呕吐，心下痞，膈间有水，眩悸者，小半夏加茯苓汤主之。"

《金匮要略·奔豚气病脉证治第八》："发汗后，其人脐下悸者，欲作奔豚，茯苓桂枝甘草大枣汤主之。"

《医林改错·血府逐瘀汤所治症目》："心跳心忙，用归脾安神等方不效，用此方（血府逐瘀汤）百发百中。"

【名医验案】

(一)心虚胆怯之心悸案

强某某，女，47 岁。主诉：心悸、心惊 2 个月，加重 1 周。病史：患者 2 个月前在果园劳动之时，突然有狗从面前窜过，当时惊吓坐地，心跳心慌，以为是狼，半晌方止。从此之后经常发生心慌心跳，胆小惊怕，晚上失眠，常有噩梦，有时从梦中惊醒，心中恐惧。近 1 周来病情加重，心中害怕，惊慌不宁，需人相伴，困乏无力，时自汗出，头晕，大便日一二次，月经正常。检查：舌淡苔薄，脉沉弱稍数。经其他各种检查，未发现异常。诊断：心悸（心虚胆怯）。治宜安神定志，益气养心。方以安神定志丸合四君子汤化裁。处方：人参 15g，石菖蒲 15g，茯神 15g，龙骨 30g，牡蛎 30g，桂枝 20g，炙甘草 12g，大枣 10枚、淮小麦 30g，磁石 30g，远志 6g，朱砂 1g（冲服）。6 剂，每天 1剂。服药 6 剂，患者心悸、惊恐大减，睡眠改善。前方去朱砂，加苍术 15g、夜交藤 30g、酸枣仁 20g，服 12 剂后，仍感胆怯，其余症状消失。虑其恐则伤肾，又临近更年期，加仙灵脾 20g、巴戟天 12g。再服 12 剂后，诸症悉除。

按：暴惊则气乱，神无所归，虑无所定，故发为心悸；久则心气不足，故惊慌不宁而恐惧；清阳不升，故头晕。方用安神定志丸合四君子汤以益气养心，后加苍术以增健脾之力，因朱砂不可久服，故改为夜交藤、酸枣仁。大证已除，唯余胆怯，欲加附子，但恐其峻猛，故改为仙灵脾、巴戟天。巴戟天可补肾定怯，《神农本草经》谓其能"益气力，强志"。

(二)心脾两虚之心悸案

罗某某，女，52 岁。1978 年 3 月 29 日初诊。主诉：心悸、气短、失眠 2 年，加重 1 个月。病史：自 1976 年 3 月以来，间断出现心慌心跳，偶有胸闷气短，欲深吸气，经常失眠多梦，未予治疗。近 1 个月来，诸症加重，且频繁发作，伴气短、困乏无力、食欲不佳。检查：面色不华，脉虚数(100 次/分)，舌淡，苔薄白。心电图示：窦性心动过速。诊断：心悸(心脾两虚)。治宜补血益气，养心安神。方以归脾汤加减。处方：黄芪 15g，当归 15g，党参 20g，白术 10g，茯苓 10g，炒酸枣仁 18g，木香 6g，远志 6g，砂仁 6g，生姜 9g，大枣 5 枚。6 剂，每天 1 剂。服药 6 剂后，心悸明显减轻，脉转有力，饮食增加，困乏得减，睡眠安稳，但感咽部不适。前方加半夏 10g，苏梗 10g。6 剂。药后诸症悉平，心率降为 72 次/分。因患者希望巩固疗效，故嘱其继续服用归脾丸 2 周以善后。

按：心主血、藏神，血虚失养，神不守舍，故神不安、志不宁，发为心悸；久之劳伤心脾，化源不足，无所上奉，使病情逐渐加重，渐成心脾气血两虚之证。处方选用归脾汤加减。诸药合用，化源充足，心血得补，神有所养，诸症乃平。

(三)水气凌心之心悸案

沈某某，女，48 岁。1979 年 4 月 1 日初诊。主诉：心悸 1 年，加重并伴下肢浮肿 20 天。病史：患者 1961 年因风湿性心脏病曾住院行手术治疗，术后病情平稳。从 1978 年 4 月开始出现心悸，近 20 天来心悸加重，胸脘隐痛、窒闷，下肢浮肿，按之凹陷，怕冷，月经量少，数月一行。平时服地高辛维持量。检查：舌质淡青，苔薄白腻，脉结代。心电图示：心房颤动，心房率 400 次/分，心室率 80 次/分。诊断：心悸（水气凌心）。治宜振奋心阳，化气行水，兼活血化瘀。方用真武汤化裁。处方：附子 10g，茯苓 12g，桂枝 15g，白术 15g，赤芍 12g，炙甘草 12g，白芍 12g，当归 10g，降香 5g，桃仁 10g。水煎服，每天 1 剂。上方共服 20 剂，心悸已除，胸闷已减，浮肿消退，舌淡青稍有改善，出现口干，加用麦冬 12g。再服 13 剂后，诸症悉除，唯脉结代，但次数减少，继服上方，以巩固疗效。

按：患者风湿性心脏病术后平稳，近 20 天来出现心阳虚衰，水饮内停，凌心则悸，既溢则肿，且胸脘隐痛、窒闷。心阳不振，加之水饮阻滞，使血瘀难行，故舌青、脉结代。方选真武汤。患者脉结代、舌青，乃血脉瘀滞不通，故用赤芍、当归、降香、桃仁活血化瘀；白芍既能缓急，又利小便，还可养血。诸药合用，助阳行水，活血化瘀，诸症得消。

【证治心法】

心悸在治疗上应根据其不同特点，各有侧重。大凡心胆虚怯者，多与精神因素有关，故必有善惊易恐、心悸不安、少寐多梦等症，治以镇惊安神为主，稍佐补益宁神之品。凡心脾不足而悸者，必见面色少华、健忘头晕、舌淡、脉细等，治以养血宁心为主，佐益气之品，以益气生血。如无热象，尚需少佐肉桂、鹿角片等温药以助血生长。凡阴虚火旺而致心悸者，必有心烦悸惕、舌红少津、脉象细数等阴虚有热之象，治以滋阴养心为主，少佐清泻。凡属心阳不足者，病情较重，多见面色㿠白、形寒肢冷等，治宜温补心阳。此外，心悸尚需注意是否有夹瘀、夹湿、夹饮之象。夹饮者，多见眩晕呕恶、胸脘痞满，当以温阳化饮为法；夹湿、夹饮者，多伴胸痹气窒、脘痞、苔腻等，治宜通阳豁痰开结。若心悸属心血瘀阻所致者，必兼心痛、脉涩、舌黯等，治宜化瘀通络。痰火扰心、心神不安而致心悸者，以心悸阵作、烦躁胸闷、痰多、噩梦纷纭、苔黄腻为特点，治宜清化痰热、宁心安神，并注意痰热、痰火的程度和是否有伤阴之象。心气不足所致之心悸较心阳虚者轻，但较多见心悸、怔忡，遇事易发，并伴有气虚之表现，治以益气养心为主，少佐温阳养血之品。气阴两虚所致之惊悸，除心悸外，多表现为自汗或盗汗、面颊黯红或红赤、咳痰带血、舌红少苔等，治宜益气养阴，治疗要以气虚、阴虚为主，注意是否兼见虚火，防止过用甘温伤阴或过用滋腻伤脾。若心悸属药物失当、过量所致，也应以辨证为基础。此外，心悸是患者自觉心慌悸动不安的一种病证，所以不论是哪一证型的心悸，均应适当配伍养心安神或重镇安神之品，但应注意重镇安神药一般不宜久用。

【要诀总括】

心悸自觉心动悸，辨证有实也有虚；心虚胆怯善惊恐，安神定志效可期；心血不足用归脾，阳虚桂甘龙牡煦；阴虚火旺补心丹，朱砂安神形神俱；水饮苓桂术甘汤，桃仁红花治血瘀。

第二节 胸 痹

胸痹是指以胸部闷痛，甚则胸痛彻背，短气，喘息不能平卧为主症的一种疾病。胸痹轻者，仅感胸闷如窒、呼吸欠畅，常能自行缓解；胸痹重者，胸部满闷疼痛；胸痹甚者，胸痛剧烈，心痛彻背，背痛彻心，持续不解，伴有汗出、肢冷、面白、唇紫、手足青至节，脉微细或结代等危重证候表现，称为真心痛。

胸痹之病名首见于《金匮要略》，书中将其病机归结为"阳微阴弦"，治疗上，根据不同证候，拟定了瓜蒌薤白白酒汤、瓜蒌薤白半夏汤等九首方剂，以温通散寒、宣痹止痛。此后，各代医家对本病的病因病机、治法等进行了进一步的探索总结，至清代王清任著《医林改错》，首创血府逐瘀汤治疗胸痹，为活血化瘀法治疗本病奠定了基础。

西医学的冠状动脉硬化性心脏病（心绞痛、心肌梗死）、心包炎、病毒性心肌炎、心肌病、慢性阻塞性肺疾病等，出现心前区疼痛、短气、喘息不得卧等症状者，都可以参照本节内容进行辨证论治。

【病因病机】

胸痹的发生，多与寒邪内侵、饮食不当、情志失调、年老体虚等因素有关。

1. 寒邪内侵

素体心气不足或心阳不振，阴寒之邪乘虚侵袭，寒凝气滞，痹阻心脉，发为胸痹。

2. 饮食不当

过食肥甘生冷或饮酒过度，脾胃损伤，运化失司，水聚湿停而酿生痰浊，阻遏胸阳，气机不畅，心脉闭阻，发为胸痹；或痰浊久留，痰瘀交结，心脉痹阻，发为胸痹。

3. 情志失调

忧思伤脾，脾虚气结，血行不畅；或脾伤失运，水湿聚为痰浊，痰瘀互结，痹阻心脉；或郁怒伤肝，肝郁气滞，甚则气郁化火，灼津为痰，痰浊痹阻脉道，发为胸痹。

4. 年老体虚

中老年人，肾气渐衰，或久病肾阳虚衰，不能温煦五脏，以致心阳不振、血脉不利，发为胸痹。肾阴亏虚，不能上济心阳，心肾阴虚火旺，灼津为痰，亦可致心脉痹阻而发生胸痹。此外，久患心悸、咳喘等病，胸阳不振，痰浊痹阻，气血不利，亦可导致胸痹的发生。

胸痹的主要病机为心脉痹阻。胸痹的病位在心，涉及肝、脾、肾等脏。肝失疏泄，则气机郁结，气滞而血瘀；脾失健运，气血乏源，痰浊内生；肾阴亏虚，心血失荣；肾阳亏虚，心阳失养，均可致心脉痹阻而发为胸痹。胸痹的病理性质属于本虚标实，本虚是指心、脾、肝、肾及气血阴阳亏虚，功能失调；标实为寒凝、气滞、血瘀、痰饮等病理因素相互影响，且可相兼为病，如寒凝气滞、气滞血瘀、痰瘀交阻等，在病变过程中，常常因实致虚，或因虚致实，而成虚实夹杂之证。

【诊断】

1. 临床特征

膻中或心前区突发憋闷、疼痛，疼痛可呈隐痛、胀痛、刺痛、绞痛、灼痛等，甚则可牵引左肩背、咽喉、左上臂内侧、胃脘部等部位疼痛；疼痛短暂，一般持续几秒至数十分钟，经休息或服药后可缓解，常反复发作。患者常伴有心悸、气短、自汗，甚则喘息不得卧，严重者可表现为胸痛剧烈且持续不解、汗出肢冷、面色苍白、唇甲青紫、脉象散乱或脉微欲绝等，并可发生猝死。

2. 病史

胸痹多见于中老年人，常因劳累过度、抑郁恼怒、暴饮暴食、气候突变等诱发，也有无明显诱因或安静时发病者。

3. 相关检查

心电图是本病必备的常规检查，必要时可做动态心电图、活动平板运动试验等，有助于对心肌缺血的诊断及疗效的评价。超声心动图、心肌酶谱、心脏冠状动脉造影等检查是确诊心肌疾病、冠状动脉病变的重要方法。

【辨证论治】

(一)辨证要点

1. 辨标本虚实

胸痹首先要分清标本虚实，一般发作期以标实为主，缓解期以本虚为主。标实有阴寒、痰浊、气滞、血瘀的不同；本虚又有阴阳、气血亏虚的差异。

2. 辨病情轻重

一般疼痛时间短暂，瞬息即逝，偶发者，病情较轻；疼痛持续时间较长，频繁发作者，病情较重；持续数小时至数天不休，为重症或危候；如见胸痛剧烈，持续不解，伴有汗出、肢冷、面白、唇紫、手足青至节、脉微欲绝或结代等，则为真心痛，病情危重。但应注意的是，胸痹患者也有发作次数不多而病情较重的，必须结合临床及患者全身情况加以分析判断。

3. 辨疼痛性质

一般说来，胸痹患者的疼痛表现以闷痛最为常见。若闷重痛轻、痛无定处，与情绪有关，多为气滞；闷痛痰多、阴天易发、苔腻者，多为痰浊；心胸隐痛而闷、因活动引发、短气心慌者，多为心气不足。疼痛表现为刺痛者，痛处固定不移，或伴有舌质紫暗而有瘀斑、脉涩者，多为血瘀。疼痛表现为痛如刀绞者，遇寒而发，伴有畏寒肢冷、舌淡苔白、脉涩等，为寒凝心脉；若畏寒蜷卧、舌淡而胖者，则为阳虚内寒。疼痛表现为灼痛者，多由火热所致，若伴有烦躁、气粗、苔黄腻等，多为痰火；若伴有心悸、眩晕、烦热、舌红少津者，多为阴虚内热。

（二）论治要点

胸痹发作期应治标，以祛邪为主，采用活血化瘀、辛温通阳、泄浊豁痰之法；缓解期以扶正固本为主，治宜温阳补气、益气养阴、滋阴益肾；虚实夹杂者，则应攻补兼施，或视其偏颇，先补后攻或先攻后补。

紧急情况下，可舌下含化硝酸甘油、速效救心丸、复方丹参滴丸等缓解疼痛。

（三）分证论治

1. 心脉瘀阻

证候：胸部刺痛或绞痛，部位固定，常于夜间发作，甚则心痛彻背、背痛彻心，痛引肩臂，日久不愈，可因暴怒、劳累而加重，舌质紫暗且有瘀斑，苔薄，脉弦涩或结代促。

病机：血行瘀滞，胸阳痹阻，心脉不通。

治法：活血化瘀，通络止痛。

方药：血府逐瘀汤加减（当归、生地黄、桃仁、红花、枳壳、赤芍、柴胡、川芎、桔梗、牛膝、甘草）。

本方可祛瘀通脉，行气止痛。瘀血痹阻重症，胸痛剧烈者，可加乳香、没药、郁金、降香、丹参等；夹有痰浊者，可加薤白、石菖蒲；久病入络，一般活血化瘀药治疗无效的，可加地龙、水蛭等虫类药。

2. 痰阻心脉

证候：胸闷如窒而痛，或痛引肩背，气短乏力，痰多且黏腻、色白，形体肥胖，肢体沉重，舌苔腻浊，脉滑。

病机：痰浊壅塞，胸阳不展。

治法：通阳泄浊，豁痰宣痹。

方药：瓜蒌薤白半夏汤合涤痰汤加减（瓜蒌、薤白、半夏、白酒、制南星、陈皮、枳实、茯苓、人参、石菖蒲、竹茹、甘草、生姜）。

瓜蒌薤白半夏汤偏于通阳行气，涤痰汤偏于健脾益气、豁痰开窍，临证时，可加干姜、桂枝、细辛，以行气破结、温阳通脉。

若患者表现为痰浊郁而化热之证，应改用黄连温胆汤加郁金，以清热化痰、理气活血。痰浊与瘀血往往同时并见，通阳豁痰时，应考虑加入适量丹参、三七、桃仁、红花等活血化瘀药物。

3. 寒凝心脉

证候：卒然心痛如绞，心痛彻背，因感寒发作或加重，伴见胸闷气短、心悸、面色苍白、喘促不能平卧、四肢厥冷，舌苔白，脉沉紧或沉细。

病机：阴寒凝滞，气血痹阻，心阳不振。

治法：辛温散寒，宣通心阳。

方药：枳实薤白桂枝汤合当归四逆汤加减（枳实、薤白、桂枝、厚朴、瓜蒌、当归、芍药、细辛、炙甘草、大枣、通草）。

枳实薤白桂枝汤与当归四逆汤皆能辛温散寒，助阳通脉。枳实薤白桂枝汤偏于通阳理气，当归四逆汤以温经散寒为主。

阴寒极盛的胸痹重症，见胸痛剧烈不休、身寒肢冷、气短喘息、脉沉紧或沉微者，可予乌头赤石脂丸加荜茇、高良姜、细辛等温经散寒；若痛剧而四肢厥冷、冷汗自出者，应立即舌下含化苏合香丸或麝香保心丸，以芳香化浊、理气开窍，常可获得快速止痛的效果。

4. 气滞心脉

证候：心胸满闷，隐痛阵作，痛无定处，时欲太息，情志不遂时诱发或加重，可兼有脘腹胀满、得嗳气或矢气则舒，舌苔薄或薄腻，脉细弦。

病机：肝失疏泄，气机阻滞，心脉不通。

治法：疏肝理气，活血通络。

方药：柴胡疏肝散加减（柴胡、枳壳、香附、川芎）。

本方可疏肝理气，活血止痛。胸闷、胸痛明显者，为气滞血瘀之象，可合用失笑散，以增强活血行瘀、散结止痛作用。

若为气郁日久化热，见心烦易怒、口干便秘、舌红苔黄、脉弦数者，可用丹栀逍遥散，以疏肝清热；肝郁化火而致便秘者，可合用当归芦荟丸，以清泻郁火。

5. 气阴两虚

证候：心胸隐痛，时作时止，心悸气短，动则尤甚，倦怠乏力，声低息微，面色㿠白，易出汗，舌质偏红或有齿痕，脉细数或细弱。

病机：心气不足，阴血亏虚，血行瘀滞。

治法：益气养阴，活血通脉。

方药：生脉散合人参养荣汤加减（人参、麦冬、五味子、熟地黄、当归、白芍、白术、茯苓、炙甘草、黄芪、陈皮、桂心、炒远志）。

生脉散可益心气、敛心阴，人参养荣汤可补气养血、安神宁心。兼有气滞血瘀者，加川芎、郁金、延胡索行气活血；兼有痰浊者，加茯苓、白术、白豆蔻健脾化痰；心脾两虚者，加茯神、远志、柏子仁、酸枣仁等健脾养心安神。

6. 心肾阴虚

证候：心痛憋闷，虚烦不寐，心悸盗汗，头晕耳鸣，腰膝酸软，口干便秘，舌红少津，苔薄或剥，脉细数或促代。

病机：水不济火，虚热内灼，血脉不畅。

治法：滋阴清热，养心和络。

方药：天王补心丹合炙甘草汤加减（生地黄、玄参、天冬、麦冬、人参、甘草、茯苓、柏子仁、酸枣仁、五味子、远志、丹参、当归、芍药、阿胶）。

天王补心丹以养心安神为主，炙甘草汤以养阴复脉见长。

若为阴不敛阳，虚火内扰，虚烦不寐者，可用酸枣仁汤，以清热除烦、养血安神；若为头晕目眩、腰膝酸软、遗精盗汗者，可用左归丸，以滋阴补肾、填精益髓。

7. 心肾阳虚

证候：心悸心痛，胸闷气短，动则加剧，自汗，面白无华，神倦怯寒，四肢欠温或肿胀，舌质淡胖且边有齿痕，苔白或腻，脉沉细而迟。

病机：阳气虚衰，气机痹阻，心脉瘀滞。

治法：温补阳气，振奋心阳。

方药：参附汤合右归饮加减（人参、附子、熟地黄、山药、山茱萸、枸杞子、杜仲、肉桂、甘草）。

参附汤可大补元气、温补心阳，右归饮可温肾助阳、补益精气。

若患者表现为肾阳虚衰，不能制水，水饮上凌心肺，出现水肿、喘促、心悸等，可用真武汤加黄芪、汉防己、猪苓、车前子，以温肾阳、利水饮。若为阳虚欲厥脱者，可用四逆加人参汤，以温阳益气、回阳救逆；亦可用参附注射液 40～60mL 加入 5％葡萄糖注射液 250～500mL 中静脉滴注，以增强疗效。

【中医适宜技术】

(一)单方、验方

(1)延胡索、莪术(或郁金)、檀香各等分，研末吞服，每次 3～5g，每天 3 次。本方适用于胸痹之气滞心脉证。

(2)三棱、莪术粉等分，和匀吞服，每次 3g，每天 3 次。本方适用于胸痹之气滞血瘀证。

(3)三七粉、沉香粉、血竭粉(以 2：1：1 和匀)，吞服，每次 3g，每天 3 次。本方适用于胸痹之心脉瘀阻证。

(4)柴胡 15g，枳实 15g，黄芩 15g，大黄 10g，半夏 10g，白芍 20g，丹参 20g，茯苓 20g，陈皮 20g，甘草 10g。水煎服，每天 1 剂。本方可化痰祛瘀、活血通络，适用于胸痹之痰阻血瘀证。

(二)中成药

胸痹之寒凝血瘀证，可选用苏合香丸、麝香保心丸、冠心苏合滴丸(胶囊、软胶囊)；气滞血瘀证，可选用复方丹参滴丸、速效救心丸；气虚血瘀证，可选用通心络胶囊、山海丹胶囊；阴虚血瘀证，可选用滋心阴口服液、复方血栓通胶囊；肾虚血瘀证，可选用保心片、参附强心丸；心阳不振证，可选用参桂胶囊、芪苈强心胶囊；气阴两虚证，可选用参脉饮(胶囊)；心血瘀阻证，可选用地奥心血康胶囊、血府逐瘀口服液等。

(三)简易治疗技术

1. 针刺疗法

针刺膻中、内关，或针刺内关、间使，可用于胸痹之疼痛剧烈者。

2. 耳针疗法

取穴以心、神门、交感、皮质下为主，配以内分泌、肾、胃等耳穴，可用于胸痹心痛的辅助治疗。

3. 穴位敷贴疗法

以通心膏(由徐长卿、当归、丹参、王不留行、鸡血藤、葛根、延胡索、红花、川芎、桃仁、姜黄、郁金、三七、血竭、椿根皮、猪蹄甲、乳香、没药、樟脑、冰片、木香、人工麝香、硫酸镁、透骨草等组成)贴敷心俞、厥阴俞或膻中等穴，可用于胸痹心痛的辅助治疗。

4. 饮食疗法

桂皮 6g，煎汤取汁，入粳米 50g，共煮粥服食，适用于胸痹之心肾阳衰证。

【预防调护】

胸痹的发生与气候的异常变化、情绪的波动有关，因此嘱患者应注意生活起居，避免寒冷以及大喜、大怒，保证充足的睡眠，保持心情平静、愉快；饮食应避免膏粱厚味，忌烟酒，宜食用低盐、清淡饮食，食勿过饱，多吃新鲜蔬菜、水果，保持大便通畅。

发作期患者应卧床休息；缓解期患者应注意劳逸结合，做力所能及的活动，如散步、练太极拳及八段锦等。患者发病时，应加强巡视，观察其体温、呼吸、血压、舌脉及精神情志的变化，做好各种急救准备，必要时给予患者吸氧、心电监护，以及保持静脉通道通畅。

【经典集萃】

《金匮要略·胸痹心痛病脉证并治第九》："胸痹之病，喘息咳唾，胸背痛，短气，寸口脉沉而迟，关上小紧数，瓜蒌薤白白酒汤主之。""胸痹不得卧，心痛彻背者，瓜蒌薤白半夏汤主之。""胸痹心中痞，留气结在胸，胸满，胁下逆抢心，枳实薤白桂枝汤主之；人参汤亦主之。""心痛彻背，背痛彻心，乌头赤石脂丸主之。"

《时方歌括》："膺胸痛乃肝血内虚，气不充于期门，致冲任之血从膺胸而散则痛，宜丹参饮半剂。"

《医林改错·血府逐瘀汤所治之症目》："胸疼在前面，用木金散可愈；后通背亦疼，用瓜蒌薤白白酒汤可愈；在伤寒，用瓜蒌、陷胸、柴胡等，皆可愈。有忽然胸疼，前方皆不应，用此方（血府逐瘀汤）一付，疼立止。"

【名医验案】

(一)阴寒凝滞之胸痹案

吴某某，男，60岁，1989年12月9日9时初诊。主诉：左胸闷痛10小时。病史：昨晚11时突然左胸闷痛，疼痛呈阵发性加剧，难以入睡，伴有畏寒肢冷。近来大便不实，常有头晕乏力、气短、面色萎黄。2年前曾确诊为"冠心病"。检查：舌淡红，苔薄白，脉虚弦迟。心电图检查示冠状动脉供血不足。诊断：胸痹心痛（阴寒凝滞）。治宜温通心阳，祛寒活血。方用当归四逆汤合瓜蒌薤白白酒汤加减。处方：瓜蒌10g，薤白12g，附子6g，赤芍15g，太子参12g，当归18g，炙甘草10g，干姜10g，茯苓12g，红花6g，煅牡蛎30g。每天1剂。7剂后左胸闷痛减轻，但仍动则气急、舌苔薄白、脉虚缓。前方中太子参改为党参18g，附子改为10g，加白术12g、紫河车6g、补骨脂12g。连续服药30剂，左胸闷痛消失，大便正常，食欲增加，心电图检查示冠状动脉供血恢复正常。原方加麦冬9g、砂仁5g，继服6剂，巩固疗效。

按：本例患者属寒邪内侵，阳气受损。气机痹阻，阴寒内结，乃成胸痹心痛，入夜寒盛，故此加重。畏寒肢冷、大便不实、面色萎黄、头晕乏力、气短，皆为心肾阳虚、脾失温运所致；舌淡、脉虚弦迟，皆为阴寒凝滞、阳气不运之象。

(二)痰浊壅塞之胸痹案

周某某，男，48岁，1992年3月2日初诊。主诉：间断胸闷作痛，伴放射性左肩臂疼痛2年。病史：自1990年3月起，经常胸闷作痛，经医院确诊为"冠心病"，常服"丹参片"等药。今晨病又发作，感到气短、肩痛，平常多痰，心绪不佳。检查：舌苔白腻，脉弦滑；血压200/110mmHg。心电图检查示心肌供血不足。诊断：胸痹心痛(痰浊闭塞)。治法：通阳泄浊，豁痰散结。方药：瓜蒌薤白半夏汤加味。瓜蒌15g，薤白12g，半夏12g，橘红12g，枳壳10g，檀香6g，紫菀10g，龙胆草3g，茯苓10g，白芍12g，吴茱萸3g。每天1剂。服药6剂后，胸痛减轻，胃纳欠佳，原方加丹参15g、砂仁3g，继续服用6剂，胸痛消失，胃纳转佳。继用此方加减，连服1个月，血压降至170/100mmHg，病情稳定。

按：患者因痰浊内蕴，阻滞络脉，使胸阳难展，心脉痹阻，乃成胸痹心痛，故胸闷、疼痛，循经放射至肩臂；痰湿邪重，故脉滑、苔腻。后于方中加入丹参活血、砂仁和胃，始终坚守此方，重在祛除痰浊。

(三)心血瘀阻之胸痹案

张某某，男，42岁，1985年8月5日初诊。主诉：胸痛彻背、呼吸困难1个月。病史：患者于7月4日以"心绞痛、心肌梗死"住院治疗，一个月来病情基本稳定，但心前区常感闷痛，左手臂时有麻木感，汗多。8月5日，突然出现胸痛彻背、呼吸困难、心慌心悸，遂来求诊。检查：患者口唇青紫，舌暗，苔薄白，脉结代。心电图检查示急性前壁心肌梗死。诊断：胸痹心痛(瘀血痹阻)。治法：活血化瘀，通阳化气。方药：血府逐瘀汤、桂枝甘草汤合瓜蒌薤白半夏汤加减。赤芍15g，川芎12g，红花12g，紫丹参20g，降香12g，桂枝15g，炙甘草 10g，全瓜蒌 12g，薤白 10g，姜半夏 10g，浮小麦 24g，茯苓 12g。每天 1 剂，同时含服苏合香丸 1 粒。服上方 4 剂后，诸症减轻，此后以上方为主加减变化，调理 20 余天，临床症状消失。

按：心阳不足，血瘀不行，痹阻胸中，渐成胸痹。络脉不通，故胸痛彻背；阳气不足，故呼吸困难；气虚不固，故汗出；肢体失于气之温煦、血之濡养，故肩臂麻木；口舌青紫、舌暗、脉沉涩，皆为有瘀血之征。诸药合用，可使瘀血化、胸阳通，诸症得除。

(四)气阴两虚之胸痹案

葛某某，男，50 岁，1980 年 5 月 13 日 9 时初诊。主诉：左胸持续性疼痛 10 小时。病史：患者昨晚 11 时突感胸痛彻背、咳嗽气短、汗出、四肢欠温，急入院诊治，诊断为"急性心肌梗死"，经抢救后病情好转，但胸痛仍存。平素困乏神疲，易汗出。检查：血压 80/60mmHg；舌淡红，苔薄白，脉沉细弱。心电图检查示急性前壁心肌梗死。诊断：胸痹心痛(气阴两虚)。治宜补益心气，活血通络，固脱。方用生脉散加味。处方：红参 10g(另煎兑服)，桂枝 15g，麦冬 10g，五味子 8g，炙甘草 10g，黄精 30g，山茱萸 15g，煅龙骨 30g，红花 10g，桃仁 10g，当归 10g。每天 1 剂。患者服用 1 剂之后，四肢已温，胸闷痛减，血压 120/80mmHg，脉细迟，苔薄白，汗尚多，知饥欲食。改用下方：红参 10g，另炖，每天服 2 次，连用 4 天；党参 60g，炙黄芪 15g，麦冬 10g，五味子 10g，桂枝 15g，黄精 30g，炙甘草 10g，熟附片 6g，桃仁 10g，当归 12g，红花 10g，煅龙骨 30g(先煎)，煅牡蛎 30g(先煎)。此方加减服用 40 剂后，诸症消退，复查心电图示心肌梗死恢复期，出院疗养。

按：本例患者属心气不足，日久气阴两虚，无以行血，脉络不利，乃成胸痹心痛，且心气极虚，颇有正气欲脱之虑，故见汗多、四肢不温；气短、脉沉细弱、困乏无力，乃元气不足之表现。方中诸药共奏养心、温阳、活血、固脱之效。

【证治心法】

胸痹在临证时要注意区别厥心痛和真心痛。古之厥心痛，即今之冠心病心绞痛，为胸痹心痛之轻症，虽只因心脉挛急所致，但疼痛起来有时亦很剧烈，必须立即救治，以防厥脱；不论绞痛、灼痛、刺痛、隐痛，在救急时均要立即口服芳香温通药，如冠心苏合丸或速效救心丸，一般可以缓解，以后再按具体病情论治，且不可一味应用活血化瘀之法。活血化瘀之法虽可使疼痛缓解一时，但久之反损心气，复痛如故。古之真心痛，即今之冠心病心肌梗死，因心脉窒塞，故属临床心痛之急危重症，治疗是否成功的关键在于是否能够及时诊断并用药；救治原则当以通为主，兼顾正气；立即舌下含服冠心苏合丸或速效救心丸，以求芳香温通以镇痛；可急煎中药，口服或鼻饲，以通脉、镇痛、稳心为原则。因心脉窒塞，气滞血瘀，肺气之宣发肃降受阻，则肺气郁滞，肺与大肠相表里，故常见因腑气不通而致大便干结，浊气上犯，又会加重心痛，故要及时通便。通便要采取缓急得当、寒温适宜、刚中有柔、柔中有刚之法，即要保护胃气，不可峻泻，以防伤气。

【要诀总括】

胸痹心胸憋闷痛，胸痛彻背短气明，寒邪饮食加劳倦，情志内伤其病成，血瘀血府逐瘀汤，瓜蒌薤白治寒凝，痰浊胸痛不得卧，瓜蒌薤白半夏灵，心肾阴虚左归饮，阳虚参附右归成，气阴两虚脉结代，人参养荣生脉行。

第三节　不　寐

不寐又称失眠，是由阳盛阴虚、阴阳失交引起的，以经常不能获得正常睡眠为特征的一类病证，主要表现为睡眠的时间不足及深度不够，轻者入睡困难，或寐而不酣、时寐时醒，或醒后不能再寐；重则彻夜不寐。不寐常影响人们的正常生活、工作、学习和健康。

不寐在《黄帝内经》中被称为"不得卧、目不瞑"。《难经》最早提出了"不寐"之病名。《景岳全书·不寐》将不寐的病机分为有邪、无邪两种类型。明代李中梓对不寐的病因及治疗进行了详细论述，认为不寐的病因有五，即气虚、阴虚、痰滞、水停、胃不和。

西医学的神经症、更年期综合征、脑震荡后遗症等以失眠为主要表现者，均可参照本节内容进行辨证论治。

【病因病机】

导致不寐的病因主要有情志失调、饮食不节、劳逸失调、病后体虚等。

1. 情志失调

情志不遂，肝气郁结，肝郁化火，邪火扰动心神，心神不安而致不寐；或由五志过极，心火内炽，心神扰动而致不寐；或由大喜大悲，心神激动，神魂不安而致不寐；或因暴受惊恐，心虚胆怯，夜不能寐；或由思虑太过，损伤心脾，心血暗耗，神不守舍而致不寐。

2. 饮食不节

暴饮暴食，宿食停滞，胃气失和，阳气浮越于外而卧寐不安，即《素问》所谓的"胃不和则卧不安"；或由过食肥甘厚味，酿生痰热，扰动心神而致不寐；或因饮酒、浓茶、咖啡，也可造成不寐。

3. 劳逸失调

劳倦太过或过于安逸均可伤脾，致脾之运化失司、生化乏源，营血亏虚，心神失养而致不寐；体劳过度，伤气伤阴，脑力过度则耗伤心血，均可致阴阳失调而不寐。

4. 病后体虚

年迈久病血虚、产后失血等，引起心血不足，心失所养，心神不安而不寐；或素体阴虚，房劳过度，耗伤肾阴，心肾不交，心火独亢，扰动心神，心神不安而不寐。

总之，不寐可因多种因素，导致脏腑功能紊乱，气血失和，阴阳失调，阴虚不能纳阳，或阳虚不得入于阴而引起。其基本病机是阴盛阳衰，阴阳失交。其病位在心，但与肝、胆、脾、胃、肾关系密切。睡眠由心神所主，气血亏虚，心神失养则不寐；痰浊、郁火上扰心神，神不安则不寐；肾精上承于心，心气下交于肾，水火既济，神志安宁，故不寐发病总与心、肾、肝、脾及阴血不足有关。不寐的病理性质有实证、虚证以及本虚标实证。虚证多由心脾两虚、心虚胆怯、阴虚火旺等引起心神失养所致；实证多由心火炽盛、肝郁化火、痰热内扰等引起心神不安所致；病程长久者，可表现为虚实夹杂之证。

老年人由于中枢神经系统老化，睡眠结构也随之改变，一般表现为深睡眠期明显减少，夜间觉醒次数增多，入睡时间延长，常感睡眠不够，白天有疲乏感，伴有短暂小寐，由于睡眠时间减少，常很早上床，因而更加早醒，这种失眠称为相对性失眠。

【诊断】

1. 临床特征

不寐之轻者入睡困难，或睡而易醒，或时睡时醒，症状持续3周以上；重者会彻夜难眠。不寐患者常伴有头痛、头昏、心悸、健忘、神疲乏力、心神不宁、多梦等表现。

2. 病史

不寐患者常有饮食不节、情志失常、劳倦、思虑过度、病后体虚等病史。

3. 相关检查

多导睡眠图检测可判断不寐的类型；各系统体格检查及实验室检查可排除妨碍睡眠的其他器质性病变。

【辨证论治】

(一)辨证要点

1. 辨虚实

不寐之虚证多属阴血不足、心失所养，往往病程长，临床特点为体质瘦弱、面色无华、神疲懒言、心悸健忘，多因脾失运化、肝失藏血、肾失藏精所致；实证多为火盛扰心，往往起病急、病程短，临床特点为心烦易怒、口苦咽干、便秘溲赤，多因心火亢盛或肝郁化火所致。

2. 辨脏腑

不寐的病位在心，由于心神失养或不安，神不守舍而失眠，但与肝、胆、脾、胃、肾的阴阳气血失调相关。如急躁易怒而失眠者，多为肝火内扰；遇事易惊、多梦易醒者，多为心胆气虚；面色少华、神疲肢倦而失眠者，多为脾虚不运，气血亏虚，心神失养；嗳腐吞酸、脘腹胀满而失眠者，多为胃有宿食，心神被扰；胸闷、头重目眩、舌苔腻者，多为痰热内扰心神；心烦心悸、头晕健忘者，多为阴虚火旺，心肾不交。

3. 辨睡眠

虽能正常入睡，但睡间易醒，醒后不易再睡者，多为心脾两虚；入睡后易惊醒，多为心虚胆怯或血虚肝旺；不易入睡、心烦、口干者，多为阴虚火旺；烦躁失眠、噩梦纷纭、痰多口苦者，多为痰热内扰。

(二)论治要点

不寐的治疗原则是补虚泻实，调整脏腑气血、阴阳。实证宜泻其有余，如疏肝解郁、降火涤痰、消导和中；虚证宜补其不足，如益气养血、健脾、补肝、益肾。临证时，无论实证、虚证，均应配合养血安神、镇惊安神、清心安神等安神定志之法。此外，治疗不寐时需注意结合精神治疗之法，以缓解患者的紧张及焦虑情绪，使患者保持情志舒畅、心情愉悦。

(三)分证论治

1. 肝火扰心

证候：性情急躁易怒，不寐多梦，甚至彻夜不眠，伴有头晕头胀、目赤耳鸣、口干而苦、便秘溲赤，舌红苔黄，脉弦数。

病机：肝郁化火，上扰心神，心神不安。

治法：疏肝泻火，镇心安神。

方药：龙胆泻肝汤加减(龙胆草、黄芩、栀子、泽泻、木通、车前子、当归、生地黄、柴胡、甘草)。

本方可泻肝胆实火、清下焦湿热，临证时，可加茯神、生龙骨、生牡蛎以镇心安神。若胸闷胁胀、善太息者，可加香附、郁金、佛手以疏肝解郁。

2. 痰热内扰

证候：心烦不寐，或睡眠不实，时寐时醒，或噩梦纷纭，胸闷脘痞，腹胀，头晕目眩，口苦，舌红，苔黄腻，脉滑数。

病机：湿食生痰，蕴痰生热，扰动心神。

治法：清化痰热，和中安神。

方药：黄连温胆汤加减（黄连、竹茹、枳实、半夏、橘红、甘草、生姜、茯苓）。

本方可清心降火、化痰安中，临证时，可酌加远志、茯神以宁心安神，加神曲、山楂、莱菔子以消食导滞。惊悸不眠者，加龙齿、珍珠母、磁石镇惊安神；痰热伤阴者，加麦冬、栀子、沙参、柏子仁养阴清热，除烦安神。

需要注意的是，痰热内扰之不寐一般不选用五味子、酸枣仁、首乌藤之类养心安神药物，因此类药味酸收涩而易敛邪，不利于化痰清热。

3. 心脾两虚

证候：不易入睡，多梦易醒，心悸健忘，神疲食少，头晕目眩，伴有四肢倦怠、面色少华，舌淡苔薄，脉细无力。

病机：脾虚血亏，心神失养。

治法：补益心脾，养血安神。

方药：归脾汤加减（白术、茯神、黄芪、龙眼肉、酸枣仁、人参、木香、甘草、当归、远志）。

本方可益气补血，健脾养心。心血不足较甚者，加熟地黄、芍药、阿胶以补益心血；多梦易醒者，加合欢花、首乌藤、龙骨、牡蛎以镇心安神；失眠较重者，加五味子、柏子仁以增加养心宁神之功效；脘闷、纳呆、苔腻者，加半夏、陈皮、茯苓、厚朴以健脾理气化痰；心虚胆怯、多梦易惊者，可合用安神定志丸以宁心安神。

4. 心肾不交

证候：心烦不眠，入睡困难，心悸多梦，头晕耳鸣，腰膝酸软，潮热盗汗，五心烦热，咽干少津，舌红少苔，脉细数。

病机：肾水亏虚，不能上济于心，心火炽盛，不能下交于肾，水火不济。

治法：滋阴降火，交通心肾。

方药：六味地黄丸合交泰丸（熟地黄、山茱萸、山药、泽泻、茯苓、牡丹皮、黄连、肉桂）。

六味地黄丸能滋补肾阴，交泰丸能清心泻火、引火归原。遗精者，加黄柏、金樱子、莲子；盗汗多者，加麻黄根、浮小麦、煅龙骨、煅牡蛎；彻夜不眠者，加朱砂（0.6g，研末另吞）、磁石、龙骨等重镇安神。

若为心阴不足者，可用天王补心丹，以滋阴养血。

5. 心胆气虚

证候：心烦不寐，多梦易醒，胆怯心悸，遇事易惊，伴有气短自汗、倦怠乏力，舌质淡，脉弦细。

病机：心胆虚怯，心神失养。

治法：益气镇惊，安神定志。

方药：安神定志丸合酸枣仁汤（远志、石菖蒲、茯神、茯苓、朱砂、龙骨、党参、酸枣仁、知母、川芎、甘草）。

安神定志丸侧重于镇惊安神，酸枣仁汤偏于养血清热除烦。若心悸甚、惊惕不安者，加生龙骨、生牡蛎、朱砂镇惊安神；惊悸而汗出者，加白芍、当归、黄芪补血养肝；兼胸闷纳呆、腹胀者，加柴胡、陈皮、山药、白术疏肝健脾。

【中医适宜技术】

(一)单方、验方

(1)酸枣仁15～30g，麦冬9g，五味子5g，水煎服。本方适用于心肾不交、水火不济之不寐，症见五心烦热、夜难成眠、舌质红绛、脉弦细数等。

(2)酸枣仁15～30g，生地黄12g，五味子9g，水煎服。本方适用于气阴不足之不寐，症见夜寐不安、舌红少津、脉弦细数等。

(3)酸枣仁15～30g，半夏9g，五味子5g，水煎服。本方适用于心气不足、痰热内扰之不寐，症见失眠惊悸、口干黏腻、舌苔白腻、脉象弦滑等。

(二)中成药

不寐之肝郁气滞者，可用逍遥丸、解郁安神颗粒；肝郁化火者，可用丹栀逍遥丸；心火炽盛者，可用朱砂安神丸；胃气不和者，可用保和丸；心脾两虚者，可用归脾丸、柏子养心丸；气血亏虚者，可用参脉合剂、八珍颗粒、天王补心丹、养血安神片；肝肾阴虚者，可用精乌胶囊；阴虚火旺者，可用知柏地黄丸；脾肾阳虚者，可用刺五加片、五加肾精；心肾不交者，可用磁朱丸、交泰丸。诸证型不典型者，可用复方五味子糖浆。

(三)简易治疗技术

1. 耳穴压豆疗法

主穴：皮质下、神门、心、交感。配穴：郁火扰心者，加肝、枕、角窝上；脾胃不和者，加脾、胃、大肠；心胆气虚者，加肾、胆。在相应耳穴上贴压王不留行籽，每次每穴按压 2 分钟，每天 3～5 次。

2. 熏洗疗法

党参 10g，白术 10g，当归 10g，酸枣仁 20g，远志 20g，丹参 20g，首乌藤 20g，白芍 10g，合欢皮 30g。煎汤，熏洗足部，水温不超过 40℃，隔天 1 次，10 次为 1 个疗程。以上药物可连续煎煮使用 3 天后再更换。

3. 饮食疗法

龙眼肉、莲子、大枣各 15g，煎汤。饮汤，食龙眼肉、莲子、大枣。本疗法适用于不寐之心脾两虚证。

【预防调护】

不寐属于心神病变，应重视对患者的精神调摄，使其保持精神舒畅，克服过度的紧张、兴奋、焦虑、抑郁、惊恐、愤怒等不良情绪，做到喜怒有节；注意睡眠卫生，养成良好的生活习惯，进行适当的体力活动或体育锻炼，以增强体质，促进身心健康；晚餐要清淡，不宜过饱，睡前不饮浓茶、咖啡，并避免进行紧张和兴奋的活动，养成定时就寝的习惯。

对于不寐患者，掌握好服药时间很重要，一般早晨或上午不服药，可于午休及晚上临睡前各服药 1 次。

【经典集萃】

《伤寒论》第 71 条："太阳病，发汗后，大汗出，胃中干，烦躁不得眠，欲得饮水者，少少与饮之，令胃气和则愈。若脉浮，小便不利，微热消渴者，五苓散主之。"

《伤寒论》第 76 条："发汗后，水药不得入口为逆，若更发汗，必吐下不止。发汗吐下后，虚烦不得眠，若剧者，必反复颠倒，心中懊憹，栀子豉汤主之；若少气者，栀子甘草豉汤主之；若呕者，栀子生姜豉汤主之。"

《伤寒论》第 107 条："伤寒八九日，下之，胸满烦惊，小便不利，谵语，一身尽重，不可转侧者，柴胡加龙骨牡蛎汤主之。"

《金匮要略·血痹虚劳病脉证并治第六》："虚劳，虚烦不得眠，酸枣仁汤主之。"

《景岳全书·不寐》："无邪而不寐者，必营气之不足……皆宜以养营养气为主治。若思虑劳倦伤心……宜寿脾煎或归脾汤。若七情内伤……宜五福饮、七福饮；耗心血……天王补心丹。若心虚火盛……安神丸。若精血虚耗……或三阴煎、五君子煎择而用之。若营卫俱伤……必用大补元煎加减治之。若劳倦伤心……补中益气汤。若思虑过度，……养心汤或酸枣仁汤。痰盛者，十味温胆汤。""有邪而不寐者，去其邪而神自安也。故凡治风寒之邪必宜散，如诸柴胡饮及麻黄、桂枝、紫苏、干葛之类是也。火热之邪必宜凉，如竹叶石膏汤及芩、连、栀、柏之属是也。痰饮之邪宜化痰，如温胆汤、六安煎、导痰汤、滚痰丸之属是也。饮食之邪宜消滞，如大和中饮、平胃散之属是也。水湿之邪宜分利，如五苓散、五皮散，或加减金匮肾气丸之属是也。气逆之邪宜行气，如排气饮、四磨饮之属是也。阴寒之邪宜温中，如理阴煎、理中汤之属是也。"

【名医验案】

(一)心脾两虚之不寐案

张某某,男,28岁,干部,1961年10月23日初诊。病史:久患失眠,时有腹泻。现少眠多梦,气短消瘦,饮食欠佳,四肢酸软,体倦乏力,大便稀薄,日二三次,小便清,面少华。检查:舌质淡红,苔薄白,脉沉细缓,两寸细弱。辨证:心脾两虚,气血不足。治则:养心脾以生气血。拟归脾汤加减。方药:炙黄芪9g,茯苓9g,沙参9g,白术9g,制远志4.5g,当归9g,龙眼肉6g,炒酸枣仁9g,丹参9g,炒谷芽6g,合欢皮6g,炙甘草4.5g。水煎服。连服7剂,诸症减轻,改服归脾丸巩固疗效。

按:本案主症为少眠多梦,兼有饮食欠佳、四肢酸软、体倦乏力、大便稀薄,为不寐之心脾两虚型。思虑劳倦太过,损伤脾胃的运化功能,故本型患者多伴有脾胃运化失健的表现。治疗选用归脾汤补气健脾,养血安神。其方在归脾汤的基础上,加入炒谷芽消食和中,针对脾虚食少,作用缓和,助消化而不伤胃气;加入合欢皮解郁,增强悦心安神之力;久病入络,加丹参活血化瘀通络,且有"一味丹参饮,功同四物汤"之说,故可加强养血安神的作用。综观全方,具有补气养血活血、健脾养心安神的功效。

(二)阴虚火旺之不寐案

李某某,男,49岁,编辑。患失眠已两年,西医按神经衰弱治疗,曾服多种镇静安眠药物,收效不显,自诉入夜则心烦神乱,辗转反侧,不能成寐,烦甚时必须立即跑到空旷无人之地大声喊叫,方觉舒畅。询问其病由,素喜深夜工作,疲劳至极时,为提神醒脑,常饮浓厚咖啡,习惯成自然,致入夜则精神兴奋,不能成寐,昼则头目昏沉,萎靡不振。视其舌光红无苔,舌尖宛如草莓之状红艳,格外醒目,切其脉弦细而数。脉证合参,此乃火旺水亏、心肾不交所致。治法当以下滋肾水,上清心火,令其坎离交济,心肾交通。处方:黄连12g,黄芩6g,阿胶10g(烊化),白芍12g,鸡子黄2枚。此方服至3剂,便能安然入睡,心神烦乱不发。又服3剂,不寐之疾自此而愈。

按:本案之失眠乃思虑过度,暗耗心阴,致使心火翕然而动,不能下交于肾，阳用过极，则肾水难以上济于心，故至夜则心神烦乱，难以入寐。加之饮用咖啡，助火伤阴，使火愈亢、阴愈亏。观其舌尖赤如草莓，舌光红无苔，脉细而数，一派火盛水亏之象，当辨为不寐之心肾不交证。治当滋肾水、降心火，选用《伤寒论》之黄连阿胶汤。使用本方需注意两点。①舌、脉特点：本证是舌质红绛，或光绛无苔，甚则舌尖赤如草莓，脉多细数或弦细数。②注意煎服法：方中阿胶、鸡子黄两味，俱不能与他药混煎，阿胶烊化后兑入药汁中，待去渣之药汁稍冷后，再加入鸡子黄，搅拌均匀后服用。

（三）肝郁化火之不寐案

景某某，女，50 岁，1966 年 12 月 20 日初诊。病史：失眠多梦，头痛如劈，胸闷，脘满，嗳气少食，心烦易怒，口苦咽干，周身无力，腰酸腿痛，月经已绝。检查：舌质红，苔黄腻，脉弦有力。辨证：肝火上炎，扰动心神。治法：清泻肝胆，降胃安神。方药：龙胆泻肝汤加减。龙胆草 3g，黄芩 6g，炒栀子 3g，柴胡 3g，当归 6g，生地黄 6g，通草 4.5g，炒枳实 4.5g，青皮 4.5g，陈皮 4.5g，半夏 4.5g，薄荷 3g，生甘草 3g。水煎服。

12 月 30 日二诊：服药 6 剂后，夜寐很好，诸症均减，舌苔薄，色灰白，脉沉缓。按上方去柴胡、黄芩、枳实、通草，加生龙骨、生牡蛎各 9g，制香附 9g，菊花 9g，赤芍 9g，茯苓 9g。水煎服。

后因感冒又曾来诊，询问未再失眠。

按：本案之不寐乃由肝郁化火，热扰心神所致。足厥阴肝经布胁肋，连目系，上出额，会于巅。肝郁化火，火热上炎，故见失眠多梦、头痛如劈、口苦咽干；胸闷、心烦易怒、脘满、嗳气少食、周身无力、腰酸腿痛，皆为肝郁克脾气滞之证。方用龙胆泻肝汤加减，以清泻肝胆、和胃安神。本证下焦湿热不甚，故去泽泻、车前子，将木通换为通草；肝主藏血，肝经实火易耗伤阴血，且方中药物苦燥渗利易于伤阴，故佐以生地黄、当归滋阴养血，使邪去而阴血不伤；肝体阴而用阳，性喜条达而恶抑郁，火热内郁，肝气不舒，故又佐入柴胡以疏畅肝胆之气，并引诸药入肝、胆之经，其与黄芩相配，以增清解肝胆火热之功，其与生地黄、当归相伍，以适肝体阴用阳之性；甘草护胃和中，调和诸药，为使药；加枳实、青皮、陈皮、半夏针对脘满、嗳气少食，可理气和胃；加薄荷，可助柴胡、黄芩疏肝解郁。综观全方，其用药是主之以清，佐之以养，具有泻中有补、祛邪而不伤正、泻火而不伐胃的配伍特点。

【证治心法】

不寐之病，首当辨脏腑虚实及证候特点。虚证或因心脾两虚，或因心肾不交，或因心胆气虚，总属心神失养；实证多因肝郁化火，或痰热内扰而致心神不安。不寐临床常以虚证居多，病久多虚中夹实，病程较长，难以速愈，易反复；治疗应注重调整脏腑气血、阴阳，补虚泻实。虚证之不寐，属心脾两虚者，治宜补益心脾，方用归脾汤；属阴虚火旺者，治宜滋阴降火，方用黄连阿胶汤；属心胆气虚者，治宜益气镇惊，方用安神定志丸；属心肾不交者，治宜交通心肾，方用交泰丸。实证之不寐，属肝郁化火者，治宜疏肝解郁或清肝泻火，方用柴胡加龙骨牡蛎汤、四逆散、龙胆泻肝汤；若痰热扰神者，可用黄连温胆汤清热化痰；若胃气失和者，治宜和胃安神，方用保和丸、半夏泻心汤等；若多法久治不效或彻夜不寐者，宜用血府逐瘀汤治之。

不寐在用药上，安神药颇多，需明药性、药效，辨证用药。如属气虚者，可选人参、西洋参、太子参、刺五加、大枣；属血虚者，可选阿胶、酸枣仁、柏子仁、龙眼肉、鹿角胶、龟甲胶、枸杞子、五味子、白芍；属阴虚者，可选百合、龟甲；属肝郁者，可选合欢花、柴胡、生麦芽、香附；有痰湿者，可选茯神、半夏、远志、川贝母、陈皮、竹茹等；心神不宁者，可选生龙骨、生牡蛎、珍珠母、磁石、琥珀、朱砂等；热扰心神者，可选焦栀子、黄连、黄芩、知母、黄柏；久病入络者，可选夜交藤、丹参、川芎、鸡血藤等；狂躁不安者，可选青礞石、生铁落、白石英、紫石英等。

【要诀总括】

不寐阳不入阴证，虚证实证当细分；心脾两虚归脾用，黄连阿胶虚火因；心胆气虚定志入，痰热内扰温胆臻；肝郁化火急易怒，龙胆泻肝病难存。

第三章
脑系病证

　　脑居颅内，由髓汇集而成，故称"髓海"。脑主精神意识及思维活动，为精明之府，又称元神之府；脑主感觉和运动，人体的视、听、嗅、味、言语应答、肢体活动等，均由脑所支配。脑为奇恒之腑，内藏精气，其生理活动全赖气、血、津液和水谷精微的充养，因此，五脏的生理功能失调，均可引起脑的功能失调，而出现精神情志活动异常。其病理主要有虚、实两方面，虚为气血亏虚，脑脉失养，或阴精亏虚，脑髓失充；实主要是风、火、痰、瘀阻滞脑脉，上扰清窍，或蒙闭清窍，以致元神失控，神机失用，而发为头痛、眩晕、中风、癫狂、痫病、痴呆等病证。

　　脑系病证既有常见疾病，又有危急重症。其病因较复杂，既有外感，也有内伤，但总属脑窍失养、脑脉瘀阻、清窍不利；治疗多用补益肝肾、活血祛瘀、化痰祛风等法。心主血，血生神，心为神明之所出，精神之所舍；肝主疏泄，调畅人的精神情志；肾藏精生髓，充养于脑，因而脑之病变常从心、肝、肾诸脏论治。手三阳经、足三阳经在头部交接，故在临床上，脑部疾病常可配合针灸、推拿、刮痧、拔罐等法进行治疗。此外，调畅情志、食饮有节，对脑系病证的预防和康复亦有重要意义。

第一节 头 痛

头痛是指由于外感与内伤，致使脉络拘急或失养、清窍不利所引起的以头部疼痛为主要临床特征的病证。头痛也是临床上常见的患者自觉症状，可单独出现，亦可发生于多种急、慢性疾病的过程中。

《黄帝内经》指出，外感和内伤是导致头痛发作的主要原因。《伤寒论》论述了太阳、阳明、少阳、厥阴病头痛的表现和治疗方药。《丹溪心法·头痛》提出了头痛"如不愈，各加引经药，太阳川芎，阳明白芷，少阳柴胡，太阴细辛，厥阴吴茱萸"，至今仍指导着临床治疗。

西医学中的头痛症状可见于各科疾病中，如血管性头痛、紧张性头痛、三叉神经痛、外伤后头痛、部分颅内疾病、神经症等，均可参照本节内容进行辨证施治。

【病因病机】

头痛的病因有外感和内伤两大类。外感头痛多为外邪上扰清窍，壅滞经络，络脉不通；内伤头痛多与肝、脾、肾三脏的功能失调有关。

1. 感受外邪

起居不慎，感受风、寒、湿、热等外邪，邪气上犯于头，清阳之气受阻，气血不畅，阻遏络道而发为头痛。需要注意的是，外邪之中，以风邪为主。风为阳邪，为百病之长，常挟寒、湿、热邪上袭，若挟寒邪，寒凝血滞，络道被阻，可发为头痛；若挟热邪，风热上炎，侵扰清窍，气血逆乱而发为头痛；若挟湿邪，湿蒙清窍，清阳不展，气血不畅而发为头痛。

2. 情志失调

忧郁恼怒，情志不遂，肝失疏泄，络脉失于条达，拘急而发为头痛；肝郁化火，上扰清窍而发为头痛；肝火郁久，耗伤阴血，肝肾亏虚，脑髓失充，亦可致头痛。

3. 饮食不节

素嗜肥甘厚味或暴饮暴食，以致脾失健运，痰湿内生，上蒙清窍，阻遏清阳而为头痛；脾胃失损，气血生化乏源，致营血亏虚，不能上荣于头而发为头痛。

4. 先天不足或久病体虚

肾主骨、生髓，髓上通于脑。若先天禀赋不足或房劳过度，使肾精耗损，脑髓空虚，则会发生头痛；年老气血衰败，或久病不愈、产后、失血之后，营血亏损，气血不能上荣于脑，髓海不充，亦可致头痛。

5. 头部外伤或久病入络

跌扑闪挫，头部外伤或久病入络，气血瘀滞，瘀血阻于脑络，可发为头痛。

头痛以脉络绌急或失养，清窍不利为其基本病机。其病位在脑，与肝、脾、肾关系密切。肝主疏泄，调畅气机，气郁则脑脉不利；脾主运化水谷精微，脾失健运，气血亏虚，脑失所养，或痰浊内生，蒙闭清窍；肾主藏精充髓，肾虚则脑髓失养；以上病因均可发为头痛。头痛的病理性质有虚、实之分，外感头痛属实，一般病程较短；内伤头痛大多起病缓慢、病程较长，病性复杂；气血亏虚、肾精不足所致之头痛多属虚证；肝阳、痰浊、瘀血所致之头痛多属实证。虚证、实证在一定条件下又可相互转化，相互兼夹。久病气血亏虚，而致血行无力，气滞血虚，不通则痛，亦可转化为实证；痰浊中阻日久，脾胃受损，气血生化不足，营血亏虚，不能上荣于头，则可出现由实致虚、虚实夹杂之证。

【诊断】

(一)诊断要点

1. 临床特征

患者以头痛为主要临床表现。头痛部位可在前额、额颞、巅顶、顶枕部或全头部；头痛性质可分为跳痛、刺痛、胀痛、灼痛、重痛、空痛、昏痛、隐痛；头痛发作的形式可分为突然发作，或缓慢起病，或反复发作、时痛时止；疼痛的持续时间可长可短，可数分钟、数小时或数天、数周，甚则长期疼痛不已。

2. 病史

外感头痛者多有起居不慎、感受外邪的病史；内伤头痛者常有饮食、劳倦、房事不节、病后体虚等病史。

3. 相关检查

可为头痛患者常规检查血常规、血压，必要时做脑脊液、脑血流图、脑电图检查，有条件者可做经颅多普勒、颅脑 CT 和 MRI 检查，有助于明确诊断。

（二）鉴别诊断

1. 头痛与类中风

类中风多见于中老年人，常反复发作眩晕，突然头痛，急剧加重，伴有耳鸣、手颤、半身肢体活动不灵，或舌謇语涩等。头痛患者一般不出现肢体活动和语言的异常。

2. 头痛与眩晕

两者可单独出现，也可同时出现。头痛之病因有外感与内伤两方面，眩晕则以内伤为主。临床表现方面，头痛以疼痛为主，实证较多；眩晕则以昏眩为主，虚证较多。

3. 头痛与真头痛

真头痛常起病急骤，表现为突发的剧烈头痛，持续不解，伴有手足逆冷，甚至呕吐、抽搐，病情凶险，常见于西医学中因颅内压升高而致的以头痛为主要表现的各类危重症。头痛患者则一般没有颅内压升高表现。

【辨证论治】

（一）辨证要点

1. 辨外感与内伤

外感头痛，一般发病较急，病程短，疼痛较剧，多表现为掣痛、跳痛、胀痛、重痛，痛无休止，多属实证；内伤头痛，一般起病缓慢，病程长，反复发作，疼痛较缓，多表现为隐痛、空痛、昏痛，痛势悠悠，遇劳加剧，时作时止。

2. 辨疼痛的性质

掣痛、跳痛多为阳亢、火热所致；重痛多为痰湿所致；剧痛、喜温喜热，多为寒凝所致；刺痛、痛处固定，多为瘀血所致；痛而胀者，多为阳亢所致；隐痛绵绵或空痛者，多为精血亏虚所致；痛而昏晕者，多为气血不足所致。

3. 辨经络

太阳经头痛，多在头后部，下连于项；阳明经头痛，多在前额部及眉棱骨处；少阳经头痛，多在头之两侧，并连及于耳；厥阴经头痛，多在巅顶部位，或连于目系。

(二)论治要点

头痛的治疗须分内外、虚实。外感头痛属实证，以风邪为主，治疗当以祛风活络为主，可采用祛风、散寒、化湿、清热等法。内伤头痛多属虚证或虚实夹杂证，虚证以滋阴养血、益肾填精为主，虚实夹杂证应扶正与祛邪并举。

临床上治疗头痛时，在上述分证论治的基础上，还应根据头痛的部位在相应的方药中加入引经药，如太阳经头痛加羌活、蔓荆子、川芎，阳明经头痛加白芷、葛根、知母，少阳经头痛加川芎、柴胡、黄芩，厥阴经头痛加吴茱萸、藁本等。此外，治疗头痛时可适当配合针灸、推拿、刮痧、拔罐等方法，能显著提高疗效，甚至有立竿见影的效果。

(三)分证论治

1. 外感头痛

1)风寒头痛

证候：头痛时作，痛连项背，畏寒恶风，遇风尤剧，口不渴，舌苔薄白，脉浮。

病机：风寒外袭，上犯巅顶，清阳之气被遏。

治法：疏风散寒。

方药：川芎茶调散加减（川芎、荆芥、薄荷、羌活、细辛、白芷、甘草、防风）。

本方可疏风解表，散寒止痛。鼻塞、流清涕者，加苍耳、辛夷散寒通窍；项背强痛者，加葛根疏风解肌；头痛剧、无汗，寒象明显者，加熟附子、麻黄以增强散寒止痛之效；兼见咳嗽、痰稀色白者，加杏仁、前胡、苏叶宣肺止咳祛痰。

若为巅顶痛甚、干呕、吐涎，甚则四肢厥冷、苔白、脉弦者，治当用吴茱萸汤去人参、大枣，加藁本、半夏等，以温散寒邪、降逆止痛。

2）风热头痛

证候：头痛而胀，甚则头痛如裂，发热或恶风，口渴欲饮，面红目赤，便秘溲黄，舌红苔黄，脉浮数。

病机：热为阳邪，其性炎上，风热阻于阳络，上扰清窍。

治法：疏风清热。

方药：芎芷石膏汤加减（川芎、白芷、石膏、菊花、藁本、羌活）。

本方可疏风清热，止痛。烦热口渴、舌红少津者，可加知母、石斛、天花粉等清热生津止渴；痰黄稠、咽喉疼痛者，可加川贝母、瓜蒌仁、沙参止咳化痰生津；大便秘结、口鼻生疮，属腑气不通者，可合用黄连上清丸，以苦寒降火、通腑泻热。

3）风湿头痛

证候：头痛如裹，肢体困重，胸闷纳呆，小便不利，大便或溏，舌苔白腻，脉濡。

病机：风湿外感，上蒙清窍，清阳不展。

治法：祛风除湿。

方药：羌活胜湿汤加减（羌活、独活、川芎、蔓荆子、甘草、防风、藁本）。

本方可祛风除湿，止痛。湿浊中阻，见胸闷纳呆、便溏者，可加苍术、厚朴、陈皮等燥湿宽中；恶心、呕吐者，可加生姜、半夏等降逆止呕；纳呆食少者，可加麦芽、神曲健胃助运。

若身热汗出不畅、胸闷口渴者，多为暑湿所致，宜清暑化湿，方用黄连香薷饮加藿香、佩兰等。

2. 内伤头痛

1）肝阳头痛

证候：头痛而眩，心烦易怒，面赤口苦，夜眠不宁，或兼耳鸣、胁痛，舌红，苔薄黄，脉弦有力。

病机：肝失条达，肝阳偏亢，循经上扰清窍。

治法：平肝潜阳。

方药：天麻钩藤饮加减（天麻、钩藤、生石决明、川牛膝、桑寄生、杜仲、栀子、黄芩、益母草、茯神、夜交藤）。

本方可平肝息风潜阳，补益肝肾。肝肾阴虚，症见朝轻暮重或遇劳加重、舌红苔薄、脉弦细等，酌加生地黄、何首乌、女贞子、枸杞子、旱莲草等以滋养肝肾；头痛甚、口苦、胁痛，属肝火偏旺者，可加郁金、龙胆草、夏枯草以清肝泻火。

2）肾虚头痛

证候：头痛而空，每兼眩晕、腰膝酸软、遗精、带下、少寐健忘，舌红少苔，脉细无力。

病机：肾虚髓不上荣，髓海空虚，清窍失养。

治法：滋阴补肾。

方药：大补元煎加减（人参、炒山药、熟地黄、杜仲、枸杞子、当归、山茱萸、炙甘草）。

本方重在滋补肾阴。腰膝酸软者，加续断、怀牛膝以壮腰膝；遗精、带下者，加莲须、芡实、金樱子收敛固涩。

头痛而晕、面颊红赤，证属肾阴亏虚者，当去人参，加知母、黄柏，或方用知柏地黄丸。头痛畏寒、面色㿠白、四肢不温、腰膝无力、舌淡、脉细无力，证属肾阳不足者，当温补肾阳，可选用右归丸。

本型患者待病情好转后，可常服杞菊地黄丸来补肾阴、潜肝阳，以巩固疗效。

3）血虚头痛

证候：头痛而晕，面色少华，心悸不宁，神疲乏力，舌淡，苔薄白，脉细弱。

病机：血虚不能荣养清窍。

治法：以养血为主。

方药：加味四物汤加减（白芍、当归、生地黄、川芎、蔓荆子、菊花、黄芩、甘草）。

本方可养血调血，柔肝止痛。肝血不足致肝阴亏虚者，可加何首乌、枸杞子、酸枣仁等滋养肝阴；血不养肝，阴不敛阳，肝阳上扰，头痛兼见耳鸣、虚烦少寐者，可去川芎，加石决明、女贞子、钩藤，以滋阴养血潜阳；心悸怔忡甚者，可加酸枣仁、龙骨、牡蛎养心安神；兼见气短乏力、面色萎黄、遇劳头痛加剧、畏风怕冷者，可加黄芪、党参、白术，或选用人参养荣汤，以气血双补。

4）痰浊头痛

证候：头痛昏蒙，胸脘满闷，呕恶痰涎，舌苔白腻，脉滑或弦滑。

病机：脾失健运，痰浊中阻，上蒙清窍。

治法：健脾燥湿，化痰降逆。

方药：半夏白术天麻汤加减（半夏、白术、天麻、陈皮、茯苓、甘草、生姜、大枣）。

本方可健脾化痰、降逆止呕、平肝息风，临证时，可加白蒺藜、蔓荆子以祛风止痛。痰湿阻滞，见胸脘痞闷、纳呆者，可加厚朴、枳壳，以燥湿化痰、宽中理气；痰郁化热，见口苦烦闷、尿赤、舌苔黄腻者，可去白术，加竹茹、枳实、黄连，以清化痰热。

5）瘀血头痛

证候：头痛经久不愈，痛如锥刺，入夜尤甚，痛处固定不移，或头部有外伤史，舌质紫或有瘀点、瘀斑，苔薄白，脉细或细涩。

病机：瘀血阻窍，络脉滞涩，不通则痛。

治法：活血化瘀，通窍止痛。

方药：通窍活血汤加减（桃仁、红花、川芎、赤芍、麝香、生姜、葱白、大枣）。

本方可活血化瘀、温经通络止痛，临证时，可酌加郁金、菖蒲、细辛、白芷，以理气宣窍、温经通络。头痛甚者，可加全蝎、蜈蚣、土鳖虫等虫类药，以搜逐风邪、活络止痛；兼夹寒邪者，可加细辛、桂枝以温经通络散寒；气血亏虚者，可加黄芪、当归、党参以补益气血。

3. 其他类型的头痛病证

除上述常见证型外，若患者头痛如雷鸣，头面起核块或肿痛红赤，为湿热挟痰上冲所致之雷头风，治疗可用清震汤加减。若头痛暴发，痛势甚剧，或左或右，或连及眼、齿，痛止则如常人，多系肝经风火所致的偏头痛，治宜以平肝息风、清热为主，常用菊花、天麻、川芎、白芷、蔓荆子、钩藤、全蝎等。

【中医适宜技术】

(一)单方、验方

(1)夏枯草汤：夏枯草 30g，水煎服，每天 1 次或 2 次。本方可清肝明目，适用于肝阳上亢之头痛。

(2)苦丁茶：苦丁茶 3～9g，用沸水冲泡，代茶水饮用。本方可散风热、清头目，适用于风热头痛、目赤、齿痛等。

(3)川芎葱茶汤：茶叶、川芎各 10g，葱白 2 段，水煎服，每天 1 次或 2 次。本方可疏风散寒止痛，适用于风寒头痛。

(4)全蝎、地龙、甘草各等分，研末，每次 3g，每天 3 次，适用于顽固性头痛。

(二)中成药

头痛之风寒证，可用川芎茶调丸；风热证，可用芎菊上清丸；肝阳上亢证，可用天麻钩藤颗粒、脑立清；阴虚阳亢证，可用天麻首乌片；肝肾阴虚证，可用杞菊地黄丸；气虚证，可用补中益气丸；血虚证，可用养血清脑颗粒、八珍颗粒；痰浊中阻证，可用二陈丸；瘀血内阻证，可用血府逐瘀胶囊、通天口服液。

(三)简易治疗技术

1. 刮痧疗法

在患者头部(风池、风府、百会、太阳)、上肢肘外侧(曲池)、手腕外侧(列缺)、背部脊柱两侧(大椎、脾俞、膈俞、肾俞、肝俞)等处进行刮痧，各 1～2 分钟，适用于外感头痛。

2. 针刺疗法

(1)按头痛部位分经取穴：太阳头痛取天柱、风池、后溪；少阳头痛取率谷、悬颅、外关；阳明头痛取上星、印堂、合谷；厥阴头痛取百会、前顶、太冲。

(2)按外感、内伤辨证取穴：外感头痛取百会、太阳、风池、列缺；内伤头痛取百会、头维、风池。

3. 按摩疗法

在足部全息穴位区找压痛点，每处按揉 3～5 分钟；按揉合谷、太阳穴各 2 分钟，前头痛加揉印堂穴 2 分钟，后头痛加揉双侧风池穴 2 分钟，头顶痛加揉百会穴 1 分钟。

4. 耳针疗法

取额、枕、神门、皮质下、枕小神经，以胶布固定王不留行籽，贴压于上述耳穴处，每次保留 5 天。

【预防调护】

告知患者注意生活起居，顺应四时变化，寒温适宜，生活规律，积极参加体育锻炼，抵御外邪侵袭，可预防外感头痛的发生；平素保持心情愉悦、饮食清淡，避免劳逸过度，可预防内伤头痛的发生。若有高血压、颈椎疾病者，积极治疗原发疾病亦是预防头痛发生的重要措施。

头痛发作时，应适当休息，保持环境安静，不宜食用辛辣、厚味食品，同时应限制烟、酒。气血亏虚头痛、肾虚头痛者，应注意休息，不宜过劳，并进食血肉有情之品，以加强营养；肝火头痛者，可用冷毛巾敷头部；长期忧虑、紧张或过度疲劳引起的头痛，可以对颈部肌肉进行按摩、热敷，以行气和血。

【经典集萃】

《伤寒论》第 35 条："太阳病，头痛，发热，身痛，腰痛，骨节疼痛，恶风，无汗而喘者，麻黄汤主之。"

《伤寒论》第 378 条："干呕，吐涎沫，头痛者，吴茱萸汤主之。"

《金匮要略·妇人产后病脉证治第二十一》："产后中风，发热，面正赤，喘而头痛，竹叶汤主之。"

【名医验案】

(一)外感头痛案

1. 风寒头痛

刘某，女，26岁。头痛4天，遇风冷即痛，颈项不舒，时有连及目痛，恶心，脉弦。处方：川芎15g，荆芥15g，防风15g，细辛5g，白芷15g，薄荷10g，天麻15g，半夏15g，炙甘草15g，葛根15g。4剂。

按：本案乃典型之外感风寒所致的头痛。风寒之邪上扰清窍，故头痛；太阳经脉连于目系，上头入脑，下于项背，故表现为头痛、目痛、颈项不舒；邪气阻滞，脾胃气机不畅，故见恶心。此类病例较常见，多病程较短，受邪不深，所以临床疗效较为显著，一般辨证准确，治法得当，可取速效。

本案患者用方乃川芎茶调散加减。本方具有疏风止痛而不温燥的特点，是临床上治疗头痛最为常用的方剂。《医方集解》曰："头痛必用风药，以巅顶之上，惟风可到也。"本案加天麻，乃风中之神药也，善止头风、头痛。

川芎茶调散可治疗以风邪为主的头痛，临床加减变化，亦可用于多种类型之头痛。对于顽固性头痛、经久不愈的头痛等，只要有风邪上犯之表现者，皆可考虑用本方加减化裁以治之。若加蔓荆子，则疏风清头目之效更为显著，亦可加入天麻、藁本等；头痛连及项者，可加葛根；巅顶痛甚者，可加藁本；侧头痛者，可加柴胡；热较重者，可去羌活，甘草改为生用，加菊花、黄芩、连翘、焦栀子、生石膏等；恶寒者，可加紫苏；表证不明显者，可去防风，将荆芥易为荆芥穗；头痛而重者，可加苍术、茯苓等以祛湿；头痛较顽固者，可加僵蚕、全蝎、蜈蚣、白附子等以搜风通络止痛；头痛日久不愈或反复发作者，可酌加活血通络之品，如赤芍、地龙等。

2. 风热头痛

刘某，女，42岁。患头痛3年，反复发作，平素性情急躁，易发怒，每发怒时必然头痛发作。近年来逐渐加剧，即或不遇怒而工作紧张时，亦能导致头痛。痛时两太阳穴部青筋怒张，面赤，气火上冒，心胸烦闷，甚则恶心呕吐、不能成寐，在医院检查，诊断为"血管神经性头痛"，服止痛药无效。诊其脉弦细数，舌赤苔黄，并有胁痛，口苦口干，大便秘结。辨证当属肝郁化热，热极生风，风火上扰。治以平肝降逆，疏风散火。方用自拟疏风散火汤（芎芷石膏汤变方）加减。处方：桑叶10g，杭白芍10g，白芷10g，川芎8g，生石膏40g，蔓荆子10g，麦冬10g，细辛3g，熟大黄10g，柴胡10g，防风10g，僵蚕10g，薄荷3g。服上方3剂，大便已通，头痛、口干苦明显减轻，心烦、恶心已止。二诊时宗原方，去薄荷，加川楝子10g，再进5剂以善后。

按：本案患者注意为阳明经风热头痛，并兼有少阳经脉不利的表现，故以疏风清热为主，兼和解少阳，方选芎芷石膏汤化裁，以清解三阳之邪而利清窍，故服药3剂缓解，再服去薄荷之散，加川楝子行气止痛而愈。

(二)内伤头痛案

史某，女，38岁。初诊：1964年1月24日。自1961年起，左侧面颊部及头部剧烈疼痛，类似触电，经某医院诊断为"三叉神经痛"。3年来，经中西药物及针灸治疗均无效。最近1个月来发作尤甚，头面剧痛时可引起呕吐。曾流产5次，出血较多，夜不要寐，需服安眠药始能入睡。现症：舌尖红，苔根厚腻，脉细。辨证：阴血不足，风阳上扰。治法：养血柔肝，和络息风。方药：煨天麻一钱，钩藤四钱（后下），生石决五钱（先煎），桑寄生三钱，牡丹皮一钱半，赤芍三钱，丹参三钱，炙甘草一钱，陈木瓜一钱半，忍冬藤四钱，制胆南星三钱，茯神三钱，7剂。后以此方加减治疗月余，头面抽搐消失，偶有不适。再予丸剂调整，巩固疗效。白蒺藜二两，赤芍二两，丹参二两，蔓荆子一两半，石决明四两，茺蔚子三两，青皮一两半，生甘草一两。以上各药，研为细末，用黑豆皮一两、杭甘菊、钩藤各一两半，煎汤泛丸。每天两次，每次二钱，开水送服。

按：肝体阴而用阳，内藏魂，为将军之官。肝阳偏亢，上扰清窍，故头痛，头胀、抽掣而痛且眩晕，心烦易怒，面红目赤，失眠多梦；头两侧属少阳，故头痛多在两侧；胁为肝之分野，故可兼口苦、胁痛；舌红、苔薄黄、脉弦皆为肝阳偏亢之征；舌质红、苔少、脉弦细数乃肾阴亏虚、水不涵木之征。处方选用天麻钩藤饮，以养血柔肝补肾、和络祛痰息风，故疗效显著。

【证治心法】

头痛之病因病机复杂多样，可见于西医和中医的多种病症。《伤寒论》中治疗头痛的几首方剂疗效甚佳，如治疗外感风寒头痛，伴有发热恶寒、无汗者，用麻黄汤，汗出热退后，头痛即止。治疗太少两感证的麻黄附子细辛汤，药味虽简，但疗效确切，后世许多医案报道可用于治疗神经性头痛。此外，吴茱萸汤治疗厥阴肝寒头痛也广为后世传颂。

中青年女性患者比较多见的头痛是血管神经性头痛，可以川芎茶调散适当加减为主方，再根据兼证之不同稍事加味，则疗效颇佳。方药：川芎25g，防风15g，细辛5g，白芷15g，薄荷15g，羌活15g，柴胡15g，白芍20g，荜茇15g，菊花15g，炙甘草10g。因热象明显而见舌红苔黄、口渴、脉数者，可加石膏50g、栀子15g；肝郁气滞明显，伴胸胁胀闷、善太息者，可加香附30g、佛手15g；失眠多梦者，可加酸枣仁30g、柏子仁15g、茯神20g；遇寒头痛发作或加重者，可加制附子10g、桂枝15g。此外，本类患者也可用中成药正天丸进行治疗。

各种头痛日久多入血络，故在辨证论治的基础上，可酌加活血通络之品（如鸡血藤、土鳖虫、桃仁、红花），常常能增强疗效。

根据头痛的部位不同，在辨证用药的同时，可酌加引经药，如两侧头痛加柴胡、川芎，后头痛加葛根，前额头痛加白芷，巅顶头痛加吴茱萸，也能提高疗效。

此外，头痛患者针刺效果良好。除局部取穴外，两侧头痛可针阴陵泉、悬钟、外关，后头痛可委中放血、针昆仑，前额头痛可针足三里，巅顶头痛可针大敦。

【要诀总括】

头痛外感湿热寒，羌胜芎芷茶调散；气虚血虚肾精虚，顺和四物补元煎；肝阳天麻瘀通窍，痰浊半夏术麻丸。

第二节　眩　晕

眩是指眼花或眼前发黑，晕是指头晕，甚或感觉自身或外界景物旋转，二者常同时存在，故统称为"眩晕"。轻者闭目即止，重者如坐车船，旋转不定，不能站立，或伴有恶心、呕吐、汗出，甚则昏倒等症状。眩晕多见于中老年人，可反复发作，严重者可发展为中风、厥证或脱证，从而危及生命。

眩晕最早见于《黄帝内经》，认为"诸风掉眩，皆属于肝"，"髓海不足，则脑转耳鸣，胫酸眩冒"，"上虚则眩"。《丹溪心法·头眩》强调"无痰则不作眩"，而《景岳全书·眩运》则指出"无虚不能作眩"。《医学正传·眩运》认为"眩运者，中风之渐也"，认识到了中风与眩晕之间的关系。

西医学中的高血压、低血压、低血糖、贫血、梅尼埃综合征、椎-基底动脉供血不足、神经衰弱等疾病表现以眩晕为主要症状者，均可参考本节内容进行辨证论治。

【病因病机】

眩晕之病因主要有情志、饮食、体虚、外伤等，导致肝、脾、肾功能失调，痰湿中阻，清阳被蒙，或风阳痰火上扰清窍，或气血、阴阳不足，脑失所养而发病。

1. 情志不遂

素体阳盛，加之恼怒过度，肝阳上亢，阳升风动，发为眩晕；或因长期忧郁恼怒，气郁化火，使肝阴耗伤，肝阳上亢，上扰清窍，发为眩晕；或肝火灼津炼液为痰，肝阳挟痰上扰而发为眩晕。

2. 年高肾亏

年高肾精亏虚，髓海不足，无以充盈于脑；或体虚多病，损伤肾精、肾气；或房劳过度，阴精亏虚，均可导致髓海空虚，发为眩晕。

3. 病后体虚

久病体虚，脾胃虚弱，或失血之后，耗伤气血，或饮食不节，忧思劳倦，均可导致气血两虚，气虚则清阳不升，血虚则清窍失养，故而发为眩晕。

4. 饮食不节

嗜酒肥甘，饥饱劳倦，损伤脾胃，以致健运失司，水湿内停，积聚生痰，痰阻中焦，清阳不升，浊阴不降，发为眩晕。

5. 跌扑损伤

跌扑坠损，头脑外伤，瘀血停滞，阻滞经脉，而致气血不能上荣于头目，则眩晕时作。

眩晕的基本病理变化不外虚、实两端。虚者为髓海不足，或气血亏虚，清窍失养；实者为风、火、痰、瘀等上扰清窍。本病的病位在头，病变脏腑与肝、脾、肾相关，其中又以肝为主。肝胆乃风木之脏，相火内寄，其性主升主动，肝阳上亢，上扰头目，或肝肾亏虚，水不涵木，阴虚风动，发为眩晕。脾胃为气血生化之源，脾虚气弱，运化不足，则气血亏虚，清窍失养；水运失司，聚湿为痰，痰浊中阻，蒙闭清窍；或风阳夹痰，上扰清窍而发为眩晕。肾主骨生髓，肾精亏虚，髓海失充，亦可发为眩晕。风、火、痰、虚、瘀是眩晕的常见病理因素，其中以虚者居多。在病变过程中，虚、实之间以及各个证候之间常常相互兼夹或转化，形成虚实夹杂、本虚标实之证。肝阳亢盛者，日久伤阴，而致阴虚阳亢之证；肾精亏虚，水不涵木，阴不制阳，亦可致阴虚阳亢之虚风内动证；痰浊内阻，气血运行不畅，日久则可致瘀血内停，而成痰瘀互结之难治证候。

【诊断】

(一)诊断要点

1. 临床特征

头晕目眩，视物旋转，轻者闭目即止，重者如坐车船，甚则仆倒，严重者可伴有头痛、项强、恶心、呕吐、汗出、面色苍白、眼球震颤、耳鸣耳聋等表现。

2. 病史

患者多有情志不遂、年高体虚、饮食不节、跌扑损伤等病史。

3. 相关检查

患者需做血压、眼底、肾功能、心电图、颈椎 X 线片、经颅多普勒等检查，必要时可做颅脑 CT 及 MRI 检查，以进一步明确诊断，并注意排除颅内肿瘤、血液病等。

(二)病证鉴别

1. 眩晕与中风

两者均可出现突然昏仆。中风以突然昏仆、不省人事，伴有口舌㖞斜、半身不遂、失语，或不经昏仆，以口舌㖞斜和半身不遂为特征；眩晕无半身不遂、口舌㖞斜及舌强语謇等表现。需要注意的是，眩晕反复发作者亦有发生中风的可能。

2. 眩晕与厥证

两者均可出现突然昏仆。厥证以突然昏仆、不省人事，伴有四肢厥冷为特点，发作后一般在短时间内逐渐苏醒，醒后无偏瘫、失语、口舌㖞斜等后遗症；眩晕发作重者也有晕眩欲倒等表现，但一般无昏迷不省人事的表现。

3. 眩晕与痫病

痫病以突然倒地、昏不知人、口吐涎沫、两目上视、四肢抽搐，或口中如作猪羊叫声，移时苏醒，醒后亦如常人为特点；眩晕则无上述特征。

【辨证论治】

(一)辨证要点

1. 辨脏腑

眩晕之病位虽在清窍，但与肝、脾、肾三脏功能失常关系密切。肝阳上亢之眩晕，兼见头胀痛、面色潮红、急躁易怒、口苦、脉弦等表现；脾胃虚弱、气血不足之眩晕，兼有纳呆、乏力、面色㿠白等表现；脾失健运、痰湿中阻之眩晕，兼见纳呆呕恶、头痛、舌苔腻等表现；肾精不足之眩晕，多兼有腰酸腿软、耳鸣如蝉等表现。

2. 辨虚实

眩晕以虚证居多。一般来说，新病多实，久病多虚；情志诱发者多实，遇劳而发者多虚；体壮者多实，体弱者多虚；呕恶、面赤、头胀痛者多实，体倦乏力、两目干涩、耳鸣如蝉者多虚；发作期多实，缓解期多虚。本虚以气血两虚、肾精不足为主，标实有风阳、痰火、痰浊、痰湿、痰饮等不同表现。眩晕病久者，常虚中夹实，虚实夹杂，应注意辨别。

3. 辨舌、脉

气血亏虚者，多见舌质淡嫩、脉细弱；肾阴虚者，多见舌嫩红、少苔、脉弦细数；肾阳虚者，多见舌胖嫩淡暗、脉沉细弱；伴有痰湿者，多见舌苔厚腻或白滑、脉濡滑；肝阳上亢者，多见舌质红、苔黄、脉弦数有力；伴有瘀血者，多见舌质紫黯，或有瘀斑、瘀点，脉涩。

(二)论治要点

眩晕的治疗原则是补虚泻实，调整阴阳。虚者当滋养肝肾，健脾和胃，补益气血，填精生髓；实者当平肝潜阳，清肝泻火，化痰行瘀。治疗过程中应密切关注患者的血压情况，必要时可给予降压药治疗。

(三)分证论治

1. 肝阳上亢

证候：眩晕耳鸣，头目胀痛，遇烦劳郁怒而加重，甚则昏倒，肢麻震颤，颜面潮红，急躁易怒，口苦，失眠多梦，舌红苔黄，脉弦或数。

病机：肝阳上亢，上扰清窍。

治法：平肝潜阳，清火息风。

方药：天麻钩藤饮加减（天麻、钩藤、生石决明、川牛膝、桑寄生、杜仲、栀子、黄芩、益母草、茯神、首乌藤）。

本方可平肝潜阳，清火息风，滋养肝肾。肝火亢盛，见面部烘热者，加龙胆草、夏枯草清肝泻火；阴虚较盛，见舌红苔少、脉弦细数较为明显者，加生地黄、麦冬、玄参、何首乌、生白芍等滋补肝肾之阴；便秘者，可选加大黄、芒硝以通腑泻热；眩晕剧烈，兼见手足麻木或震颤者，加羚羊角、石决明，龙骨、牡蛎、全蝎等镇肝息风、清热止痉。

若患者属于肝阳上亢、热极动风之眩晕，可用羚角钩藤汤进行治疗。

2. 气血亏虚

证候：眩晕遇劳而发，动则加剧，面色㿠白，唇甲无华，心悸少寐，神疲乏力，纳少腹胀，舌质淡，脉细弱。

病机：气虚则清阳不展，血虚则脑失所养。

治法：补益气血，调养心脾。

方药：归脾汤加减（白术、茯神、黄芪、龙眼肉、酸枣仁、人参、木香、甘草、当归、远志、生姜、大枣）。

本方可补益气血，健脾养心。自汗时出、易于感冒者，可重用黄芪，加防风、浮小麦以益气固表敛汗；脾虚湿盛，见泄泻或便溏者，可加薏苡仁、泽泻以健脾利湿；若见畏寒肢冷、腹中冷痛等阳虚症状，可加桂枝、干姜以温中散寒；血虚较甚，见面色㿠白无华者，可加熟地黄、阿胶、紫河车等养血补血，并重用参芪，以补气生血。

若为中气不足，清阳不升，兼见气短乏力、纳少神疲、便溏下坠、脉象无力者，宜升清降浊，可用补中益气汤加减。

3. 肾精不足

证候：眩晕日久不愈，精神萎靡，腰酸膝软，耳鸣齿摇。偏于阴虚者，颧红咽干，五心烦热，舌红少苔，脉弦细数；偏于阳虚者，面色㿠白，形寒肢冷，舌淡，脉沉细无力。

病机：肾精不足，髓海空虚，不能上充于脑，脑失所养。

治法：滋养肝肾，益精填髓。

方药：左归丸加减（熟地黄、山药、山茱萸、菟丝子、枸杞子、川牛膝、鹿角胶、龟甲胶）。

本方可滋补肝肾，养阴填精。阴虚火旺而见潮热、舌红少苔者，可加鳖甲、知母、黄柏、牡丹皮、地骨皮等，以养阴清热；兼有失眠、多梦、健忘等症者，可加阿胶、鸡子黄、酸枣仁、柏子仁等，以交通心肾、养心安神；兼见下肢浮肿、尿少等症者，可加桂枝、茯苓、泽泻等，以温肾利水；兼见便溏、腹胀少食者，可加白术、茯苓，以健脾止泻。

若患者偏于阳虚，症见四肢不温、舌淡、脉沉等，可用右归丸加减，以温补肾阳。

4. 痰湿中阻

证候：眩晕，头重昏蒙，视物旋转，胸闷作恶，食少多寐，舌苔白腻，脉濡滑。

病机：痰浊中阻，上蒙清窍，清阳不升。

治法：化痰祛湿，健脾和胃。

方药：半夏白术天麻汤加减（半夏、白术、天麻、陈皮、茯苓、甘草、生姜、大枣）。

本方可燥湿化痰，平肝息风。眩晕较甚、呕吐频作、视物旋转者，可酌加代赭石、竹茹、生姜、旋覆花以止呕；脘闷纳呆者，可加砂仁、白蔻仁等和胃；耳鸣、重听者，可加葱白、郁金、石菖蒲等通阳开窍。

若患者为痰郁化火，症见头胀痛、心烦口苦、渴不欲饮、舌红、苔黄腻、脉弦滑等，宜用黄连温胆汤，以清化痰热。

5. 瘀血阻窍

证候：眩晕，头痛，兼见健忘、失眠、心悸，精神不振，耳鸣耳聋，面唇紫暗，舌暗且有瘀点或瘀斑，脉弦涩或细涩。

病机：瘀血阻络，气血不畅，脑失所养。

治法：祛瘀生新，活血通窍。

方药：通窍活血汤加减（赤芍、川芎、桃仁、红花、麝香、老葱、鲜生姜、大枣、酒）。

本方可活血化瘀，通窍止痛。若见神疲乏力，少气自汗等气虚证表现者，当重用黄芪，以补气固表、益气行血；兼有畏寒肢冷、遇寒加重者，可加附子、桂枝，以温经活血。

【中医适宜技术】

(一)单方、验方

(1)钩藤30g，水煎（不宜久煎），早、晚分服，30天为1个疗程。本方可清热平肝、息风定眩，适用于肝阳上亢型眩晕。

(2)黄芪10～15g，加水500mL，浸泡40分钟后煮沸，频频代茶饮，每天1剂。本方可益气升阳，适用于气虚引起的头晕眼花、无力等。

(二)中成药

眩晕之肝阳上亢者，可用松龄血脉康胶囊、脑立清胶囊、清脑降压片、山菊降压片、复方罗布麻颗粒；痰浊中阻者，可用二陈丸；肝肾阴虚者，可用六味地黄丸、杞菊地黄丸、二至丸等；气血亏虚者，可用归脾丸、八珍颗粒、驴胶补血颗粒；瘀血阻络者，可用通心络胶囊、心脉通胶囊、逐瘀通脉胶囊。

(三)简易治疗技术

1. 艾灸疗法

艾灸百会穴，可治疗各种虚证眩晕的急性发作。

2. 针刺疗法

针刺太冲穴，可用于治疗眩晕之急性发作。气血亏虚者，加刺脾俞、肾俞、关元、足三里等穴；肝阳上亢者，加刺风池、行间、侠溪等穴；肝肾阴亏者，加刺肝俞、肾俞等穴；痰浊中阻者，加刺内关、丰隆、解溪等穴。

3. 外敷法

吴茱萸20g，肉桂2g。二药共研为细末，以米醋调匀，捏成饼状，于睡前贴敷于双足心之涌泉穴处，可引热下行，适用于眩晕耳鸣、烦躁多梦、颜面潮红等。

4. 饮食疗法

车前子 15g（布包），水煎，去渣；入粳米 60g 煮粥，中间加入玉米粉适量（用冷水溶和，调入粥内）。每天 1 剂，可长期服用，适用于痰湿壅盛之眩晕。

【预防调护】

增强人体正气、避免和消除可能导致眩晕发病的各种因素是本病预防的关键，如坚持适当的体育锻炼，以增强体质；保持心情舒畅，情绪稳定，防止七情内伤；保证充足的睡眠，注意劳逸结合，避免过度劳累；饮食以清淡、易消化为宜，多吃蔬菜、水果，防止暴饮暴食及过食肥甘厚腻之品，忌烟酒、油腻、辛辣之品，等等。有高血压、糖尿病、低血糖、颈椎疾病者，积极治疗原发疾病，亦是预防眩晕发生的重要措施。

有眩晕史的患者，应避免突然、剧烈的体位改变和头颈部运动，避免高空作业，注意生活和饮食的调理。眩晕发作时，应卧床休息，闭目养神，少做或不做旋转、弯腰等动作，以免诱发或加重病情。对重症患者，要密切注意观察其血压、呼吸、神志、脉搏等情况，以便及时处理。

【经典集萃】

《伤寒论》第 67 条："伤寒若吐、若下后，心下逆满，气上冲胸，起则头眩，脉沉紧。发汗则动经，身为振振摇者，茯苓桂枝白术甘草汤主之。"

《伤寒论》第 82 条："太阳病，发汗，汗出不解，其人仍发热，心下悸，头眩，身瞤动，振振欲擗地者，真武汤主之。"

《金匮要略·黄疸病脉证治第十五》："谷疸之为病，寒热不食，食即头眩，心胸不安，久久发黄为谷疸，茵陈蒿汤主之。"

【名医验案】

(一)肝肾阴虚之眩晕案

冯某,女,39岁,工人。素有眩晕,每因恼怒而增剧,面色潮红,少寐多梦,心慌心跳,舌质红,脉弦细数。血压190/110mmHg。辨证当属肾水亏虚,水不涵木,肝体不足,肝阳上亢,下虚上盛,本虚标实之证。治宜平肝潜阳,补水涵木,佐以镇肝息风。处方:熟地黄15g,山药30g,山茱萸10g,茯苓15g,泽泻12g,牡丹皮10g,枸杞子12g,龙骨30g(先煎),牡蛎30g(先煎),莲子心6g。服4剂后,诸症减轻,后以此方稍加减,共服10剂,血压降至130/80mmHg,诸症悉平。照上方继服10剂,以防复发。

按:本病例素有肝郁,化火而损伤肾阴,阴虚火旺,故出现面色潮红、少寐多梦、心慌心跳,舌红、脉弦细数等阴虚内热之象,方选左归丸加减,以滋补肾肝、平肝降火、标本兼顾,故疗效显著。

(二)风阳上扰之眩晕案

滕某,男,50岁,干部,1986年3月6日初诊。患者素有高血压病史,近因郁怒劳累太过,诱发眩晕,头胀痛,烦躁失眠,恶心欲吐,舌强,手指麻木,大便干燥,小便黄赤,舌红少津、苔黄,脉弦数。测血压170/110mmHg。脉证合参,乃阴虚阳亢、肝阳化风之候。治以滋阴平肝,潜阳息风。药用:天麻10g,钩藤20g,生地黄25g,何首乌25g,龟甲20g(先煎),生白芍15g,柏子仁15g,白蒺藜10g,夏枯草15g,黄芩10g,生代赭石15g(先煎),生龙骨20g(先煎),生牡蛎30g(先煎),石决明30g(先煎)。6剂。服药后,眩晕头痛减缓,恶心已止,肢麻、舌强如故,大便秘结5日未下,当先通腑以泻肝火,原方加生石膏30g(先煎)、酒大黄10g。进药2剂,大便已通,眩痛大减,舌强、肢麻已缓,唯血压未降,脉仍弦紧,舌红无苔已润。此风阳之势已潜。原方增减:天麻10g,钩藤20g,石决明25g(先煎),生地黄25g,何首乌25g,夏枯草15g,黄芩15g,生代赭石20g(先煎),柏子仁15g,怀牛膝15g,苦丁茶6g,生白芍15g。连进6剂,诸症再减,血压有下降趋势。原方增减,继续服药30余剂,诸症渐消失,多次测血压均在正常范围，遂停汤剂，嘱其继续服用杞菊地黄丸以巩固疗效，后经随访1年，一切良好。

按：本病例为明显的阴虚阳亢、肝阳化风之象，故选用天麻钩藤饮加减。方证相符，故疗效较好。

(三)痰浊中阻之眩晕案

马某，女，54岁。初诊：1990年10月17日。主诉：眩晕、胃脘痞胀不适已历3年，症状时轻时重。眩晕发作时，伴有恶心、欲吐，平时胃脘痞胀，时时反酸，食少，口干不欲饮水，大便微溏，每天1次。有时胃脘痞胀兼隐痛，自煎生姜汤，服后脘痛可得缓解。一年来，行2次纤维胃镜检查，诊断为"慢性萎缩性胃炎"，伴有肠上皮化生，幽门螺杆菌(＋＋＋)，血压正常，脑血流图未见异常，颈椎X线片示第5颈椎椎体下缘轻度骨质增生。近一周来，眩晕发作甚重，遂来诊治。诊查：舌质偏淡，舌苔薄白腻，脉细弦。辨证：肝阳夹痰浊上扰清窍，胃气不和，饮停于中。治法：平肝化痰和胃。方用半夏白术天麻汤合泽泻汤加减。处方：明天麻12g，姜半夏10g，炒白术10g，炒陈皮6g，泽泻25g，云茯苓15g，白蒺藜10g，炒枳壳10g，炙鸡内金6g，甘草3g。每天1剂，分2次煎服。服药前，先嚼生姜片，知辛后吐出姜渣，随即服药，闭目平卧。

上方服2剂后，眩晕显著减轻。共服药5剂，眩晕得平。以后从原法出入调治，胃脘痞胀亦渐向愈，饮食渐增。至12月18日复查胃镜，诊断大致如前，幽门螺杆菌阴性。后随访至1992年4月，眩晕、脘胀无明显发作。

按：中年以上之人，往往兼患多种疾患。本例眩晕，X线片提示颈椎病变，多次行颈椎理疗，但眩晕依然，且不断加重。结合胃脘痞胀、反酸、不渴、舌苔有腻色，分析其病机，实由肝阳挟痰浊上扰，兼脾胃不和，故治以平肝化痰、和胃祛饮为主。泽泻与白术之比例，按《金匮要略》泽泻汤原方之用量，按照5∶2为好，即泽泻25g、白术10g，比例恰当，才有效验。本病例服药前先嚼生姜片，有预防呕吐的作用。

【证治心法】

眩晕之证有虚、有实，或虚实夹杂，具体病因病机不外风、火、痰、虚，主要涉及肝、脾、肾等脏腑。在辨证方面，应注意舌、脉及兼证。若眩晕伴有呕吐痰涎、舌质淡红、苔白腻、脉弦滑者，多属痰饮为患；若舌淡苔薄、脉细弱，伴见气短、乏力者，则多为气血亏虚；若舌红苔黄、脉弦数，伴见口苦、头痛者，则多为肝阳上亢。年轻人之眩晕以痰饮中阻或气血不足证比较多见，如西医学所说的梅尼埃综合征、神经衰弱等。中老年人之眩晕以肝阳上亢、肾精不足证比较多见，如西医学所说的高血压病、脑供血不足。总之，西医学之诊断可作为中医辨证的参考。

临床需要注意的是，不能把西医之高血压病与中医之眩晕等同起来，因高血压病患者中有很多人并不眩晕，而眩晕的患者很多血压并不高，因此不能一见高血压就按眩晕治疗而给予天麻钩藤饮，必须要按中医学的方法进行辨证论治。

治疗痰饮所致的眩晕，《伤寒论》中的苓桂术甘汤和《金匮要略》中的泽泻汤效果也较好，临床可将此二方与半夏白术天麻汤合方，则疗效尤佳。具体药物包括：茯苓20g，桂枝15g，白术15g，泽泻30g，半夏15g，陈皮15g，天麻15g，菊花15g，白豆蔻15g，炙甘草10g。此方适用于中西医多种病症，而以眩晕为主症，伴有舌苔白腻、脉滑，或恶心、呕吐者。若服药后呕吐者，可嚼服少量生姜片，同时应少量多次服用药汁。

治疗自主神经功能紊乱之眩晕，临床除见眩晕为主症外，常伴有失眠多梦、心烦易怒、胸闷、善太息等，可将《金匮要略》中的百合地黄汤、甘麦大枣汤、酸枣仁汤，以及《伤寒论》中的柴胡加龙骨牡蛎汤合方加减：百合20g，生地黄20g，小麦15g，大枣7枚，酸枣仁20g，茯神15g，川芎15g，柴胡15g，香附20g，龙骨30g，牡蛎30g，炙甘草10g。本方经笔者20余年临床应用，疗效较为满意。眩晕不严重时，人参归脾丸、左归丸等亦可随证选用。

【要诀总括】

眩是眼花晕头晕，气血亏虚归脾真；肝肾阴虚左归丸，风阳上扰钩藤饮；痰浊中阻半天麻，瘀血阻滞通窍循。

第三节 中 风

中风是以突然昏仆、不省人事、半身不遂、口眼㖞斜、言语不利为主症的病证，病轻者可无昏仆而仅见半身不遂、口眼㖞斜等。本病多见于中老年人，四季皆可发病，但以冬、春两季最为多见。

由于本病发生突然，起病急骤，变化多端而迅速，与"风性善行而数变"的特征相似，故古代医家名之为"中风"，因其发病突然，又称为"卒中"。

西医学中的急性脑血管疾病与本病相近，如短暂性脑缺血发作、局限性脑梗死、原发性脑出血和蛛网膜下腔出血等，均可参照本节内容进行辨证论治。

【病因病机】

本病多是在内伤积损的基础上，复因劳逸失度、情志不遂、饮酒饱食或外邪侵袭等引起。

1. 内伤积损

年老体衰，肝肾亏虚，或久患眩晕、消渴之病，致气血亏虚，脑脉失养，瘀血阻络；或素体阴血亏虚，复因生活失调，致使阴虚阳亢，气血上逆，上蒙神窍，突发本病。

2. 劳欲过度

烦劳过度，伤耗阴精，阴虚而火旺，引动风阳上扰，气血上逆，壅阻清窍；或纵欲过度，耗伤肾水，阳亢风动，上扰清窍，而致突然昏仆。

3. 饮食不节

嗜食肥甘厚味，饥饱失宜，或饮酒过度，致使脾失健运，聚湿生痰，痰湿郁久化热，热极生风，终致风火、痰热内盛，壅滞经脉，上阻清窍，而致突然昏仆，㖞僻不遂。

4. 情志不遂

五志过极，心火暴甚，或素体阴虚，水不涵木，复因情志所伤，则肝阳暴亢，引动心火，风火相煽，气血上冲于脑，神窍闭阻，而致突然昏仆，其中尤以暴怒引发本病者最为多见。

5. 气虚邪中

气血不足，脉络空虚，风邪乘虚入中，气血运行不畅；或痰湿素盛，形盛气衰，外风引动痰湿，闭阻经络而引发本病。

中风的基本病机总属阴阳失调、气血逆乱，归纳起来不外虚（阴虚、血虚）、火（肝火、心火）、风（肝风、外风）、痰（风痰、湿痰）、气（气逆、气滞）、血（血瘀）六端。其病理因素主要为风、火、痰、气、瘀，其形成与脏腑功能失调有关。中风的病理基础为肝肾阴虚，肝阳易亢，加之饮食起居不当、情志刺激或感受外邪，气血上冲于脑，清窍闭阻，而发猝然昏仆、不省人事。其病理性质多属本虚标实，上盛下虚。肝肾阴虚，气血衰少为致病之本，风、火、痰、气、瘀为发病之标，两者可互为因果。发病之初，邪气乖张，风阳痰火炽盛，气血上冲，故以标实为主；如病情剧变，在病邪的猛烈攻击下，正气急速溃败，以正虚为主，甚则出现正气虚脱之危候；后期因正气未复而邪气独留，常留有不同程度的后遗症。本病的病位在心、脑，与肝、脾、肾密切相关。

【诊断】

（一）诊断要点

1. 临床特征

患者表现为突然昏仆、不省人事、半身不遂、偏身麻木、口眼㖞斜、言语謇涩，轻者仅见偏身麻木、口眼㖞斜、半身不遂，发病之前多有头晕、头痛、肢体一侧麻木等先兆症状。

2. 病史

中风多急性起病，好发于 40 岁以上的人群，常有眩晕、头痛、心悸等病史，多有情志失调、饮食不当或劳累等诱因。

3. 相关检查

测量血压，眼底检查，以及颅脑 CT、MRI 等检查有助于本病的诊断。

(二)病证鉴别

1. 中风与口僻

两者均可出现口眼㖞斜。口僻俗称吊线风，主要症状是口眼㖞斜，常伴耳后疼痛、口角流涎、言语不清，而无半身不遂或神志障碍等表现，多因正气不足、风邪入中脉络、气血痹阻所致，不同年龄均可罹患；中风之口眼㖞斜者，多伴有肢体瘫痪或偏身麻木，多由气血逆乱、血随气逆、上扰脑窍而致，患病者以中老年人为多。

2. 中风与厥证

厥证一般神昏时间短暂，发作时常伴有面色苍白、四肢逆冷，移动时多可自行苏醒，醒后无半身不遂、口眼㖞斜、言语不利等症。

3. 中风与痉证

痉证以四肢抽搐、项背强直，甚至角弓反张为主症，或见昏迷；但痉证之神昏多出现在抽搐之后，而中风患者多在起病时即有神昏，而后可以出现抽搐；痉证抽搐时间长，中风抽搐时间短；痉证患者无半身不遂、口眼㖞斜等后遗症。

4. 中风与痿证

痿证一般起病缓慢，以双下肢瘫痪或四肢瘫痪、肌肉萎缩为主症，起病时无突然昏仆、不省人事、口舌㖞斜、言语不利；中风多起病急骤，常有不同程度的神昏。

5. 中风与痫病

两者均有猝然昏仆的症状。痫病为发作性疾病，昏迷时四肢抽搐、口吐涎沫、双目上视，或作异常叫声，醒后如常人，且肢体活动多正常，发病者以青少年居多；中风则倒地无声，一般无四肢抽搐及口吐涎沫的表现。痫病之神昏持续时间短暂，移时可自行苏醒，醒后如常人，但可再发；中风患者常昏仆倒地，其神昏症状严重，持续时间长，难以自行苏醒，需及时治疗，方可逐渐清醒，且多伴有半身不遂、口眼㖞斜等后遗症。

【辨证论治】

(一)辨证要点

1. 辨中经络与中脏腑

中经络者，虽有半身不遂、口眼㖞斜、言语不利，但意识清楚；中脏腑者，则昏不知人，或神志昏蒙，伴见半身不遂、口眼㖞斜等。中经络者，病位较浅，病情较轻；中脏腑者，病位较深，病情较重，需经积极抢救治疗，方可使患者脱离危险，神志渐趋清醒。

2. 辨闭证与脱证

中脏腑又可分为闭证和脱证两类。闭证属实，常骤起发病，因邪气内闭清窍所致，症见昏迷、牙关紧闭、口噤不开、两手握固、肢体强痉等；脱证属虚，乃五脏真阳散脱、阴阳即将离决之候，常由闭证恶变转化而来，临床可见昏迷、目合口开、四肢瘫软、手撒肢冷、汗多、二便自遗、鼻息低微等。

闭证还应当辨阳闭和阴闭。阳闭有瘀热痰火之象，如身热面赤、气粗鼻鼾、痰声如拽锯、便秘溲黄、舌苔黄腻、舌绛、脉弦滑而数；阴闭有寒湿痰浊之象，如面白唇紫、痰涎壅盛、四肢不温、舌苔白腻、脉沉滑等。阳闭和阴闭可相互转化，当依临床表现、舌象、脉象的变化进行综合辨证。

3. 辨病期

根据病程长短不同，中风可分为三期：急性期，为起病后2周以内，中脏腑者可至1个月；恢复期，为起病2周后至半年内；后遗症期，指起病达半年以上者。

(二)论治要点

1. 急性期

此期治疗当以祛邪为主，常用平肝息风、清化痰热、化痰通腑、活血通络、醒神开窍等治疗方法。中经络者，以平肝息风、化痰祛瘀通络为主。中脏中风之脏闭证，治当清热息风、豁痰开窍、通腑泻热；脱证，急宜救阴回阳固脱，必要时可给予西医的急救设备和药物进行抢救治疗。

2. 恢复期及后遗症期

恢复期及后遗症期患者多为虚实兼夹之证，治当扶正祛邪、标本兼顾，常常平肝息风、化痰祛瘀与滋养肝肾、益气养血并用，辅以针灸、推拿、功能锻炼等方法，以促进患者肢体、语言功能的恢复。

(三)分证论治

1. 中经络

1)风痰入络

证候：肌肤不仁，手足麻木，突然发生口眼㖞斜、口角流涎、舌强语謇，甚则半身不遂，或兼见恶寒发热、手足拘挛、关节酸痛，舌苔薄白，脉浮数。

病机：脉络空虚，风邪乘虚入中，气血闭阻。

治法：祛风化痰通络。

方药：真方白丸子加减(半夏、白附子、天南星、天麻、川乌、全蝎、木香、枳壳)。

本方可祛风、化痰、通络。言语不利者，加菖蒲、远志祛痰宣窍；痰瘀交阻，舌紫且有瘀斑、脉细涩者，可酌加丹参、桃仁、红花、赤芍等活血化瘀；风痰明显，口眼㖞斜、流涎不止者，加僵蚕祛风化痰通络。

2)风阳上扰

证候：平素头晕头痛，耳鸣目眩，突然发生口眼㖞斜、舌强语謇，或手足重滞，甚则半身不遂，舌质红，苔黄，脉弦。

病机：肝火偏旺，阳亢化风，挟痰走窜经络，脉络不畅。

治法：平肝潜阳，活血通络。

方药：天麻钩藤饮加减（天麻、钩藤、生石决明、川牛膝、桑寄生、杜仲、栀子、黄芩、益母草、朱茯神、夜交藤）。

本方可平肝息风，镇肝潜阳。肝经实火明显，见口苦咽干者，去杜仲、桑寄生，加羚羊角、夏枯草清泻肝火；肝阳上亢甚，见眩晕、头痛者，加桑叶、菊花清热祛风；大便秘结者，加大黄通腑泻热。

3）阴虚风动

证候：平素头晕耳鸣，腰酸，突然发生口眼㖞斜、言语不利、手指蠕动，甚或半身不遂，舌质红，苔腻，脉弦细数。

病机：肝肾阴虚，风阳内动，风痰瘀阻经络，脉络不畅。

治法：滋阴潜阳，息风通络。

方药：镇肝熄风汤加减（牛膝、生代赭石、生龙骨、生牡蛎、生龟甲、生白芍、玄参、天冬、川楝子、生麦芽、茵陈、甘草）。

本方既补肝肾之阴，又能息风潜阳，临证时，常加天麻、钩藤，以平肝息风。肝阳亢旺，头痛眩晕明显、面红目赤者，加菊花、石决明、珍珠母、夏枯草清肝息风潜阳；痰热较重，泛恶、苔黄腻者，加胆南星、竹沥、川贝母、天竹黄清热化痰；心中烦热者，加栀子、黄芩清热除烦。

2. 中脏腑

1）闭证（痰热腑实）

证候：素有头痛眩晕、心烦易怒，突然发病，半身不遂，口眼㖞斜，言语不利，神志不清，痰多而黏，伴有腹胀、便秘，舌质暗红或有瘀点、瘀斑，苔黄腻，脉弦滑或弦涩。

病机：痰热阻滞，风痰上扰，腑气不通。

治法：通腑泻热，息风化痰。

方药：桃核承气汤加减（桃仁、大黄、桂枝、甘草、芒硝）。

本方可通腑泻热，通降气血。头痛、眩晕严重者，加钩藤、菊花、珍珠母平肝降逆；烦躁不安、彻夜不眠者，加生地黄、沙参、夜交藤养阴安神。

2)闭证(痰火瘀闭)

证候：突然发病，半身不遂，口眼㖞斜，言语不利，面赤身热，气粗口臭，躁扰不宁，舌苔黄腻，脉弦滑而数。

病机：肝阳暴张，阳亢风动，痰火壅盛，气血上逆，神窍闭阻。

治法：息风清火，豁痰开窍。

方药：羚角钩藤汤加减(羚羊角、桑叶、川贝母、生地黄、钩藤、菊花、茯神、白芍、甘草、竹茹)。

本方可凉肝息风，清热化痰，养阴舒筋。痰热阻于气道，喉间痰鸣者，可加服竹沥水，以豁痰镇惊；面红目赤、脉弦有力者，宜酌加龙胆草、栀子、夏枯草、代赭石等清肝镇摄之品；腑实热结，腹胀便秘、舌苔黄厚者，宜加生大黄、枳实等；痰热伤津，见舌质干红、苔黄糙者，宜加沙参、麦冬、石斛等。

本证患者另可服至宝丹或安宫牛黄丸，以清心开窍；亦可用醒脑静或清开灵注射液静脉滴注。

3)闭证(痰浊瘀闭)

证候：突然发病，半身不遂，口眼㖞斜，言语不利，面白唇暗，静卧不烦，四肢不温，痰涎壅盛，舌苔白腻，脉沉滑缓。

病机：痰浊偏盛，上壅清窍，内蒙心神，神机闭塞。

治法：化痰息风，宣郁开窍。

方药：涤痰汤加减(半夏、胆南星、橘红、枳实、茯苓、人参、菖蒲、竹茹、甘草、生姜、大枣)。

本方可涤痰开窍。风痰壅盛，口角流涎者，加天麻、全蝎、僵蚕息风化痰；痰浊蒙蔽心窍，神志呆滞不清者，宜先灌服苏合香丸1粒；有化热之象者，加黄芩、黄连，或选用黄连温胆汤。

若患者面色浮红，脉浮大且按之空虚无力，属戴阳证，则病情恶化，宜用通脉四逆汤合白通加猪胆汁汤紧急救治。

4)脱证(阴竭阳亡)

证候：突然昏仆，不省人事，目合口张，鼻鼾息微，手撒肢冷，汗多，大小便自遗，肢体软瘫，舌痿，脉细弱或脉微欲绝。

病机：阳浮于上，阴竭于下，阴阳离决。

治法：益气回阳，救阴固脱。

方药：参附汤合生脉散加减（人参、附子、麦冬、五味子）。

参附汤可补气回阳，用于阳气衰微、汗多肢冷欲脱；生脉散可益气养阴，用于气津耗竭。两方同用，功能益气回阳、救阴固脱，主治阴竭阳亡之证。如汗多不止，可加黄芪、龙骨、牡蛎、山茱萸以敛汗固脱；阴精亏耗，舌干红者，加石斛、玉竹以救阴护津。

本证亦可用参麦注射液或生脉注射液静脉滴注。

3. 后遗症

中脏腑经过积极救治，神志清醒后，多留有后遗症，如半身不遂、口眼㖞斜、言语不利等，应积极治疗，并加强护理。

1）风痰阻络

证候：口眼㖞斜，舌强语謇，肢体麻木，半身不遂，舌暗紫，苔白腻，脉弦滑。

病机：风痰阻络，络道不畅。

治法：搜风化痰，化瘀通络。

方药：解语丹加减（白附子、菖蒲、远志、天麻、全蝎、羌活、僵蚕、胆南星、木香）。

本方可祛风化痰，宣窍通络。痰阻脉络，半身不遂日久难复者，加丹参、红花、豨莶草、鸡血藤祛风活血通络；兼有风阳上扰，见头痛、头晕、舌红苔黄、脉弦劲者，去白附子、羌活、木香等温燥之品，加钩藤、夏枯草、石决明平肝息风潜阳；痰热偏盛者，加全瓜蒌、竹茹、川贝母清化痰热；咽干口燥者，加天花粉、天冬养阴润燥。

风痰留阻而以口眼㖞斜为主要表现者，可选用牵正散。

2）气虚络瘀

证候：半身不遂，肢软无力，面色无华，言语謇涩，口眼㖞斜，舌淡苔白，脉细涩无力。

病机：气虚不能运血，气血瘀滞，脉络痹阻。

治法：补气活血，通经活络。

方药：补阳还五汤加减（当归、川芎、黄芪、桃仁、地龙、赤芍、红花）。

本方可补气养血，活血通络。腰膝酸软者，可加桑寄生、杜仲、续断补肾壮骨；肢冷者，可加桂枝温经通脉；手足浮肿甚者，可加茯苓、泽泻、薏苡仁等利水渗湿以消肿。

阳气不足、络脉瘀阻者，可用黄芪桂枝五物汤进行治疗。

3）肝肾亏虚

证候：半身不遂，舌强不语，患侧僵硬、拘挛变形，或软瘫，肌肉萎缩不用，舌红或淡红，脉细数或沉细。

病机：肝肾亏虚，筋脉失养。

治法：滋养肝肾。

方药：左归丸合地黄饮子加减（熟地黄、山药、山茱萸、鹿角胶、巴戟天、怀牛膝、肉苁蓉、石斛、炮附子、肉桂、茯苓、麦冬、鸡血藤、石菖蒲、远志、生姜、大枣、薄荷）。

左归丸可滋补肝肾之阴，地黄饮子可滋肾阴、补肾阳。阴虚内热者，可去肉桂、巴戟天、附子、肉苁蓉等温阳之品，加牡丹皮、生地黄，以清热养阴；腰膝酸软甚者，可加杜仲、桑寄生、续断，以补肾壮腰。

【中医适宜技术】

（一）单方、验方

1. 皂角膏

皂角 60g，陈醋少许。将皂角去皮，研为细末，用陈醋少许，调成膏状，口眼向右㖞者贴左面，向左㖞者贴右面，每天 2 次，连贴 5 天，勿入眼内，适用于中风后遗症之口眼㖞斜。

2. 黑豆膏

黑豆适量，将其洗净，加水煮汁，煎至稠为饴膏状，用时先含于口中不咽，片刻后再饮下，每天 3 次或 4 次。本方可除热活血，适用于中风后不语者。

（二）中成药

中风阳闭证，可用安宫牛黄丸、至宝丸、醒脑静注射液；中风阴闭证，可用苏合香丸；中风脱证，可用参附注射液、参麦注射液；中风后遗症之瘀血阻络证，可用香丹注射液、脑心通片、通心络片、银杏叶片；中风后遗症之气虚血瘀证，可用华佗再造丸、大活络丸；阴虚瘀阻者，可用杞菊地黄丸合血府逐瘀胶囊，或用脉络宁注射液。

(三)简易治疗技术

1. 推拿疗法

推拿的常用手法有推、按、捻、搓、拿、擦等，以患侧颜面部、背部、肢体为重点。常用穴有上肢的风池、肩井、天宗、肩髃、曲池、手三里、合谷等，下肢的环跳、阳陵泉、委中、承山等。推拿疗法适用于治疗中风后遗症之半身不遂者。

2. 拔罐疗法

常用穴位：肩髃、曲池、合谷、环跳、伏兔、阳陵泉、足三里。口眼㖞斜者，加地仓、颊车；病程日久者，上肢加肩髎、肩外俞，下肢配腰阳关、白环俞；肘部拘挛者，配曲泽；腕部拘挛者，配大陵；膝部拘挛者，加曲泉；踝部拘挛者，加太溪；言语謇涩者，加廉泉。拔罐疗法适用于治疗中风后遗症。

3. 针刺疗法

(1)半身不遂：取穴以手阳明经、足阳明经穴位为主，辅以太阳经、少阳经穴位。主穴：百会、风池、曲池、外关、合谷、环跳、阳陵泉、足三里。随证配穴：足内翻者，加丘墟透照海；便秘者，加天枢；言语不利者，加廉泉。

(2)口角㖞斜：取穴以手阳明经、足阳明经穴位为主。主穴：颊车、地仓。随证配穴：牵正、下关、水沟、四白等穴。

【预防调护】

预防中风病，关键在于慎起居、节饮食、远房事、调情志。慎起居，指生活规律，劳逸适度，进行适宜的体育锻炼；节饮食，指避免过食肥甘厚味、烟酒及辛辣刺激食品；远房事，指节制性生活；调情志，指经常保持情绪稳定，心情舒畅。对于平素经常出现眩晕、肢麻的患者，要及时治疗；有糖尿病、高血压等疾病的患者，应积极治疗原发疾病，并随时关注患者的病情变化；已发生过中风的患者，要谨防复中。

既病之后，应加强护理。中脏腑者，应密切观察病情，注意患者神志、呼吸等变化，保持呼吸道通畅，加强口腔护理，及时清除痰涎；喂服或鼻饲食物或中药时，应少量多次频服；恢复期患者，应积极进行各种功能锻炼；言语不利者，宜加强言语训练；肢体偏瘫者，应加强偏瘫肢体的被动活动，并配合推拿、针灸及功能训练等治疗，以促进患肢功能的恢复；长期卧床者，应经常为其翻身，以防止发生褥疮。

【经典集萃】

《金匮要略·中风历节病脉证并治第五》："夫风之为病，当半身不遂，或但臂不遂者，此为痹。脉微而数，中风使然。"

"寸口脉浮而紧，紧则为寒，浮则为虚，寒虚相搏，邪在皮肤；浮者血虚，络脉空虚，贼邪不泻，或左或右，邪气反缓，正气即急，正气引邪，㖞僻不遂。邪在于络，肌肤不仁；邪在于经，即重不胜；邪入于腑，即不识人；邪入于脏，舌即难言，口吐涎。"

《千金方·诸风》："夫诸急卒病，多是风，初得轻微，人所不悟，宜速与续命汤。"

《丹溪心法》："中风大率主血虚有痰，治痰为先，次养血行血，或属虚，夹火与湿，又须分气虚血虚。"

《中医历代医话精选》引《医学源流论》："中风乃急暴之症，其为实邪无疑，天下未有行动如常，忽然大虚而昏仆者，岂可不以实邪治之哉？其中或有属阴虚属阳虚、感热感寒之别，则于治风方中随所现之症加减之。"

《金匮翼》："中风之病，昔人有真、类之分，盖以贼风邪气所中者为真，痰火食气所发者为类也。……故无论贼风邪气从外来者，必先有肝风为之内应。即痰火食气从内发者，亦必有肝风为之始基。"

"卒中八法"：一曰开关，二曰固脱，三曰泄大邪，四曰转大气，五曰逐痰涎，六曰除热风，七曰通窍隧，八曰灸腧穴。

《瘀热论》："瘀热阻窍"是出血性中风的基本病机，"瘀热阻窍"是导致风、火、痰、虚等病邪的基础，"凉血通瘀"为出血性中风之治疗大法。

【名医验案】

(一)肝风上扰、痰热闭窍之中风案

沈某,年逾古稀,气阴早衰于未病之先。旧有头痛目疾,今日陡然跌仆成中,舌强不语,人事不省,左手、足不用。舌质灰红,脉象尺部沉弱,寸关弦滑而数,按之而劲。处方:麦冬三钱,玄参二钱,羚羊角八分(先煎汁,冲),半夏二钱,川贝母二钱,天竹黄一钱半,明天麻八分,胆南星八分,竹茹一钱半,枳实一钱,全瓜蒌四钱(切),钩藤三钱(后入),淡竹沥一两(冲),生姜汁二滴(冲),至宝丹一粒(去壳,研末,化服)。

二诊:两投育阴息风、开窍涤痰之剂,人事渐知,舌强不能言语,左手、足不用。脉尺部细弱,寸关弦滑而数,舌灰红。高年营阴亏耗,风自内起,风扰于胃,胃为水谷之海,津液变为痰涎,上阻清窍,横窜经腧,诸恙所由来也。处方:生地黄四钱,麦冬二钱,川石斛三钱,羚羊角四分(先煎汁,冲),半夏二钱,明天麻一钱,牡蛎四钱,川贝母三钱,胆南星八分,炙远志一钱,九节菖蒲八分,全瓜蒌四钱,钩藤三钱(后入),淡竹沥一两(冲)。

三诊:叠育阴息风、清热化痰之剂,人事已清,舌强言语涩,左手、足依然不用,苔色灰红,脉象弦数较静,尺部细弱。处方:西洋参一钱半,麦冬三钱,生地黄三钱,川石斛三钱,生牡蛎四钱,煨天麻八分,竹沥半夏二钱,川贝母三钱,炙远志一钱,全瓜蒌四钱(切鲜),竹茹二钱,钩藤三钱(后入),黑芝麻三钱。

四诊:神志清,舌强和,言语未能自如,腑气行而甚畅,痰热已有下行之势,左手、足依然不用,脉弦小而数。处方:西洋参一钱半,麦冬二钱,生地黄三钱,川石斛三钱,生牡蛎四钱,半夏一钱,川贝母三钱,全瓜蒌四钱(切厚),杜仲二钱,怀牛膝二钱,西秦艽二钱,嫩桑枝三钱,黑芝麻三钱。

按:本例年逾古稀,气阴早衰,水不涵木,肝风内动。内风挟素蕴之痰热上扰,蒙闭清窍,致不省人事;痰热阻于廉泉,故舌强不语;

风邪横窜经腧，则左手、足不用；《金匮要略》有"邪在于经，即重不胜；邪入于腑，即不识人"，此中经兼中腑之重症也。治法：育阴息风，开窍涤痰。二诊时患者素体阴虚，年老体衰，仿河间地黄饮子加味，滋阴血以息内风，化痰热而清神明。三诊时内风渐平，阴血难复，津液被火炼而为痰。痰为火之标，火为痰之本，火不静，则痰不化，阴不充，则火不静。经腧枯涩，犹沟渠无水以贯通也。前地黄饮子能获效机，仍守原意进补，然草木功能，非易骤生有情之精血也。四诊时津液亏耗，筋无血养，犹树木之偏枯，无滋液以灌溉也。治法：滋下焦之阴，清上焦之热，化中焦之痰，活经腧之血。复方图治，尚可延年。

(二)中风之半身不遂案

杨某某，67岁，商人。病名：中风之半身不遂。原因：素性嗜酒，晚年血气衰弱，猝感外邪而发。证候：未病前二日，肝火已动，夜间神烦少寐。病发之日，午膳甫完，忽觉身体不支，猝然倒地，扶至床榻，左半身手、足俱觉不仁，口眼㖞斜，肢节三日不能移动，动则痛楚不堪，每天仅食粥一杯，不饿亦不便。诊断：脉浮数而濡，左手微弦。脉证合参，病因嗜酒生湿，湿生热，热生风，风自内动，一触即发。今半身虽不仁，而神志一清爽，外无寒热，先天素强，疗治尚早，加以调理，可望复原，久则血脉偏枯为难治。治法：外以鳝鱼血涂口眼㖞斜处，牵之使正；内服汤剂，以息风活络清肝为主，手、足可活动后，改汤为膏，调理自痊。处方：羚羊角一钱(另煎，贫寒无力者不用亦可)，滁菊花二钱，明天麻二钱，双钩藤四钱，苍术一钱半，川黄柏三钱，当归尾二钱，川牛膝三钱，石南藤二钱，白颈蚯蚓二钱，甘草一钱，嫩桑枝五钱为引。如便秘者，酌加大黄、蕲蛇、蚯蚓研末，淡酒冲服一钱，更妙。效果：服药二剂，口眼㖞斜处即正；四五剂后，手、足渐能活动；半月后，以原方十剂，熬成药膏，加黑驴皮胶、龟甲胶各二两，每天开水冲服五六钱，月余调理而安。药膏内酌加冰糖则易服。

按：该案素有痰湿内阻，气血不足，复感外邪，内外合邪，风痰上扰，阻碍经络，闭塞清窍而发病。中风之病，此因最多。此案断引惬合，方亦切中病情。

(三)中风失语案

刘某某，男，60 岁。初诊：1993 年 8 月 20 日。主诉：心悸、胸闷 30 余年，构音不清 4 月余。现病史：患者 30 年前因心悸不安、胸闷、动则尤著，赴当地医院就诊，诊为"风湿性心脏病"。平素行轻体力劳动，并间断服用中药汤剂或中成药对症治疗。4 个月前，患者始觉舌运动欠灵活，构音不清，进食水呛，故到某医院住院治疗。经 CT 等检查，诊为"风湿性心脏病""脑栓塞"，予以静脉滴注复方丹参注射液、维脑路通等治疗，症状减轻不明显，遂出院寻求进一步诊治。现症：胸闷，心悸惕惕不安，动则尤著，天气变化时则症状加重，进食水呛，构音不清，心烦易怒，纳食尚可，大便偏干，小便尚调，夜寐尚能平卧，稍欠，时有口角流涎。既往史：否认肝炎、结核等病史，有青霉素、链霉素过敏史。个人史：无烟酒嗜好。查体：舌苔白厚腻，脉弦滑。中医诊断：中风失语，心悸。西医诊断：风湿性心脏病，脑栓塞。辨证：四诊合参，患者肝肾不足，水不涵木，肝阳上亢，挟痰上扰，痰浊阻窍，发为中风失语之证。痰浊内蕴，胸阳不振，发为心悸。治法：化痰息风，通经活络，佐以转舌通腑。处方一：半夏 12g，橘红 12g，茯苓 20g，胆南星 10g，全瓜蒌 30g，天竹黄 10g，全蝎 9g，羌活 9g，炒枳实 10g，生大黄 3g，厚朴 12g，桑枝 30g，红花 10g，桃仁 10g，地龙 10g，炙猪蹄甲 9g，菖蒲 12g，远志 12g。14 剂，水煎服。处方二：十香返生丹，每次 1 丸，每天 2 次。

二诊：1993 年 9 月 3 日。服上药后，构音较前清晰，进食水发呛亦较前好转，时有流涎，程度较前减轻，胸闷及心悸亦较前减轻，纳食增加，大便一两天一行，质稍偏干，小便调，夜寐尚可，舌苔白厚腻，脉弦略有不整。鉴于病情减轻，继守上方，加桑枝 10g、水蛭 3g。14 剂，水煎服。

三诊：1993 年 9 月 24 日。患者服药后诸症又均较前次有所减轻，基本不流涎，未发生明显心悸、胸闷，纳可，大便同前，小便调，寐尚可，舌苔黄略厚，脉沉滑。症情减轻，故又守 1993 年 8 月 20 日方，继续服用 14 剂。

四诊：1993年10月29日。因服药中断，故言语较前又见不利，进食水发呛较前稍重，流涎量较前稍多，大便干燥，纳食可，时有双下肢水肿，夜寐尚安宁，大便两三天一行，用开塞露后方能排下，舌苔厚，略呈黑褐色，脉弦细。仍守1993年8月20日方进退。因患者家中无人照料，且路遥，就诊一次相当困难，而服药后又颇有疗效，故欲求长服之药。嘱其先服下方7剂，若服后大便调畅，则可将生大黄及芒硝减量或停用，余药可长服。病情稳定后，每周服6剂或隔天服1剂，若病情有变化，可随时就诊。处方：半夏12g，化橘红12g，茯苓30g，天竹黄10g；炒苏子10g，胆南星9g，全瓜蒌30g，红花10g，桃仁10g，赤芍12g，地龙10g，全蝎9g，羌活10g，蜈蚣3条，桔梗6g，菖蒲12g，远志15g，炙猪蹄甲9g，防风6g，钩藤30g，生大黄5g（包），芒硝8g（另包，分两次冲服）。医嘱：忌食鸡肉及辛辣食品；可加服十香返生丹，每次1丸，每天2次，连服3天，病情减轻即止；服中药治疗则继续。

按：患者以风湿性心脏病、脑栓塞，心悸、胸闷30余年，言语謇涩、构音不清4个月余就诊，据四诊所得，证属水不涵木、肝阳上亢、挟痰上扰之中风失语证。予以化痰息风活络，佐以转舌通腑之法，妙在加入经验方之转舌解语汤中的半夏、橘红、全蝎、羌活、菖蒲等药后，言语謇涩即较前减轻。另外，中风必归于腑，故方中寓有三化复遂汤之通腑之意。

(四)风痰瘀热型之中风案

蒋某，男，63岁，教师。1994年3月初，突然头痛，左侧瞳孔放大，眼睑下垂，不能睁开，伴有呕吐。4月9日，在某医院做头颅MRI及CT检查，报告提示斜坡及鞍区块状异常信号改变，斜坡膨胀轮廓消失，视神经受压上抬，肿块占据蝶窦；CT平扫示枕骨斜坡及岩骨尖骨质破坏，密度降低，考虑脊索瘤可能。患者因体虚，畏惧手术，于4月30日来我院就诊。初诊：头痛，左侧瞳孔放大，眼睑下垂，复视，时有恶心呕吐，面色少华，神疲乏力，舌质红，苔黄薄腻，脉细滑。初从风痰瘀阻，清阳不展治疗。处方：天麻、僵蚕、天南星、川芎、炮猪蹄甲、泽兰、广地龙、石菖蒲、枸杞子、泽泻各10g，生黄芪

20g，葛根 15g，炙全蝎 5g，制白附子 5g。另吞制马钱子 0.25g，每天2 次。

二诊：服药 15 剂，头痛明显缓解，瞳孔恢复正常，眼睑下垂有所改善，仍有复视、神疲乏力、口干，舌质红且有裂纹，苔黄腻，脉细。辨证为痰瘀化热，阴液耗伤。处方：前方去天南星、菖蒲、泽兰、泽泻，加胆南星、川石斛、天花粉各 10g。

三诊：服药 30 剂，复视进一步改善，左眼睑开合基本恢复正常，稍有头昏，左目视昏、畏光，右耳鸣响，舌质暗红，苔黄薄腻，脉细。从肝肾亏虚，阴不涵阳，精气不能上承，痰瘀蒙闭清窍治疗。处方：炙鳖甲、川石斛各 10g，生地黄、枸杞子各 12g，决明子 30g，炮猪蹄甲、胆南星、炙僵蚕、天麻各 10g，炙蜈蚣、炙白附子各 5g。另吞制马钱子 0.25g，每天 2 次。

四诊：服药至 10 月初，患者自觉体力恢复，精神转佳，复视消失，仅有畏光、右耳鸣响，再服原方 15 剂以巩固之。患者因顾虑病灶不能控制，计划接受西医手术治疗，以图根治。11 月 12 日复查头颅 MRI 提示：蝶鞍内有异常块状信号，病变累及斜坡，鞍底下陷，视交叉上抬，双侧颈内动脉轻度外移，脑室系统无扩张，中线结构无移位。与 4 月 9 日的 MRI 结果比较，肿瘤缩小了 1/3。医院认为半年内肿块缩小如此明显，且症状改善，实在不可思议，劝患者暂不手术，服中药继续观察。患者于 12 月 7 日又回我处就诊。因停药月余，加之疲劳、头昏、口干明显，仍感畏光、耳鸣，舌有裂纹，苔薄腻，脉细。治以滋养肝肾、益气升清为主，配以化痰消瘀、解毒抗癌之法。处方：炙鳖甲 15g，生地黄、枸杞子各 12g，生黄芪 30g，天冬、天花粉、天麻、胆南星、炙僵蚕、山慈菇、炮猪蹄甲各 10g，葛根 15g，炙蜈蚣、制白附子各 5g。另吞制马钱子 0.25g，每天 2 次。

五诊：服药半年余，畏光、头昏等症消失，唯感有时耳鸣。1995年 5 月 27 日第三次检查头颅 MRI，并与 1994 年 4 月 9 日 MRI 结果比较，肿块缩小了 2/3。头颅 MRI 示鞍区斜坡脊索瘤术后，有少许残留（其实并未进行手术）。处方：原方加炙水蛭 5g、路路通 10g、灵磁石30g，调治 1 个月，诸症悉除。后继续调治 2 年，病灶完全消失，目前每年复查 1 次，均未见异常。

按：该案体现了中风病错综复杂的病情，虚、风、痰、火、瘀、毒病机变化多端，故治法当扶正祛邪，随证治之。初诊以风痰论治；二诊时风减而痰瘀化热，热伤阴液，故加清热滋阴之品；急则治标，缓则治本，故三诊时治以滋补肝肾、扶正与祛邪并重；久病入络，故四诊加水蛭，以搜剔顽邪。中风病情急重，病去如抽丝，并非月余所能速捷之疾，临床应当医患配合，精当辨证，细心调养，长期治疗。

【证治心法】

中风多见于中老年人，在我国北方寒冷地区发病率较高。中医学治疗中风具有一定优势，主要体现在以下几个方面：治未病，未病先防，既病防变，尤其适用于中风先兆；综合治疗，中风在药物治疗的同时，要配合针灸、推拿等疗法进行综合康复治疗，以提高患者的生活质量；辨证施治，中风病为本虚标实之证，病情复杂，并非一方一药能够通治，临证时要分清虚实、轻重，病势缓急，辨明痰、热、瘀、风、毒等病邪性质，是单独为病，还是夹杂为病。中风一般病情急重，要充分发挥中西医学的各自优势，中西医结合治疗，以缩短疗程，提高疗效。

中风之急性期以痰热腑实证十分常见，病情急重，要及时以桃核承气汤等通腑泻热，使腑气通畅，热痰消而瘀热除。脑为元神之府，位居巅顶，"毒损脑络"是当代学者创立的重要病机学说，消除脑络毒邪、修复受损脑络是治疗中风的重要目标。搜剔通络法是治疗毒损脑络常用的方法，运用虫类搜剔之品、藤类通络之品、辛香走窜之品，可使药达病所。中风有内风、外风之说，验之临床皆有证据，不要偏执。外风可以辨证使用续命汤等方剂加减治疗；内风可以辨证使用天麻钩藤饮等方剂加减治疗。

【要诀总括】

中风阴阳气血乱，病起急骤昏或偏；当分中络经脏腑，恢复更偏虚与痰；风痰入络白丸子，阴虚风动用镇肝；风阳上扰天麻钩，脱证参附生脉散；闭证痰热腑中实，桃核承气随加减；痰火瘀闭羚羊钩，痰浊瘀闭用涤痰；恢复风痰瘀解语，气虚络虚补阳还；肝肾亏虚滋肝肾，地黄饮子左归丸。

第四章
脾胃病证

　　脾与胃同居中焦，因经脉络属而互为表里，共为后天之本、气血生化之源。脾、胃五行属土，其中脾为阴土，胃为阳土。脾主运化，主升清，主统血，喜燥而恶湿，以升为健；胃主受纳腐熟水谷，喜润恶燥，以和降为顺。脾与胃，一纳一化，一升一降，燥湿相济，共同完成生化气血之功。脾病多虚，有气虚、阳虚之分，易被湿困，致脾失健运，发生泄泻；胃病多实，常为寒热、饮食所伤，易化燥伤阴，致胃失和降，出现胃痛、痞满、腹痛、呕吐、呃逆、噎膈等。此外，湿邪疫毒阻滞于肠而发为痢疾；燥屎内结于肠，腑气不通而发为便秘。

　　脾、胃与肝、大肠、小肠同处于腹腔，共同完成水谷、津液的代谢。肝主疏泄，可协调脾升胃降，使运化纳腐功能健旺；小肠受盛化物，泌别清浊，是人体饮食物消化吸收的重要场所；大肠燥化和传导糟粕，与胃气的降浊功能密切相关。肾为先天之本，脾胃为后天之本，先天、后天之间相互资生、相互促进，肾阳温煦脾阳，则脾司运化，胃司腐熟。

　　治疗上，脾喜燥恶湿，多用醒脾化湿之剂，少用甘润滋腻之品，以免助湿；脾气主升，常用健脾、益气、升提之品；脾病多虚、多寒，常用健脾、补气、温中之品。胃病以通为用，以降为和，多用和中、益胃、降逆之药；胃喜润恶燥，常用甘凉滋润之剂，慎用辛香燥热之药。久病入络，久痛入络，脘腹久痛、噎膈等病证，当以活血通络、散结消瘀为法。肝、脾同居腹腔，常出现肝气犯脾（胃）、肝郁脾虚等证，多用调和肝脾（胃）、扶土抑木之法治之；肾阳虚衰，脾失温煦，常致脾肾阳虚之证，多用益火补土之法治之；小肠泌别清浊功能失司可致泄泻，常治以"利小便以实大便"之法。同时，注意饮食有节在脾胃病的防治中亦有着极其重要的作用。

第一节　胃　痛

胃痛，又称胃脘痛，是指以上腹胃脘部近心窝处疼痛为主症的病证。疼痛的性质有胀痛、刺痛、隐痛、剧痛，或痛连胁背等。

胃脘痛之病名首见于《黄帝内经》，书中提出胃痛的发生与肝、脾有关。古代文献中所谓的"心痛""心腹痛""心口痛""心下痛"等，一般均指胃脘痛。

西医学的急性胃炎、慢性胃炎、消化性溃疡、胃痉挛、胃下垂、胃黏膜脱垂症、胃神经症等疾病，以上腹部疼痛为主要表现时，均可参考本节内容进行辨证论治。

【病因病机】

因外邪犯胃、饮食不节、情志不遂，导致胃气郁滞，胃失和降，不通则痛；或因脾胃虚弱，胃失濡养，不荣则痛。

1. 外邪客胃

寒、热、湿等病邪，其中以寒邪为多，邪内客于胃，致使气机凝滞，胃气不和，不通作痛。《素问·举痛论》曰："寒气客于肠胃之间，膜原之下，血不得散，小络急引，故痛。"

2. 饮食伤胃

饮食不节，暴饮暴食，损伤脾胃，内生食滞；或五味过极，辛辣无度，耗伤阴津；肥甘厚腻，蕴湿生热，均可伤脾碍胃，致使胃中气机阻滞，胃气失和，不通作痛。

3. 情志失调

忧思恼怒,情志不遂,肝失疏泄,横逆犯胃,胃中气机阻滞,而发胃痛;肝郁日久,化火生热,邪热犯胃,肝胃郁热,热灼而痛;肝失疏泄,气机不畅,气滞日久,血行瘀滞,或久病入络,胃络受阻,均可导致瘀血内停,发生胃痛。

4. 脾胃虚弱

素体虚弱,或劳倦过度,或饮食所伤,或久病脾胃受损,或肾阳不足,失于温煦,均可引起脾胃虚弱、中焦虚寒,致使胃失温养作痛;或热病伤阴,或胃热火郁,灼伤胃阴,或久服香燥理气之品,耗伤胃阴,胃失濡养,亦致胃痛。此外,也可因过服寒凉药物,伤及脾胃之阳,从而引起疼痛。

胃痛的基本病机是胃气失和,脉络不通,不通则痛。其病理因素主要有气滞、寒凝、热郁、湿阻、血瘀。胃痛的病位在胃,与肝、脾密切相关。脾气主升,胃气主降,胃之受纳腐熟,赖脾之运化升清,所以胃病常累及脾,脾病常累及胃。肝木与胃土相克,胃之和降有赖于肝之疏泄,即"土得木而达",肝失疏泄,气机郁结,可致肝气横逆犯胃、胃失和降而为痛。胃痛的病理性质,早期多由外邪、饮食、情志所伤,多为邪实;后期常见脾胃虚弱之证,脾胃失运往往导致水液积聚,致虚实夹杂;病久入络,或肝郁日久,化火伤阴,致瘀血阻络,病情加重,缠绵难愈。

【诊断】

(一)诊断要点

1. 临床特征

胃脘部疼痛,疼痛性质有胀痛、刺痛、隐痛、剧痛,或痛连胁背等,常伴有食欲不振、胃脘痞闷或胀满、恶心呕吐、吞酸嘈杂、纳呆便溏等表现。

2. 病史

胃痛的发病常与情志不遂、饮食不节、劳累、受寒等因素有关,起病或急或缓,常有反复发作的病史。

3. 相关检查

上消化道 X 线钡餐、电子胃镜检查、病理组织活检等有助于进一步诊断。

(二)病症鉴别

1. 胃痛与胃痞

两者病位同在心下。胃痞是指心下痞塞，胸膈满闷，触之无形，按之不痛的病证。胃痛以痛为主，胃痞以满为患，且病及胸膈，不难区别。

2. 胃痛与真心痛

心居胸中，其痛常及心下，出现胃痛的表现，应注意与胃痛鉴别。典型的真心痛为当胸而痛，其痛多为刺痛、剧痛，且痛引肩背，常伴有心悸、气短等心系疾病症状，病情较急，老年人既往无胃痛病史，而突发胃痛者，当注意真心痛的发生；胃痛的疼痛部位在胃脘，病势不急，多为隐痛、胀痛等，常有反复发作史，多伴有脘痞、恶心、纳呆等脾胃疾病症状。

3. 胃痛与胁痛

肝气犯胃所致的胃痛常攻撑连胁，应与胁痛鉴别。胃痛以胃脘部疼痛为主，伴有食少、恶心、呕吐、反酸、嘈杂等脾胃疾病症状；胁痛以胁肋疼痛为主，伴有胸闷、喜长叹息等肝系疾病症状。二者在病位和兼症上有明显差别。

4. 胃痛与腹痛

两者病位同在腹部。腹痛以胃脘以下、耻骨毛际以上部位的疼痛为主，与胃痛上腹部近心窝处疼痛不难区别。但胃处腹中，与肠相连，有时腹痛可以伴有胃痛症状，胃痛又常兼有腹痛表现，临证时应从起病及主要病位加以区分。

【辨证论治】

(一)辨证要点

1. 辨虚实

新病年壮，暴痛，痛势剧烈，痛而拒按，食后痛作或痛处不移，属实，多因外感寒邪，或饮食伤胃，以致寒伤中阳，积滞不化，胃失和降，不通则痛；年老久病，疼痛日久，痛势缠绵，痛而喜按，食后痛减或痛无定处，属虚。

2. 辨寒热

胃痛暴作，痛而拒按，遇冷加重，得温则舒，舌淡苔白，脉弦紧，为寒邪客胃；若隐隐作痛，痛而喜按，四肢不温，舌淡苔薄，脉细弱，为脾胃虚寒；胃脘灼痛，痛势急迫，遇热加重，得冷则痛减，舌红苔黄而少津，脉弦数，为热结火郁。

3. 辨气血

初痛在气，久痛在血。胃胀且痛，以胀为主，痛无定处，时痛时止，属气滞；持续刺痛，痛有定处，舌质紫暗，属血瘀。在气者，有气滞、气虚之分。气滞者，多见胀痛，或涉及两胁，或兼有嗳气、恶心、疼痛，与情志因素有关；气虚者，多见隐痛、空痛，兼有饮食减少、食后腹胀、大便溏薄、舌淡、脉弱等。

(二)论治要点

胃痛的治疗以理气和胃止痛为原则。实证者，以祛邪为急，根据寒凝、气滞、血瘀、胃热之不同，分别采用散寒止痛、疏肝理气、通络化瘀、清肝泻胃等法；虚证者，以扶正为先，根据虚寒、阴虚之不同，分别采用温中补虚、滋养胃阴之法；虚实夹杂者，应治以扶正祛邪之法。

古有"通则不痛"的治痛大法，但在辨治胃痛时，不能把"通"狭义地理解为通下之法，散寒、消食、理气、泻热、化瘀、除湿、养阴、温阳等治法，均可起"通"的作用。在审因论治的同时，适当配合辛香理气之品，共奏"通则不痛"之功。但服用此类药物时，应中病即止，不可太过，以免伤津耗气，应"谨守病机，各司其属"，辨证地运用通法，古人所说的"胃以通为补"亦应同样理解。

若患者伴有消化性溃疡、胃酸增多、胆汁反流等，可适当给予抑酸、保护胃黏膜、促进胃动力的药物配合治疗。

(三)分证论治

1. 寒邪客胃

证候：胃痛暴作，疼痛剧烈，遇寒加重，得温痛减，口淡不渴，或喜热饮，舌质淡，苔薄白，脉弦紧。

病机：寒邪内客于胃，气机凝滞，不通作痛。

治法：温胃散寒，理气止痛。

方药：良附丸加味(高良姜，香附)。

本方可行气疏肝，祛寒止痛。寒重者，可加吴茱萸、干姜以温胃散寒；气滞重者，可加木香、陈皮以理气止痛；兼见恶寒、发热、身痛等表寒证者，可加紫苏、生姜，或加香苏散，以疏风散寒；兼见胸脘痞闷不食、嗳气呕吐等寒挟食滞者，可加枳壳、神曲、鸡内金、半夏以消食导滞、温胃降逆。

若患者表现为郁久化热，寒热错杂，可用半夏泻心汤，以辛开苦降、寒热并调。若胃寒较轻者，可局部温熨，或服生姜红糖汤以止痛散寒。

2. 饮食停滞

证候：胃脘疼痛，胀满拒按，嗳腐吞酸，或呕吐不消化食物，其味腐臭，吐后痛减，不思饮食，大便不爽，得矢气及便后稍舒，舌质淡，苔厚腻，脉滑。

病机：食滞胃脘，胃失通降，不通作痛。

治法：消食导滞，和胃止痛。

方药：保和丸加减(山楂、神曲、莱菔子、半夏、陈皮、茯苓、连翘)。

本方可消食导滞和胃。脘腹胀甚者，可加枳壳、厚朴、槟榔行气消滞；食积化热者，可加黄芩、黄连清热泻火；大便秘结者，可合用小承气汤。

胃痛剧而拒按、大便秘结、舌苔黄燥者，为食积化热成燥，可合用大承气汤，以通腑泻热、荡积导滞，还可辨证选用枳实导滞丸或木香槟榔丸等。

3. 肝气犯胃

证候：胃脘胀满，攻撑作痛，脘痛连胁，胸闷嗳气，喜长叹息，大便不畅，得嗳气、矢气则舒，遇烦恼郁怒则痛作或痛甚，舌质淡，苔薄白，脉弦。

病机：肝郁气滞，横逆犯胃，不通作痛。

治法：疏肝理气，和胃止痛。

方药：柴胡疏肝散（柴胡、白芍、川芎、香附、陈皮、枳壳、甘草）。

本方可疏肝解郁，行气止痛。胀重者，可加青皮、郁金、木香以助理气解郁之功；痛甚者，加川楝子、延胡索理气止痛；痛而纳呆、兼有食滞者，可加焦山楂、神曲、麦芽、鸡内金、莱菔子和胃降逆；嗳气频作者，可加半夏、旋覆花，亦可用沉香降气散降气散郁。

4. 肝胃郁热

证候：胃脘灼痛，痛势急迫，心烦易怒，反酸嘈杂，口干口苦，舌质红，苔黄，脉弦数。

病机：肝郁化火，邪热郁胃，热灼而痛。

治法：疏肝泻热，和胃止痛。

方药：丹栀逍遥散加减（柴胡、当归、芍药、牡丹皮、栀子、白术、茯苓、甘草、薄荷、煨姜）。

本方可养血健脾、疏肝清热，临证时可加左金丸，以黄连清泻胃火，以吴茱萸辛散肝郁。

肝体阴而用阳，阴常不足，阳常有余，郁久化热，易伤肝阴，此时应忌刚用柔，慎用过分香燥之品，常选用当归、白芍、香橼、佛手等理气而不伤阴的解郁止痛药。若火热内盛，灼伤胃络，而见吐血，并出现脘腹灼痛、痞满、心烦、便秘、面赤、舌红、脉弦数有力者，此乃肝胃郁热，迫血妄行，可用《金匮要略》泻心汤，以苦寒泻热，直折其火，使火降气顺，吐血自止；还可辨证选用化肝煎、滋水清肝饮等。

5. 瘀血停滞

证候：胃脘疼痛日久，如针刺、似刀割，痛有定处，按之痛甚，痛时持久，食后加剧，入夜尤甚，或见吐血、黑便，舌质紫暗或有瘀斑，脉涩。

病机：气滞血瘀，或久痛入络，胃络瘀阻，不通作痛。

治法：活血化瘀，和胃止痛。

方药：失笑散合丹参饮加减（五灵脂、蒲黄、丹参、檀香、砂仁）。

失笑散可活血祛瘀，丹参饮可化瘀止痛。痛甚者，可酌加延胡索、三棱、莪术、枳壳、木香、郁金以行气活血化瘀。

血瘀胃痛，伴吐血、黑便时，当辨寒热、虚实，可参考血证有关内容进行辨证论治。

6. 湿热中阻

证候：胃脘疼痛，脘闷灼热，嘈杂，口干口苦，渴不欲饮，头重如裹，身重肢倦，纳呆恶心，小便色黄，大便不畅，舌质红，苔黄腻，脉滑数。

病机：湿热蕴结，胃失和降，不通作痛。

治法：清热化湿，理气和胃。

方药：清中汤加减（黄连、栀子、半夏、茯苓、白豆蔻、陈皮、甘草）。

本方可清热化湿，理气和胃。热盛便秘者，加大黄、枳实通腑泻热；气滞腹胀者，加厚朴、大腹皮行气消胀。

若为寒热互结，症见干噫食臭、心下痞硬者，可用半夏泻心汤。另外，尚可选用温胆汤、三仁汤等。

7. 胃阴亏虚

证候：胃脘隐隐灼痛，似饥而不欲食，口燥咽干，五心烦热，消瘦乏力，口干而不欲饮，大便干结，舌红少苔，脉细数。

病机：胃阴耗伤，胃失濡养，不荣则痛。

治法：滋阴益胃，和中止痛。

方药：一贯煎合芍药甘草汤加减（沙参、麦冬、生地黄、枸杞子、当归、川楝子、芍药、甘草）。

一贯煎可养阴益胃，芍药甘草汤可缓急止痛。痛甚者，可加香橼、佛手以行气止痛；脘腹灼痛、嘈杂反酸者，可酌加左金丸，以制酸止痛；胃热偏盛者，可加生石膏、知母、玉竹、芦根以清胃泻热，或用清胃散；日久而肝肾阴虚者，可加山茱萸、玄参、牡丹皮以滋补肝肾，还可选用益胃汤、玉女煎等。

8. 脾胃虚寒

证候：胃痛隐隐，绵绵不休，喜温喜按，空腹痛甚，得食痛缓，劳累或受凉发作，泛吐清水，手足不温，倦怠乏力，大便溏薄，舌质淡，苔薄白，脉软弱无力。

病机：脾胃虚弱，中焦虚寒，胃失温养，不荣则痛。

治法：温中健脾，和胃止痛。

方药：黄芪建中汤加减（黄芪、桂枝、芍药、甘草、生姜、大枣、饴糖）。

本方可温中补气，和中缓急。泛吐清水较多者，去饴糖，加干姜、陈皮、茯苓温胃化饮；反酸者，去饴糖，加黄连、吴茱萸、海螵蛸制酸和胃止痛。

疼痛控制后，可常服香砂六君子汤进行调理。

【中医适宜技术】

(一)单方、验方

1. 胃酸丸

乌贼骨 30g，浙贝母 12g，白及 30g。共研细末，每次 6g，每天 4次。本方适用于胃酸过多的消化性溃疡出现胃痛者。

2. 胡椒葱汤

胡椒粉 1g，葱白 3g，姜 6g。先烧开水，下姜、葱白，煮沸而成姜葱汤；再用热姜葱汤送服胡椒粉，或将胡椒粉放入姜葱汤中饮用。本方可暖胃行气止痛，适用于胃寒痛者，胃热痛者忌服。

3. 三合汤

高良姜 12g，香附 15g，百合 30g，丹参 30g，砂仁 12g，乌药 12g，水煎服。本方适用于胃痛日久不愈、寒热错杂者。

(二)中成药

胃痛之寒邪客胃证,可用温胃舒冲剂、良附丸等;饮食停滞证,可用保和丸、山楂丸、枳实导滞丸等;肝气犯胃证,可用气滞胃痛颗粒、保济丸等;脾胃虚弱证,可用养胃舒胶囊、温胃舒胶囊;肝胃郁热证,可用胃宁冲剂、丹栀逍遥丸;瘀血阻络证,可用血府逐瘀丸。

(三)简易治疗技术

1. 外敷疗法

食盐(原粗盐为好)500g,大葱白(切段)200g,共炒,至食盐呈黄色时,倒入布袋内,敷于患处,上盖棉被保温,一般15~30分钟即可止痛。

2. 针刺疗法

针刺内关、中脘、足三里穴,适用于各种胃痛。暴痛、实证者用泻法,久痛、虚证者用补法。

3. 艾灸疗法

胃痛急性期,可用艾条灸两侧足三里或梁丘穴,每穴15分钟;慢性期,可用艾条灸中脘穴20~30分钟。

4. 耳针疗法

耳针主穴:胃、十二指肠、大肠、小肠、神门。食欲不振、气虚者,加脾;反复发作,伴呕吐、脘闷者,加交感、皮质下、三焦。

胃痛患者亦可选用王不留行籽进行贴敷按压,每穴按压1分钟,重复操作2~3遍。双侧耳穴轮流使用,每2天更换1次。

【预防调护】

胃痛之发作,多与情志不遂、饮食不节有关,因而重视精神与饮食方面的调摄是预防本病的关键。告知患者应保持精神愉快,性格开朗,劳逸结合;饮食有节,切忌暴饮暴食,或饥饱无常,少食辛辣、刺激食物,慎用水杨酸、肾上腺皮质激素等西药。

胃痛持续不已、疼痛剧烈者,应卧床休息,一定时间内应进流质或半流质饮食,恢复期饮食应少食多餐、清淡、易消化,忌粗糙多纤维饮食，尽量避免浓茶、咖啡、烟酒和辛辣食物。内服汤药时，虚寒性胃痛患者宜温服，并在发作前服药；虚热性胃痛患者宜稍凉服。

【经典集萃】

《金匮要略·腹满寒疝宿食病脉证并治第十》："病者腹满，按之不痛为虚，痛者为实，可下之；舌黄未下者，下之黄白去。"

"腹满时减，复如故，此为寒，当与温药。"

"腹满不减，减不足言，宜大承气汤。"

"心胸中大寒痛，呕不能饮食，腹中寒，上冲皮起，出见有头足，上下痛而不可触近，大建中汤主之。"

《临证指南医案·胃脘痛》："夫痛则不通，通字须究气血阴阳，便是看诊要旨矣。"

"当理中焦，健运二阳，通补为宜，守补则谬。"

"因久病胃痛，瘀血积于胃络，议辛通瘀滞法。"

【名医验案】

（一）肝气犯胃之胃痛案

李某，女，52岁。2006年6月3日初诊。主诉：胃痛3年，加重1个月。自诉于3年前无明显原因出现胃脘部疼痛，既往服用多种中西药物治疗，症状时轻时重，常于生气后加重。曾于某医院查胃镜示胃窦黏膜充血，点状糜烂。近1个月来症状加重，故来就诊。刻下症见：胃脘部胀满疼痛，进食后好转，伴有呃逆、疲乏、反酸、纳差，无口干、口苦，无恶心；舌体正常，舌质淡红，苔白，脉弦。西医诊断：慢性胃炎。中医诊断：胃痛（肝胃不和证）。治以疏肝理气，和胃止痛。方用柴胡疏肝散加减。处方：柴胡15g，杭白芍20g，枳实10g，炙甘草10g，香附10g，川楝子10g，延胡索10g，细辛10g，白芷12g，代赭石20g，莱菔子15g。6剂，水煎，每天1剂，分2次服。医嘱：忌辛辣饮食，调情志，随诊。

二诊：服药6剂后，症状明显好转，胃脘部时胀，反酸，大便时干时稀。效不更方，方药略有增减，连服18剂，症状好转。为巩固疗效，前方改汤为丸，每丸 9g，每次 1 丸，每天 3 次。嘱服药 1 个月后复诊。复诊时，诉服药后症状已消失。

按：脾胃之升降与肝之疏泄功能密切相关，即"土得木而达"。因此，忧思恼怒，气郁伤肝，肝气横逆，势必克脾犯胃，致气机郁滞、逆乱，故而发生疼痛。本案以胃脘胀痛为主症，且常于怒后加重，呃逆、脉弦等皆为肝郁气滞型胃痛之辨证要点；患者又兼见吐酸。吐酸一症，总体来说，虽有寒、热两端，但均是因肝气郁结、胃失和降而致，故治以柴胡疏肝散为主方。方中柴胡疏肝解郁，枳壳理气散结，白芍、延胡索缓急止痛，甘草益气和中，再加香附、莱菔子、川楝子以理气导滞、调整胃肠；杭白芍、炙甘草、白芷、细辛四药合用，可行气消滞、和血散瘀、解痉止痛，针对此种肝郁气滞、肝胃不和型胃痛确有良效。

（二）肝胃郁热之胃痛案

汪某某，男，31 岁，工人。因胃脘持续剧痛、拒按，两胁窜痛，历时半天，伴呕吐、汗出，烦躁不安，辗转呻吟。经用阿托品、颠茄合剂等西药治疗无效，急诊入院。入院后又以 654 - 2、维生素 B_6、庆大霉素等治疗 2 天，呕吐止，余症无缓解，邀余会诊。询问得知，病因夫妻口角、打架，以致其妻受伤住院所发。除上述症状外，尚有口干口苦、心烦少寐、小便短赤、大便干燥、舌质红、苔黄、脉弦紧。诊为胃脘痛。证因暴怒伤肝，郁而化火，横逆犯及中州所致。治宜疏肝解郁，泻热理中。方选化肝散加减：白芍 20g，青皮、陈皮、泽泻、炒栀子、川楝子、延胡索各 10g，黄连、柴胡、甘草各 5g。2 剂，水煎服。服药 1 剂后，疼痛明显缓解，子夜安静入睡。复诊时继服 2 剂，疼痛若失，诸症痊愈出院。

按：化肝煎是《景岳全书·新方八阵·寒阵》中所录的一首临床有效处方，由青皮、陈皮、白芍、牡丹皮、栀子、泽泻、贝母组成；主治怒气伤肝，因气逆动火致烦热胁痛、胀满动血等。肝主藏阴血，内寄相火，性善条达而气宜疏泄流通，肝郁不疏，相火妄动，动火则伤其脏，故景岳称之为"气逆动火"。本案患者因暴怒而致肝失条达，横逆犯胃，故见胃脘剧痛、两胁窜痛；肝气郁而化火，故见烦躁不安、口苦、小便赤、大便干燥等症状。恰为肝胃郁热型胃痛，为化肝煎所主。方中青皮、陈皮与柴胡合用，可疏肝理气解郁，伍以川楝子，可增强理气之功；白芍、延胡索可柔肝止痛；栀子、黄连可清肝胃郁热，其中栀子为治"火郁"要药；牡丹皮可清肝凉血散瘀，贝母（常用浙贝母）可化痰散结、疏利肺气，有"佐金平木"之意；泽泻淡渗泻热，使热从小便出。本案之方药，疏肝、柔肝、清肝、泻肝诸法共备，使肝气得舒而阴血不伤，郁火得泻而病自痊。

（三）脾胃虚寒之胃痛案

曲某，男，70岁。1993年12月13日初诊。胃脘部胀满疼痛1个月，加重4天。1个月前由于饮食失节、贪凉饮冷而致胃脘胀满不适、畏寒怕冷，曾赴医院检查，经上消化道造影，考虑"慢性胃炎"，予口服药物治疗（具体药物不详），诸症稍缓解。4天前，复因受寒致胃脘疼痛复作，口服药物不能缓解，故来我院就诊。现症：胃脘部隐痛，喜温喜按，空腹痛甚，进食痛减，食后吸气，腹胀，纳差，大便稀溏，小便调，寐欠安；查其神志清楚，精神尚可，表情自然，面色欠润，双目有神，形体适中，体态自如，语音清晰，语声正常，无咳嗽、喘息之声，无异常气味闻及，毛发稀疏，皮肤正常，肤温正常，胸腹无异常，舌体大小正常，舌底脉络红，未见迂曲，舌质淡，苔白，脉沉。诊为胃脘痛（中焦虚寒证）。治以温中健脾，益气和胃。方选黄芪建中汤加减。处方：黄芪15g，党参15g，当归20g，白芍20g，桂枝10g，白术10g，肉豆蔻10g，莱菔子10g，焦三仙27g，鸡内金10g，枳壳10g，茯苓10g。水煎服，每天1剂。

复诊：服药后，胃脘部隐痛减轻，仍喜温喜按，空腹疼痛明显，进食后痛减，嗳气及腹胀减轻，纳增，大便已成形且每日一行，小便调，寐已安。效不更方，继续服用上方治疗。随访半年，病未复发。

按：老年患者，正气已衰，脏腑功能减退，脾胃虚弱；加之饮食失节、贪食冷饮而伤及脾胃，脾阳不足，中焦虚寒；胃为水谷之海，主受纳及腐熟水谷，脾阳不足，伤及胃气，胃失温养，不荣则痛，而致胃脘疼痛；脾胃虚寒，故胃痛隐隐；寒得温而散，气得按而行，所以喜温喜按；脾胃虚寒，则胃运化受纳失常，故纳差、腹胀；胃虚得食，则食助产热以抗邪，所以进食后痛缓；脾胃生湿，下注肠道，故大便稀溏；舌质淡、苔白，为脾胃虚弱、中焦虚寒之象。当健脾益气以补虚，温中和胃以散寒，合以治本；降逆消导，理气除胀以治标。标本同治，组方有度，宜深思之。

(四)胃阴不足之胃痛案

金某，男，30岁，司机，1992年6月3日初诊。胃脘疼痛8年，加重1个月。患者自1984年以来胃脘部经常隐隐作痛，在医院做胃镜示"浅表性胃炎"。曾服用胃得乐、胃气止痛冲剂等中西药物，疗效不明显，症状时轻时重。近一个月来，胃痛又作，呃逆反酸，前来诊治。现症：胃痛隐隐，时轻时重，灼热不舒，呃逆反酸，口干思饮水，纳差食少，大便干燥，舌质红，苔薄黄，脉细弦。辨证：胃阴亏虚，瘀血阻络。治宜滋阴益胃，缓急止痛，活血化瘀。方用：益胃汤合芍药甘草汤加减。处方：沙参15g，麦冬10g，玉竹15g，白芍12g，甘草10g，生蒲黄9g(包)，五灵脂9g，延胡索10g，佛手12g，川楝子10g，炒谷芽10g，炒神曲10g，制大黄6g，煅瓦楞子10g。7剂，水煎服。

1992年6月10日二诊：服上方7剂，胃痛明显减轻，食量增加，大便通畅，偶有反酸、呃逆，仍口干思饮水、眠差，舌质红，苔薄黄，脉细弦。守原方，加石斛12g、夜交藤30g。7剂，水煎服。

1992年6月17日三诊：服7剂药后，胃痛消失，诸症减轻，已无反酸，舌质红，苔薄白，脉细弦。守原方，去制大黄、煅瓦楞子。再服7剂，巩固疗效。

按：益胃汤方出《温病条辨》，原方主治阳明温病、下后汗出、胃阴受伤者。本例患者属胃阴不足，瘀血阻络，以沙参、麦冬、石斛等甘凉之品养阴、生津、清热。芍药甘草汤方出《伤寒论》，主要功用为调和肝脾、缓急止痛。本案患者为出租车司机，生活不规律，饮食不按时，时冷时热，导致脾胃功能受损，出现胃痛、灼热不舒、呃逆、反酸、口干纳呆、大便干燥等胃中燥热、阳明失润、胃阴不足之象。治以沙参、麦冬、玉竹、石斛、白芍、甘草等甘寒滑润之品，滋胃阴之虚、润阳明之燥；佐以制大黄苦寒泻热、缓下通便，炒谷芽、炒神曲益胃消食、增加食欲，煅瓦楞子制酸止痛，川楝子、延胡索行气活血、理气止痛，蒲黄、五灵脂活血化瘀，可治一切心腹诸痛。诸药相合，使胃阴得复，气血调和而诸证自平。

【证治心法】

在胃痛的诸多治法中，以疏肝和胃法与温中健脾法最为常用，无论是古今医家，还是现今中医院校历年来的各版教材，论治胃痛时其证型虽不尽相同，但必有肝气犯胃与脾胃虚寒证。验之临床，胃痛实证以肝气犯胃为多，胃痛虚证以脾胃虚寒为最，故疏肝和胃法与温中健脾法是临证必须掌握的两大法则。

疏肝和胃法以柴胡疏肝散为代表方，兼肝郁化热，胃脘灼热、嘈杂反酸者，加栀子、牡丹皮、海螵蛸、黄连；疼痛严重时，加川楝子、延胡索。当慎用芳香燥热之品，因其虽能取一时之效，但只能作为治标之用，久则有伤阴之弊，宜选用功效平和且味辛质润的理气之品，如陈皮、佛手、香橼、郁金等。

温中健脾法以黄芪建中汤为代表方，内寒偏盛者，加干姜、川椒、附子，将桂枝改为肉桂；泛吐清水较多者，加陈皮、半夏、云苓。因此法为脾胃虚寒而设，故诸药宜炙宜炒，不可生用。芍药宜久炒，视证情及患者体质，用量可至30～50g，止痛效果更好，痛止后可用香砂六君子汤进行调理。

气滞是胃痛发生、发展的主要病理环节，胃气壅滞不通，轻则为胀，重则为痛。根据"胃以降则和，腑以通为补"的原则，在整个胃痛的治疗过程中，当以通降为主旨，对于胃气壅滞、肝胃气滞、肝胃郁热、瘀血阻滞等实证胃痛，治以理气通降、活血通降，一守到底。如伴有腹胀便秘、舌苔黄厚等肠胃燥实、腑气不行之表现者，还要用大黄、枳实、厚朴、瓜蒌仁等药，以增强清热通腑的作用，有时即使出现虚象，也不宜早补、峻补。瘀血阻滞证之疼痛缓解后，常表现为乏力、纳呆、便溏，扶正时宜用香砂六君子一类通补兼施的方法，以避免补而生滞、病情反复。在脾胃虚寒、胃阴不足之虚证胃痛的治疗中，选用黄芪建中汤、益胃汤的基础上，加陈皮、香附、川楝子、延胡索，亦意在通补并用。

【要诀总括】

胃病疼痛在胃脘，脾胃受损气血乱；胃气壅滞香苏饮，肝胃气滞疏肝散；胃热泻心金铃子，肝胃郁热化肝煎；瘀血失笑丹参饮，黄芪建中脾胃寒；胃阴不足脘隐痛，益胃汤合芍药甘。

第二节　呕　吐

呕吐是胃失和降，气逆于上，迫使胃中之物从口中吐出的一种病证。一般有声有物谓之呕，有物无声谓之吐，无物有声谓之干呕。因临床上呕与吐常同时出现，故合称为呕吐。

"呕吐"之病名，最早见于《黄帝内经》。张仲景在《伤寒论》和《金匮要略》中，对呕吐的脉证及治疗也进行了详尽阐述。

西医学的神经性呕吐、急性胃炎、幽门梗阻、幽门痉挛、不完全性肠梗阻、急性胆囊炎、胆石症、胆道蛔虫病、颅脑疾病、内耳性眩晕以及一些急性传染性疾病早期，当以呕吐为主要临床表现时，均可参考本节内容进行辨证论治，必要时可结合辨病进行处理。

【病因病机】

呕吐的主要病因有外感、七情、饮食、劳倦、久病等。

1. 外邪犯胃

六淫之邪，或秽浊之气，侵犯胃腑，邪客于胃，胃失和降，气逆于上，水谷随气上出，发为呕吐。

2. 饮食不节

暴饮暴食，或醇酒辛辣，或过食甘肥油腻，或食入不洁之物，伤胃滞脾；或多食生冷瓜果，脾运不健，痰饮内生，客于中焦，胃气不降，上逆而为呕吐。

3. 情志失调

恼怒伤肝，肝失疏泄，肝郁横逆犯胃，胃气上逆；忧思伤脾，脾失健运，食停难化，胃失和降，胃气上逆，均可发为呕吐。

4. 禀赋不足

脾胃素虚，病后脾弱，劳倦过度，耗伤中气，胃虚不能受盛，脾虚不能化生，导致食滞中脘，胃失和降，胃气上逆，发为呕吐。

呕吐的主要病机为胃失和降，胃气上逆。其病变脏腑主要在胃，与肝、脾有密切的关系。胃之和降，有赖于肝之疏泄和脾之升清，肝失疏泄、脾运失健，均可致胃失和降，从而发生呕吐。呕吐的病理表现有虚、实之分。因外邪、饮食、痰饮、肝郁所致者，为实；脾胃气虚或阳虚、胃阴不足所致者，为虚。虚、实之间可互为转化与兼夹，而致虚实夹杂之证。

【诊断】

(一)诊断要点

1. 临床特征

呕吐食物、痰涎、水液，或干呕无物，持续或反复发作，常伴有脘腹不适、恶心纳呆、反酸等症。

2. 病史

患者起病或缓或急，常有感受风寒、饮食不节、恼怒气郁，或久病不愈等病史。

3. 相关检查

上消化道 X 线钡餐、电子胃镜、腹部 B 超、肾功能、头部 CT、磁共振成像、血电解质等检查有助于进一步诊断。对于停经 25 天以上育龄期女性患者，还应做妊娠试验，以排除妊娠呕吐。

(二)病证鉴别

1. 呕吐与反胃

两者同属胃部病变，病机都是胃失和降、气逆于上，都有呕吐的临床表现。反胃是脾胃虚寒，胃中无火，难以腐熟食入之谷物，导致朝食暮吐、暮食朝吐，终致完谷尽吐出而始感舒畅；呕吐为吐出胃中食物、水液，或食入即吐，或不食亦吐，或仅见干呕、恶心，并无规律性。

2. 呕吐与噎膈

两者均可出现呕吐之症。噎膈表现为进食哽噎不顺或食不得入，或勉强吞下，必阻塞于胸膈之间，随即吐出，大多病情深重，病程较长，预后欠佳；呕吐进食顺畅，吐无定时，大多病情较轻，病程较短，预后尚好。噎膈的病位在食管，呕吐的病位在胃。

【辨证论治】

(一)辨证要点

1. 辨虚实

实证多由感受外邪、饮食停滞所致，发病较急，病程较短，呕吐量多，味酸臭，多伴有脘腹胀满，或寒热表证，脉实有力；虚证多属内伤，有气虚、阴虚之别，呕吐物量少，酸臭味不甚，常伴有精神萎靡、倦怠乏力、脉弱无力等。

2. 辨呕吐物

呕吐物酸腐量多、气味难闻者，多属饮食停滞，食积内腐；呕吐苦水、黄水者，多属胆热犯胃，胃失和降；呕吐物为酸水、绿水者，多属肝气犯胃，胃气上逆；呕吐物为清水、痰涎者，多属痰饮中阻，气逆犯胃；泛吐黏液且量少者，多属胃阴不足；呕吐物量少、味淡、时作时止者，多属脾胃虚寒。

(二)论治要点

呕吐的治疗以和胃降逆为原则。实证以祛邪为主，邪去则呕吐自止，可采用解表、消食、化痰、解郁等法。虚证以扶正为主，正复则呕吐自愈，可采用健运脾胃、益气养阴等法。虚实兼夹者，当审其标本缓急之主次而治之。

呕吐的治疗，应注意药物气味的选择。油质较多、有腥臊恶臭气味的药物，如阿魏、桃仁等，不应选用；橘皮、生姜、半夏、代赭石等，为治疗呕吐的常用药物，可随证选用。

（三）分证论治

1. 实证

1）外邪犯胃

证候：突然呕吐，胸脘满闷，发热恶寒，头身疼痛，舌苔白腻，脉濡缓。

病机：外邪犯胃，胃气上逆。

治法：疏邪解表，化浊和中。

方药：藿香正气散加减（藿香、紫苏、白芷、生姜、大腹皮、厚朴、半夏、陈皮、白术、茯苓、大枣、甘草）。

本方可芳香化浊，散寒解表。风寒偏重，症见寒热无汗、头痛身楚者，可加荆芥、防风、羌活以祛风寒、解表邪；脘痞嗳腐、饮食停滞者，可去白术、甘草、大枣，酌加鸡内金、神曲以消食导滞；兼气机阻滞，脘闷、腹胀者，可加木香、枳壳以行气消胀。

若患者外感风热，可用银翘散加竹茹、竹沥、半夏、旋覆花；外感暑湿，可用新加香薷饮。若患者干呕、吐涎沫、巅顶痛，为寒邪客于足厥阴肝经，可用吴茱萸汤加减。

2）食滞内停

证候：呕吐酸腐，嗳气厌食，脘腹胀满，大便或溏或结，舌苔厚腻，脉滑实。

病机：食积内停，胃失和降，胃气上逆。

治法：消食化滞，和胃降逆。

方药：保和丸加减（神曲、山楂、莱菔子、陈皮、半夏、茯苓、连翘）。

本方可消食和胃，理气降逆。因食肉而吐者，重用山楂；因饮酒而吐者，加白蔻仁、葛花，重用神曲；因食鱼、蟹而吐者，加苏叶、生姜；因食豆制品而吐者，加生萝卜汁；因食面食而吐者，重用莱菔子，加麦芽；因食米而吐者，加谷芽。

若患者因食物中毒而呕吐，可用烧盐方探吐，以防止腐败毒物被吸收。若患者食积较重，出现发热、呕吐、腹胀拒按、便秘、舌苔黄腻者，为食积与湿热交阻，治宜导滞通腑、清热化湿，可用枳实导滞丸进行治疗。

3）痰饮内阻

证候：呕吐清水痰涎，脘闷纳呆，头眩，心悸，舌苔白腻，脉滑。

病机：痰饮内停，中阳不振，胃气上逆。

治法：温中化饮，和胃降逆。

方药：小半夏汤合苓桂术甘汤加减（半夏、生姜、茯苓、白术、甘草、桂枝）。

小半夏汤可祛痰化饮，苓桂术甘汤可健脾化湿、温化痰饮。脘腹胀满、舌苔厚腻者，去白术，加苍术、厚朴、枳壳以行气除满；脘闷不食者，加白蔻仁、砂仁以理气化浊、醒脾开胃；胸膈烦闷、口苦、失眠、恶心呕吐者，为痰饮久郁化热，可去桂枝，加黄连、胆南星，亦可用黄连温胆汤。

若患者呕吐，兼有眩晕、耳鸣等，可用泽泻汤加味。

4）肝气犯胃

证候：呕吐吞酸或干呕泛恶，嗳气频繁，胸胁胀痛，每因情志不遂而发作或加重，舌质红，苔薄腻，脉弦。

病机：肝郁犯胃，胃失和降，胃气上逆。

治法：疏肝理气，和胃降逆。

方药：四七汤加减（苏叶、厚朴、半夏、生姜、茯苓、大枣）。

该方可理气宽中，和胃降逆止呕。胸胁胀痛较甚者，可加川楝子、郁金、香附、柴胡以疏肝解郁；肝郁化火，呕吐酸水、心烦口渴者，宜清肝和胃，辛开苦降，可酌加左金丸及栀子、黄芩等；胸胁刺痛，或呕吐不止、舌有瘀斑、诸药无效者，可酌加桃仁、红花等活血化瘀。

2. 虚证

1）脾胃气虚

证候：恶心呕吐，食入难化，食欲不振，脘部痞闷，大便不畅，舌苔白滑，脉虚弦。

病机：脾胃气虚，胃失和降，胃气上逆。

治法：益气健脾，和胃降逆。

方药：香砂六君子汤加减（党参、茯苓、白术、甘草、半夏、陈皮、木香、砂仁)。

该方可健脾益气，理气祛痰，和胃止呕。呕吐频作、嗳气脘痞者，可加旋覆花、代赭石以镇逆止呕；呕吐清水较多、脘冷肢凉者，可加附子、肉桂、吴茱萸以温中化饮、降逆止呕；呕吐伴气短懒言、倦怠乏力者，可酌加升麻、柴胡、生黄芪以补中益气。

2)脾胃阳虚

证候：饮食稍多即吐，时作时止，大便溏薄，面色㿠白，恶寒喜暖，四肢不温，倦怠乏力，口干不欲饮，舌质淡，脉濡弱。

病机：脾胃虚寒，运纳无权，胃气上逆。

治法：温中健脾，和胃降逆。

方药：理中汤加减(人参、白术、干姜、炙甘草)。

该方可健脾和胃，甘温降逆。呕吐甚者，可加砂仁、半夏等理气降逆止呕；呕吐清水不止者，可加吴茱萸、生姜以温中降逆止呃；久呕不止、呕吐之物完谷不化、汗出肢冷、腰膝酸软、舌质淡胖、脉沉细者，为脾肾阳虚，可加制附子、肉桂等温补脾肾。

3)胃阴不足

证候：呕吐反复发作，量少，或时作干呕，似饥而不欲食，口燥咽干，舌红少津，脉细数。

病机：胃阴不足，胃失润降，气逆于上。

治法：滋养胃阴，降逆止呕。

方药：麦门冬汤加减(人参、麦冬、粳米、甘草、大枣、半夏)。

本方可滋阴养胃，降逆止呕。呕吐较剧者，可酌加桔梗、竹茹、枇杷叶以和降胃气；口干舌红、热甚者，可加黄连、连翘以清热止呕；兼大便干结者，可加瓜蒌仁、火麻仁、白蜜以润肠通便；伴倦怠乏力、纳差、舌淡者，可加党参、山药以益气健脾。

【中医适宜技术】

(一)单方、验方

(1)砂仁5g，生姜5片。稀饭快熬好时，放入上两味药，一起再煮2分钟。待稀饭煮熟后，去掉药渣，喝稀饭，适用于妊娠呕吐。

(2)苏叶 10g，藿香 10g，高良姜 6g。上药用开水冲泡，代茶饮，频频服之。本方可治疗外感寒邪之呕吐。

(3)芦根 90g，切碎，水煎服。本方适用于胃热呕吐。

(二)中成药

呕吐之外邪犯胃证，可用玉枢丹、藿香正胃丸等；食滞内停证，可用保和丸、沉香化滞丸、和中理脾丸等；痰饮内阻证，可用二陈丸、六君子丸、半夏天麻丸、山楂内消丸等；肝气犯胃证，可用木香顺气丸、舒肝平胃丸、舒肝丸等；脾胃气虚证，可用摩罗丹、香砂养胃丸；脾胃阳虚证，可用丁蔻理中丸、温胃舒颗粒；胃阴不足证，可用琼玉膏、二冬膏、滋阴甘露丸、养胃舒颗粒。

(三)简易治疗技术

1. 针刺疗法

针刺主穴：中脘、胃俞、内关、足三里。寒吐者，加上脘、公孙；热吐者，加商阳、内庭，并可用金津、玉液点刺出血；食滞者，加梁门、天枢；痰饮者，加膻中、丰隆；肝气犯胃者，加肝俞、太冲；脾胃虚寒者，加脾俞、神阙；肠鸣者，加脾俞、大肠俞；反酸、干呕者，加建里、公孙。

2. 耳针疗法

耳针选穴：胃、贲门、食道、交感、神门、脾、肝等。每次选取 2～4 穴，用毫针刺，中等刺激；亦可用揿针埋藏或用王不留行籽贴压。

3. 穴位注射法

选穴可参照针刺疗法之主穴，用维生素 B_1 或维生素 B_{12} 注射液每穴注射 0.5～1mL，每天或隔天 1 次。

4. 艾灸疗法

艾灸隐白、脾俞等穴，可健脾温胃、和中止呕，适用于脾胃虚寒之呕吐。

【预防调护】

本病的发生与饮食关系密切，平时应注意饮食卫生，定时定量，不食生冷、不洁之物，不过食辛辣、肥腻之物。此外，注意精神调摄，保持心情愉快，避免情志刺激，适寒温，加强体育锻炼，增强体质，亦是预防本病的关键。

对于呕吐患者，应嘱其适当休息，密切观察其病情变化；饮食宜少量多餐、清淡、无刺激性及异常气味。对于呕吐严重者，应禁食，或进流质、半流质饮食；呕吐后用温开水漱口；服用中药汤剂时应浓煎，并少量多次频服。若进食即吐者，可于药液中放入少许姜汁，或根据病情采用冷饮或热饮，以防病邪与药物格拒。

【经典集萃】

《伤寒论》第 379 条："呕而发热者，小柴胡汤主之。"

《金匮要略·呕吐哕下利病脉证治第十七》："呕而胸满者，吴茱萸汤主之。"

"干呕，吐涎沫，头痛者，吴茱萸汤主之。"

"呕而肠鸣，心下痞者，半夏泻心汤主之。"

《医宗金鉴·杂病心法要诀》："有物有声谓之呕，有物无声吐之征。""呕吐半姜为圣药，气盛加橘虚蜜参，热盛姜连便闭下，寒盛丁萸姜六君。"

【名医验案】

(一)外邪犯胃之呕吐案

患者，男，49 岁。1982 年 10 月 5 日来诊，言说自昨晚感到头痛昏沉，胃胀腹痛，呕吐两次，吐物有明显的酸腐味，现尚感恶心，大便溏软，胃胀腹痛，食欲不振，口不渴，微恶风寒，身热无汗，体温 38℃。查舌苔白厚腻，脉象弦滑带浮。实验室检查未见异常。四诊合参，知为夏秋之交，外感风寒湿之邪，内受饮食停滞之伤，内外合邪，既有头痛、发热等表证，又有胃痛、呕吐等里证，表里相兼，发为头痛、呕吐之证。治宜芳香疏解，化湿导滞。方用藿香正气散加减。处方：藿香 10g，佩兰 10g，紫苏 6g，荆芥 10g，防风 10g，白芷 20g，半夏 10g，焦神曲 10g，焦山楂 10g，焦槟榔 10g，炒枳实 12g，厚朴 12g，酒大黄 6g，茯苓 12g，炙甘草 3g，生姜 3 片。水煎服，2 剂。药后身得微汗出而热退，大便泻腐秽两次而腹痛、呕恶尽除；又以上方去防风、槟榔，减酒大黄为 3g，加炒白扁豆 9g，再进 2 剂而痊愈。

按：该患者于夏秋之交，外感风寒湿之邪，内受饮食停滞之伤，内外合邪而发病。邪束肌表，营卫失和，故见发热、恶寒、头痛等表证症状；外邪内犯，食滞中焦，胃失和降，而有腹痛、呕吐等里证表现。治用藿香正气散加减，解表化湿、降逆止呕，最为恰当。因表证较重，故减桔梗而加荆芥、防风，以助白芷、苏叶辛散表寒；加佩兰与藿香配伍，此为止呕药对，为治湿浊内蕴、呕逆之要药，藿香长于止呕而兼解表，佩兰侧重醒脾开胃，两味成对，对于湿浊困阻中焦而见痞闷纳呆、恶心者，湿浊一开，则呕吐自平。患者呕吐酸腐、胃胀腹满、大便溏泻、舌苔白厚腻、脉弦滑，说明不仅有外邪入里、内犯脾胃，且有宿食停滞、中焦气机受阻，故减陈皮、白术、大腹皮等健脾理气运湿之品，而加槟榔、神曲、山楂以消食导滞，加枳实、酒大黄配厚朴以通腑泻下。药投两剂，病势大减，故酌减解表利下之力，原方去防风、槟榔，减酒大黄为 3g，加炒白扁豆以健脾祛湿，再服两剂而愈。

(二)饮食停滞之呕吐案

苏某，男，4 岁，于 1978 年 5 月 20 日初诊。患儿近来日渐消瘦，面色苍黄，神疲乏力，食欲不振，恶心频作，呕吐酸馊不化之食物，腹痛胀满，按之尤甚，痛即欲便，便后痛减，大便日行二三次，为食物残渣，小便混浊、色淡黄，夜间磨牙。曾到军区某医院检查，心、肺未见异常，肝于剑突下 1cm 处可摸到，质软，脾未触及。化验检查：尿常规与肝功能均正常；大便常规提示发现虫卵 2 个。服西药颠茄酵母驱蛔片等，药后下蛔虫 2 条，腹痛稍缓，但隐隐不除，仍纳呆厌食、气弱乏力，改投中医治疗。症如前述，唇燥，舌苔白厚腻，口有腐味，脉象滑数。诊断：食积、虫证。治以消食导滞，化湿清热之法。方以保和丸加减。处方：陈皮 6g，茯苓 6g，半夏 3g，焦三仙 20g，炒槟榔 6g，炒莱菔子 6g，连翘 6g，胡黄连 5g，滑石 6g，木香 3g，乌梅 6g，甘草 3g。水煎，3 剂。每剂煎药 150mL，每天 3 次，温服。

1978年5月24日二诊。药后便下黏稠积粪2次，酸臭刺鼻，小便已清、淡黄、量多，腹痛已止，呕吐亦愈，神振思食，苔退脉平。原方去槟榔、木香、胡黄连等，继续服用6剂。化验大便正常。1个月后追访，饮食正常，体重有所增加。

按：保和丸出自《丹溪心法》，以山楂、神曲、半夏、茯苓、陈皮、莱菔子、连翘（即二陈汤减甘草，加山楂、神曲、莱菔子、连翘）配制而成，亦可改为汤剂使用。本方为消食导滞的代表方剂。盖脾胃者，表里之脏也。食积于胃，必累及于脾，故方中以半夏、陈皮健脾渗湿、理气和中，配山楂、神曲消磨水谷、消食化积，佐莱菔子宽中除胀、化食消痰；因食积渐久，蕴积生热，遂独取连翘一味，意在去热散结。大凡小儿宿食不化、腹痛胀满、纳呆食少、吐泻酸馊以及残食不化等，均可用本方加减治之，且功效卓著。但遣方用药，必须辨析体质强弱、证候之虚实、病程之久暂，如小儿平素体健，元气充沛，偶因过食多乳而食停于内，此属正盛邪实、蕴积不化之证，可用本方加槟榔、川厚朴、炒枳实治之，以宽中消胀、宣导泻实。盖食积之证，温之易通，寒则易结，若非蕴郁化热，则苦寒之品宜轻投。倘若着力泻实，恣用苦寒，攻伐太过，不唯邪气不得尽除，而且损伤幼儿稚阴稚阳之体、生生之气，致令脾气益虚、邪气益实，病程延缓，正气难复。即或取效于一时，但长此以往，亦恐对小儿之生长发育贻害无穷矣。故临证治疗时，不能图见小效于目前，致遗大害于日后。《幼幼集成》云："芽儿易虚易实。言虚者，正气易于虚也；言实者，邪气易于实也。然邪凑之时，必乘正气之虚，若不顾正气之虚，唯逐邪气之实，其有不败者几希？"如小儿禀赋不足，脾胃虚弱，又加不慎食量，可略加太子参、白术以扶正气；若病久虚甚，寒自内生，可佐干姜以温中散寒；若胃失和降，见呕吐者，可加姜炒竹茹、丁香、生姜以和胃降逆。如此，可使脾健自运，谷气渐充，虽虚弱之体，终可变为强健之身也。

（三）脾肾阳虚之呕吐案

邱某，男，37岁。初诊：病已3月，始于食肉，呕吐腹泻，缠绵不已，1个月后又见呕吐，朝食暮吐或食入即吐，均系不消化物，少腹胀满，嗳气恶心，纳食量少，面色萎黄，精神倦怠，四肢不温，腹不痛，口不渴。临床化验大小便、血常规均正常。查舌苔苍白且厚腻，脉迟缓。病属中焦虚寒，脾运无权，肾火衰微，火不暖土。治宜温运中土，和胃降逆。方用大建中汤加减：野山参9g，干姜4.5g，川椒1.8g，白术9g，炙甘草3g，姜半夏9g，良附丸9g（包煎），吴茱萸1.5g（与黄连0.9g同炒），荜澄茄9g。2剂。

二诊：药后呕吐反酸，大便质厚，纳食稍增，但胃脘仍胀满不适、口多涎水，舌苔转为黄腻。前方中肯，无须更张，宗原意，加附子6g，服6剂。

三诊：再投温运脾阳、补火生土之剂，呕吐已止，腻苔渐化，胃纳又增。昨大便重见溏薄，日行四五次，完谷不化，四肢欠温，舌淡，脉沉细。综观病情，仍是脾阳虚、肾火衰，以致清阳独阴升降失司，再拟健脾温肾、升清降浊之法，予四君子汤合升麻葛根汤加减（党参9g，焦白术9g，附子6g，茯苓9g，炙甘草3g，煨葛根3g，升麻4.5g，柴胡4.5g），6剂。

四诊：服上药1剂，大便次数即减，日二行，质厚，呕吐未作，脘胀、腹满亦减轻。6剂后，腹胀除，便溏止，知饥欲食，遂改予香砂六君子汤加减善后。

按：虚寒呕吐，多为脾胃虚寒，但日久可累及肾阳亦虚。本案即为脾肾阳虚之呕吐、腹泻，因以呕吐为主，故一诊时诊断为呕吐。因病缘于饮食不节，过食肥腻，损伤脾胃，胃失和降，脾失健运，故吐泻并作；缠绵3个月不愈，脾虚及肾，气虚及阳，致脾肾阳虚之证；脾胃虚寒，中阳不振，不能受纳水谷，和降胃气，故食入即吐、恶心、嗳气；脾虚不能运化水谷、化生气血，故大便溏软、腹胀食少、面黄神疲、苔白厚腻；肾阳虚衰，火不暖土，腐熟无权，故朝食暮吐、水谷不化；阳虚生寒，不能温通四末，故四肢清冷、脉迟而缓。治先宜温运中土、和胃降逆，选用温中散寒的大建中汤合良附丸加减。方中以人参、白术、炙甘草益气健脾，干姜、川椒、吴茱萸、良附丸、荜澄茄温中散寒，姜半夏、吴茱萸、黄连苦辛通降、和胃止呕。二诊时吐泻均减，纳食稍增，因口多涎水，故在原方的基础上加入附子，以温阳散寒。三诊时呕吐已止，因便溏重见，转以健脾温肾、升清降浊为主。四诊时不但呕吐未作，便溏亦止，诸症或除或减，遂以香砂六君子汤健脾和胃理气，病告痊愈。

(四)肝气犯胃之呕吐案

董某某，女，65岁，1983年3月14日初诊。患者于5个月前开始出现脘腹胀满、呕吐苦水、脘中烦懊不舒、两胁胀痛、嗳气频作、不思纳食、食后即吐，近2个月呕吐发作频繁，至今未止，屡治未效，X线片提示"胃窦炎"。现症：大便两天1次，量少颇艰，舌质淡红，苔薄，脉沉细而弦。此属肝气犯胃致呕，拟用半夏厚朴汤合左金丸加减治之。姜半夏12g，川厚朴12g，茯苓6g，生姜4.5g，紫苏叶6g，太子参6g，炒吴茱萸2g，炒川黄连6g。3剂，水煎服。

二诊：药后呕吐旋止，中脘烦懊亦舒，两胁胀痛渐止，已能纳食，大便两天1次，仍欠通畅，舌淡红，苔薄，脉细，宜再加养阴润肠之品以善后。方药：制半夏12g，川厚朴8g，茯苓6g，生姜4.5g，太子参12g，火麻仁10g(研)，生谷芽12g。4剂。药后大便通畅，每天1次，纳食渐增，随访半年未见复发。

按：半夏厚朴汤出自《金匮要略》，由半夏、厚朴、茯苓、生姜、紫苏叶组成；左金丸出自《丹溪心法》，由黄连、吴茱萸两味药组成。该案患者脘腹胀满、两胁胀痛、嗳气、食后即吐，为肝气犯胃之象，呕吐苦水、脘中烦懊，为气已化火，故用半夏厚朴汤降逆止呕、行气散结，并配以左金丸清泻肝火，并增加降逆止呕之效。因病已数月，出现不思饮食、大便秘结之象，故治当标本兼顾，加入太子参，以益气养阴，兼有补虚之效，药后呕吐旋止、胸胁胀满亦舒，但大便仍欠通畅，故加火麻仁润肠通便、生谷芽开胃消食以善后，50余日之久吐遂告痊愈。

【证治心法】

呕吐一证，首当详辨虚实，一般暴病呕吐多属实证，治以祛邪为主；久病呕吐多属虚证，治以扶正为主。但需注意的是，无论虚与实，在整个治疗过程中都应着眼于通降。和胃、理气、降逆是治疗呕吐的基本大法。半夏、生姜、陈皮为治呕之要药，如《千金要方》言"凡呕者，多食生姜，此是呕家圣药"，《医宗金鉴》有"呕吐半姜为圣药"，

《证治汇补》有"半夏、生姜、橘皮为呕家圣药"等。纵观历代治疗呕吐的方剂，多含有半夏、生姜、陈皮，其中尤以经方为最，如小半夏汤、大半夏汤、黄芩加半夏生姜汤、半夏泻心汤、生姜泻心汤、橘皮汤、橘皮竹茹汤等。上述各家验案，虽证候各异，但使用频次较多的仍是半夏、生姜、陈皮。此外，黄芩可治肺胃有热之呕吐，黄连可治心胃有热之呕吐，竹茹可治痰热中阻之呕吐，大黄可治胃肠积滞之呕吐，灶心土、沉香可治胃寒之呕吐，枇杷叶可治肺胃气逆之呕吐，藿香、佩兰、白豆蔻可治暑湿所致之呕吐。临证时，对某些顽固性呕吐，若诸药无效，则可采用重镇之法，首选代赭石。

【要诀总括】

呕吐之证胃气逆，病情当分虚与实；外邪犯胃阻中焦，解表降逆藿香气；饮食停滞保和丸，寒饮停滞苓桂甘；肝气犯胃吐酸水，枳甘柴芍配茱连；胃阴不足麦门冬，脾胃虚寒理中丸。

第三节 泄 泻

泄泻又称腹泻，指大便次数增多，粪质稀薄，甚至泻出如水样的病证。一般来说，大便溏薄而势缓者为泄，大便清稀如水而直下者为泻，两者统称为泄泻。本病一年四季均可发生，但以夏、秋季节较为多见。

泄泻历来名称较多。例如，泻下完谷不化者，谓之"飧泻"；泻下溏垢污浊者，谓之"溏泄"；泻下澄沏清冷者，谓之"鹜泄"；泻下水多者，谓之"濡泄"；久泻不禁者，谓之"滑泻"。泄泻以发病脏腑命名的如"胃泄""脾泄""肾泄""大肠泄"等。泄泻以发病病因命名的如"暑泄""食泄""酒泄""气泄""疫泄"等。

西医学中的急性肠炎、慢性肠炎、肠结核、肠易激综合征、吸收不良综合征等疾病，当以泄泻为主要表现时，均可参考本节内容进行辨证论治。

【病因病机】

泄泻的病因主要有感受外邪，饮食不节，情志失调及体虚久病等因素。

1. 感受外邪

六淫之邪外感均可引起泄泻，而以湿邪为主，其中又有寒湿和湿热的不同。汗出如水，或坐卧湿地，或居处潮湿，属寒湿，易困遏脾阳；夏月感受暑湿或湿热之邪，属湿热。寒湿和湿热均可导致脾之健运失职，小肠之泌别失司，大肠之传导失常，以致清浊不分、混杂而下，发为本病。

2. 饮食不节

暴饮暴食，或饥饱失宜，损伤脾胃，饮食不消，停滞肠胃；或恣食肥甘厚味，嗜酒无度，酿生湿热；或过食生冷，损伤中阳，寒湿内生；或误食腐败、变质等不洁食物等，致脾胃受损，水反为湿，谷反为滞，清浊不分，发为泄泻。

3. 情志失调

郁怒伤肝，肝气郁滞，横逆犯脾；或忧思伤脾，脾气不运，土虚木乘，致脾失健运，水谷不化，下趋肠道，发为泄泻。

4. 体虚久病

劳倦过度，或久病体虚，或素体脾胃虚弱，或年老肾阳衰微，不能温煦脾阳，使脾胃功能减弱，不能纳运水谷精微，水湿内生，发为泄泻。

泄泻发生的原因既有外感，又有内伤，外邪致病和饮食所引起的泄泻多起病急，常为急性泄泻；因情志失调和体虚久病引起的泄泻多起病缓，常为慢性泄泻。外邪致病中以湿邪最为重要，湿邪入侵，损伤脾胃，运化失常；内伤中以脾虚最为关键，脾虚失运，水谷不化精微，湿浊内生，混杂而下，发为泄泻。泄泻的病机关键为脾虚湿盛。湿盛与脾虚往往互为因果，湿盛可以困遏脾运，脾虚又可生湿。泄泻的病位在肠，主脏在脾，与肝、肾关系密切。大肠传导糟粕，小肠泌别清浊，脾主运化水谷，肝主疏泄，肾阳温煦脾土，共同维持饮食物的正常传化，其中任何脏腑功能失常，均可导致运化失常，而致泄泻的发生。泄泻的病理性质有虚、实之分。急性泄泻多属实证；慢性泄泻多偏虚证，或为本虚标实之证。虚实之间可以相互转化兼夹，出现虚实夹杂之证。

【诊断】

(一)诊断要点

1. 临床特征

泄泻表现为大便次数增多，粪质稀薄，甚至泻出如水样；常伴有腹胀、腹痛、肠鸣、纳呆等。

2. 病史

急性泄泻起病突然，病程短，多有暴饮暴食或误食不洁食物的病史；慢性泄泻起病缓，病程长，常反复发作，多有平素脾胃虚弱，复因外感、饮食、劳倦或情志等因素诱发。

3. 相关检查

大便常规、大便细菌培养、血常规、结肠内镜检查等有助于本病的诊断和鉴别诊断。

(二)病证鉴别

1. 泄泻与痢疾

两者均有大便次数增多、粪质稀薄的表现。痢疾以腹痛、里急后重、便下赤白脓血为主症；泄泻以大便次数增多、粪质稀薄甚至如水样为主症，大便中无脓血，也无里急后重表现。泄泻可有腹痛，但一般会泻后痛减；痢疾之腹痛泻后疼痛不减。此外，实验室检查结果亦有助于二者的鉴别。

2. 泄泻与霍乱

霍乱是一种发病急骤、变化迅速、病情凶险的急性传染病，以突然发生的剧烈上吐下泻、吐泻交作为主症，常先突然腹痛，继之吐泻交作，泻下物如米泔水，呕吐常呈喷射性，或伴有恶寒、发热，因频繁剧烈吐泻，重伤津液，可迅速出现气随津脱的阴竭阳亡之危候。泄泻则以大便次数增多、粪质稀薄甚至如水样为主症，无米泔水样便，亦无呕吐，一般预后良好。

【辨证论治】

（一）辨证要点

1. 辨寒热、虚实

大便清稀或完谷不化者，多属寒证；大便色黄褐而味臭、泻下急迫、肛门灼热者，多属热证。起病急、病程短、泻势急迫、腹痛拒按、泻后痛减者，多属实证；起病缓、病程较长、腹痛不甚、喜温喜按者，多属虚证。

2. 辨证候特点

外感所致之泄泻多伴有表证表现。其中，大便清稀或如水样、舌苔白腻而脉濡缓者，多属寒湿证；大便稀溏、色如败酱者，多属湿热证；食滞胃肠之泻，以腹痛肠鸣、大便溏垢、臭如败卵为特点；大便时溏时泻、稍有饮食不慎或劳倦过度即泻、面色萎黄、倦怠乏力者，多属脾胃虚弱；久泻、腹痛肠鸣即泻、泻后痛减、胸胁胀闷、嗳气、每因情志不舒而发作或加重者，多属肝郁乘脾；黎明之前腹痛泄泻、完谷不化、泻后则安、腰酸肢冷者，多属肾阳虚衰。

（二）论治要点

泄泻的治疗，应以运脾化湿为原则。急性泄泻以湿盛为主，重在化湿，辅以淡渗，根据寒湿和湿热的不同，分别采用温化寒湿或清化湿热的治法。有表证者，佐以疏解；有暑湿者，佐以清暑；兼伤食者，佐以消导。慢性泄泻以脾虚为主，治应以运脾补虚为主，辅以祛湿，根据证候不同，分别治以益气健脾、温肾健脾或抑肝扶脾。久泻不止者，宜当固涩；中气下陷者，宜益气升提。

治疗时，应注意急性泄泻不可骤用补涩，以免闭门留寇。慢性泄泻不可分利太过，以免伤津耗气；清热不可过用苦寒，以免损伤脾阳；补虚不可纯用甘温，以免助湿。

(三)分证论治

1. 急性泄泻

1)寒湿困脾

证候:大便清稀,甚如水样,腹痛肠鸣,脘闷食少,可伴有恶寒、发热、头痛、肢体疼痛等外感风寒表证表现,舌苔白滑,脉濡缓。

病机:寒湿困脾,运化无权。

治法:芳香化湿,疏风散寒。

方药:藿香正气散加减(藿香、白术、茯苓、陈皮、半夏、厚朴、大腹皮、紫苏、白芷、桔梗)。

本方可解表化湿,理气和中。兼风寒表证,发热、恶寒者,加荆芥、防风疏风散寒;寒湿困阻,腹胀、肠鸣者,加砂仁、炮姜、木香温中化湿、行气消胀;寒重于湿,腹胀冷痛、畏寒者,加草豆蔻、吴茱萸、砂仁温中散寒化湿。

2)湿热内蕴

证候:腹痛即泻,泻下急迫,或泻而不爽,粪色黄褐而味臭秽,肛门灼热,身热,小便黄短,舌苔黄腻,脉濡数或滑数。

病机:湿热中阻,传化失司。

治法:清热化湿。

方药:葛根黄芩黄连汤加减(葛根、黄芩、黄连、甘草)。

本方可解表清里,升阳止泻。兼风热表证,见发热、头痛、脉浮者,加金银花、连翘、薄荷清热解表;热邪偏重,身热、口苦者,加金银花、马齿苋、黄柏等增强清热解毒之力;湿邪偏重,脘腹满闷、舌苔微黄而厚腻者,可加薏苡仁、厚朴、茯苓、车前子等,以增强利湿之力;夹食积者,加神曲、山楂、麦芽消食导滞。

若时值盛夏,暑湿侵袭,表现为发热身重、烦渴自汗者,可用新加香薷饮,以解暑清热、利湿止泻。

3)食滞肠胃

证候:脘腹胀满,腹痛肠鸣,泻后痛减,大便臭如败卵或夹有不消化食物,嗳腐吞酸,不思饮食,舌苔垢浊或厚腻,脉滑。

病机:食积内停,脾运失健。

治法：消食导滞。

方药：保和丸加减（神曲、山楂、莱菔子、半夏、陈皮、茯苓、连翘）。

本方可消食导滞。脘腹胀满、泻而不爽者，加大黄、枳实、槟榔通腑导滞，或用枳实导滞丸；舌苔黄腻、食积化热者，可加黄连以清热；恶心、呕吐者，可加半夏、生姜以和胃降逆止呕。

2. 慢性泄泻

1）脾胃虚弱

证候：大便时溏时泻，迁延不愈，稍进油腻食物或进食稍多，则大便次数即明显增多，伴有不消化食物，饮食减少，食后脘腹胀闷不舒，面色萎黄，倦怠乏力，舌淡苔白，脉细弱。

病机：脾胃虚弱，运化无权。

治法：健脾益气，化湿止泻。

方药：参苓白术散加减（人参、白术、茯苓、甘草、砂仁、陈皮、桔梗、白扁豆、山药、莲子肉、薏苡仁）。

本方可益气健脾，化湿止泻。脘腹胀闷者，可加乌药、木香以理气温中。

若脾阳虚衰，症见腹中冷痛、手足不温者，可用附子理中汤，以温中散寒。久泻不止，中气下陷，症见腹中重坠，甚则脱肛者，可用补中益气汤，去当归，重用黄芪、党参，以益气健脾、升清止泻。

2）肾阳虚衰

证候：泄泻多在黎明之前，脐下冷痛，肠鸣即泻，完谷不化，泻后则安，形寒肢冷，腰膝酸软，舌淡苔白，脉沉弱。

病机：肾阳虚衰，不能温煦，脾失运健。

治法：温补脾肾，固涩止泻。

方药：四神丸加减（补骨脂、吴茱萸、肉豆蔻、五味子）。

本方可温肾止泻。年老体衰、久泻不止而致中气下陷者，可加黄芪、党参、白术、赤石脂、诃子益气升阳、固涩止泻，亦可加附子、炮姜以增强温肾暖脾之力。

若表现为滑脱失禁者，可用真人养脏汤。

3）肝郁乘脾

证候：腹痛泄泻，腹中雷鸣，攻窜作痛，泻后痛减，每因情志不畅而发作，胸胁胀闷，嗳气食少，舌质淡红，苔薄白，脉弦。

病机：肝气郁结，横逆犯脾，运化失司。

治法：抑肝扶脾，调中止泻。

方药：痛泻要方加减（白芍、白术、陈皮、防风）。

本方可补脾柔肝，祛湿止泻。胸胁胀满者，加柴胡、川楝子、青皮疏肝行气；脘腹胀满者，加厚朴、枳实行气消胀；脾虚食少者，加黄芪、党参、山药益气健脾；久泻不止者，加乌梅、五倍子、诃子收涩止泻；便秘与泄泻交替出现者，可加砂仁、木香调和脾胃。

【中医适宜技术】

（一）单方、验方

（1）炮姜 6g，研末，用米汤调服。本方可温中止泻，适用于寒证泄泻。

（2）莲子、白扁豆各 60g，研为细末，每次 6g，米汤送服，每天 2 次。本方可补脾止泻，适用于脾虚泄泻。

（3）石榴皮 1 个，红糖 30g，水煎，温服，每天 1 次。本方适用于脾虚久泻。

（4）五味子 60g，吴茱萸 15g。将吴茱萸用水浸泡 7 天，晒干后，与五味子同炒，研为细末，每次 6g，每天 3 次，用温开水冲服。本方适用于五更泄泻。

（二）中成药

泄泻之寒湿困脾证，可用藿香正气水；湿热内蕴证，可用香连丸、葛根芩连丸、黄连素片；脾胃虚弱证，可用参苓白术丸、补中益气丸；肾阳虚衰证，可用四神丸、固肠止泻丸；肝郁乘脾证，可用逍遥丸。

（三）简易治疗技术

1. 艾灸疗法

（1）悬灸：取穴以天枢、足三里为主。胃脘胀痛者，加中脘、内关；湿盛者，加上巨虚、阴陵泉；脾胃虚弱者，加脾俞、公孙、气海；命门之火虚弱者，加命门、肾俞、关元、神阙；肝木乘脾者，加脾俞、太冲。艾灸时，每次选2～4穴，每穴每次灸15～20分钟，每天1次，10次为1个疗程。

（2）隔盐灸：取神阙穴，用纯净食盐填敷于脐部，于盐上再置一薄姜片，中间以针刺数孔，上置大艾炷施灸。当患者感觉灼烫时，可将姜片稍提起，稍停后，放下再灸；当艾炷燃尽后，可易炷再灸。每次灸7～10壮，每天1次，5～7次为1个疗程。

2. 针刺疗法

针刺取穴：上巨虚（双）、天枢（双）、足三里（双）。本疗法适用于急性泄泻。

【预防调护】

适当锻炼，以提高防病、抗病能力，使脾旺不易受邪；养成良好的卫生习惯；加强饮食卫生和水源管理，不食用变质及不洁食物，不过食生冷、肥甘厚味；养成饭前、便后洗手的习惯。以上措施是预防泄泻发生的关键。

泄泻患者饮食宜清淡、富有营养、易于消化，必要时可食流质或半流质饮食，忌食生冷、油腻、辛辣、肥甘等不易消化的食物。急性泄泻多会耗伤气阴，应注意及时补充体液，可食淡盐汤、米粥、米汤、菜汤等，以养胃气，滋胃阴。虚寒泄泻者，可食淡姜汤，以振脾阳、调胃气。

【经典集萃】

《素问·阴阳应象大论》："湿胜则濡泄"。

《素问·脏气法时论》："脾病者，虚则腹满肠鸣，飧泄，食不化。"

《儒门事亲·金匮十全五泄法后论》："若无温，则终不成疾。"

《医贯·论泄泻》："脏腑泻利，其证多端，大抵皆由脾胃而作。"

《杂病源流犀烛·泄泻源流》："湿盛则飧泄，乃独由于湿耳，不知风寒热虚，虽皆能为病，苟脾强无湿，四者均不得而干之，何自成泄？

是泄虽有风寒热虚之不同，要未有不源于湿者也。"

《景岳全书·泄泻》："泄泻之本，无不由于脾胃。"

《金匮要略·呕吐哕下利病脉证治第十七》："下利气者，当利其小便。"

《丹溪心法·泄泻》："世俗类用涩药治利与泻，若积久而虚者，或可行之，初得之者，必变他疾，为祸不小，殊不知多因于湿，惟分利小水最为上策。"

《景岳全书·泄泻》："治泻不利小水，非其治也。"

"凡泄泻之病，多由水谷不分，故利水为上策。"

"有可利者，有不可利者，应详辨之……然惟暴注新病者可利，形气强壮者可利，酒湿过度、口腹不慎者可利，实热闭涩者可利，小腹胀满、水道痛急者可利。又若病久者不可利，阴不足者不可利，脉证多寒者不可利，形虚气弱者不可利，口干非渴而不喜冷者不可……倘不察其所病之本，则未有不愈利愈虚，而速其危者矣。"

《临证指南医案·泄泻》："久泻无有不伤肾者。"

"胃为阳土，肝属阴木，腑宜通，肝宜柔宜凉，治胃必佐泄肝，制其胜也。"

"阳明胃土已虚，厥阴肝风振动内起，久病而为飧泄，用甘以理胃，酸以制肝。"

【名医验案】

(一)寒湿泄泻案

苏某，女，43岁，2005年9月3日初诊。主诉：腹泻3周。患者3个月前无明显诱因出现解黄色水样大便，无赤白黏胨、里急后重、肛门坠胀等，伴有下腹部隐痛、嗳气；舌红，苔薄白，脉濡。诊为泄泻之暴泻(急性肠炎)，属寒湿困脾证。外来湿邪，最易困阻脾土，以致升降失常，清浊不分，水谷混杂而下，发为泄泻；寒邪直接损伤脾胃，使脾胃功能发生障碍，引起泄泻，故见水样大便。治法：芳香化湿，散寒。方拟藿香正气散加减。处方：藿香8g，大腹皮8g，砂仁8g，炒白芍10g，炒枳壳10g，佛手10g，麦芽15g，山楂炭8g，茯神15g，丹参 10g，炒莱菔子 8g。5 剂，水煎服，每天 1 剂。

二诊：服药后，大便已成形，腹痛、嗳气已消失，精神、食欲可；舌红，苔薄白，脉如常。继续服用原方 10 剂后，症状消失。

按：该患者由于素体脾胃不强，外感寒邪，寒湿困于脾胃，使脾胃损伤，发为泄泻，故用藿香正气散，可使风寒外散、湿浊内化、气机通畅、脾胃调和，则泄泻自愈。若感触山岚瘴气，以及水土不服者，亦可以此化浊辟秽、快气和中而一并治之。

(二)肝气乘脾之泄泻案

刘某，女，41 岁，1992 年 11 月 11 日初诊。患者腹泻反复发作 10 余年，加重 1 个月。10 余年来，腹泻反复发作，日二三次，无黏液、脓血等。曾服中西药(具体不详)治疗，症状时好时坏。1 个月前无明显诱因再次出现大便稀溏，日二三次，有白色黏液及轻度里急后重，腹胀，无发热、腹痛。患病以来，患者精神、食欲、睡眠欠佳，舌淡红，苔薄白，脉弦。诊为久泻(慢性肠炎)，属肝郁脾虚证。治以抑肝扶脾。方拟痛泻药方加减。处方：焦白术 10g，炒白芍 15g，防风 10g，陈皮 10g，川黄连 6g，广木香 6g，建曲 6g，大腹皮 10g，莱菔子 10g，枳壳 10g，香橼皮 10g，炒谷芽、炒麦芽各 15g。7 剂，水煎服，日 1 剂。

二诊：服药后，大便次数减少，日一二次，基本成型，无明显里急后重，食欲增加，腹胀基本缓解。效不更方，继续服上方 10 剂。

三诊：服药后，大便已成形，无里急后重、腹胀。药已中病，仍宗原法。处方：大腹皮 10g，厚朴花 10g，广木香 6g，香橼皮 10g，莱菔子 10g，枳壳 10g，川黄连 6g，陈皮 10g，鸡内金 10g，建曲 6g，炒谷芽、炒麦芽各 15g，山楂炭 10g。

按：脾虚易为肝木侮克，或脾未虚而肝旺，致肝木克伐脾土；或平素情绪不畅，精神抑郁，气机不畅，肝失条达，横逆侮脾，脾失健运，使气机壅滞，升降失常，故致腹泻。《医方考》曰："泻责之脾，痛责之肝；肝责之实，脾责之虚，脾虚肝实，故令痛泻。"该患者大便稀溏、腹痛、脉弦，正是由于脾虚肝旺所致，因此以抑肝扶脾为其治则。方中白术健脾补虚，陈皮理气醒脾，防风升清止泻，白芍养血柔肝，黄连清热，木香、大腹皮、莱菔子、枳壳、香橼皮加强理气之力。全方共奏抑肝扶脾之功。

【证治心法】

慢性泄泻，往往是虚实夹杂之证，每因邪气未去而久泻不愈，愈泻愈虚，以致邪存而正虚，故不可早用、纯用补涩之剂。久泻当细审脉症，务必先祛其实邪，后顾其正虚；或祛邪与扶正兼施，邪去正安，方可获愈。在补剂中，酌用清理之品，使补而不腻、涩而不滞。理气常用大腹皮、槟榔片、厚朴、木香；消食常用神曲、山楂、麦芽；燥湿用常苍术、白术、茯苓、薏苡仁；化瘀常用蒲黄、五灵脂、赤芍、姜黄；清利湿热常用黄连、黄芩、黄柏。

李东恒创制的升阳益胃汤，是我们临证治疗泄泻的常用效方。该方是六君子汤合痛泻要方加味组成的复方。其中，六君子汤可补益脾胃，痛泻要方可抑肝扶脾、止痛止泻，黄芪、大枣、甘草可甘温益气、健脾和中，羌活、独活、柴胡、防风可升举清阳、胜湿，泽泻、茯苓可祛湿降浊，并少佐黄连苦降燥湿。本方具备补中、抑木、升提、下渗四法，对脾胃气虚湿盛、阳气下陷所致的泄泻最为合适。柴胡、防风、羌活、独活等风药的使用，正是本方妙处所在。风能胜湿，且风药可助肝气升发，则使脾能升清举陷。需要注意的是，运用本方时，其中的风药剂量不宜大，应小于解表时的剂量，用量更不宜超过人参、黄芪、甘草的用量。

【要诀总括】

泄泻便溏次数多，脾胃失运受湿邪；寒湿藿香食滞保，参苓白术脾胃弱；暑湿香薷肾四神，肝气乘脾用痛泻；湿热急迫或不爽，葛根芩连可煎尝。

第五章
肝胆病证

　　肝、胆同居腹腔，肝位于右胁下，胆附于肝，足厥阴肝经与足少阳胆经相通，肝与胆互为表里。肝为将军之官，主疏泄，主藏血，主筋，开窍于目，其华在爪，在志为怒，在液为泪；胆内藏"精汁"，主决断。胆汁的正常分泌、排泄依赖于肝之正常疏泄。肝胆气机受阻，疏泄失常，胆汁外溢，则为黄疸；肝失疏泄，络脉失和，则为胁痛；肝脾受损，脏腑失和，气机阻滞，瘀血内停，或兼痰湿凝滞，则成积聚；肝、脾、肾受损，气、血、水积于腹中，则成臌胀。此外，肝之疏泄太过，或肝阴不足，可致肝阳上亢，甚至肝风内动，发为眩晕、颤证等；肝之疏泄不及，可致肝气郁结，发为郁证。

　　肝之疏泄与气机条达对维持人体各脏腑的功能正常有重要作用，而他脏功能失常，也可导致肝之阴阳失调，其中尤与脾、胃、肾关系密切。肝主藏血，脾主统血；肝主筋，脾主肌肉；脾胃纳运水谷，为气血生化之源，脾胃失健，或使气血乏源，或使痰浊内生，导致肝阴、肝血不足，或水湿、痰浊积聚体内；肝肾乙癸同源，肾阴虚常导致肝阴虚。

　　肝为刚脏，性喜条达，体阴而用阳，临床常见阳常有余而阴常不足之证。肝之实证，多为气郁、肝火，宜疏，宜泻，宜利，但不可久用，以防香燥伤阴。肝之虚证，多为血虚、阴虚，宜养血、滋阴。湿热注于肝胆，宜清热利湿、疏肝利胆；气滞血瘀者，宜疏肝解郁、活血化瘀。肝肾同源，肝肾阴虚，常治以滋水涵木之法。"见肝之病，知肝传脾"，在肝病的治疗上，应该随时注意顾护脾气，以防正气受损，疾病发生传变，以致难治。

第一节 胁 痛

胁痛是以一侧或两侧胁肋部疼痛为主要表现的病证。胁，指侧胸部，为腋以下至第十二肋骨部的统称。胁痛一般由肝胆病变引起，可分为左胁痛、右胁痛、两胁痛，疼痛的性质主要有胀痛、隐痛、刺痛等。

《黄帝内经》即有胁痛的记载，明确指出其发生与肝胆病变有关。《景岳全书》进一步指出，胁痛的病因主要与情志、饮食、房劳等关系最为密切，并将胁痛分为外感、内伤两大类，强调"治宜伐肝泻火，不可骤用补气之剂，虽因于气虚者，亦宜补泻兼施。""凡木郁不舒，又当疏散升发以达之，不可过用降气"。

胁痛是临床常见病证，可见于西医学的多种疾病中，如肋间神经痛、急性肝炎、慢性肝炎、肝硬化、胆囊炎、胆石症、胆道蛔虫病等。以上疾病，凡以胁痛为主要临床表现者，均可参考本节内容进行辨证论治。

【病因病机】

胁痛的病因主要有情志失调、跌扑损伤、饮食不节、外感湿热、劳欲久病等。

1. 情志失调

肝气郁结或暴怒伤肝，肝失疏泄，气机郁滞，导致肝脉不畅，气机失和而产生胁痛；气滞日久，血运不畅，瘀血渐生，阻于胁络，亦可发为胁痛。

2. 跌扑损伤

跌扑损伤，或强力负重，致脉络受伤，瘀血停着，痹阻胁络，不通则痛。

3. 饮食不节

暴饮暴食,长期饮酒,或酗酒,或过食肥甘油腻、辛辣厚味,伤及脾胃,湿自内生,湿郁化热,湿热互结而侵犯肝胆,使肝胆失于疏泄条达,导致胁痛。

4. 外感湿热

外感湿热之邪,侵及肝胆,或枢机不利,使肝胆经气失于疏泄,导致胁痛。

5. 劳欲久病

久病耗伤,劳欲过度,或由于各种原因引起的精血亏损,水不涵木,血不养肝,络脉失养,致使不荣则痛。

胁痛的基本病机为肝络失和,其病理变化有不通则痛、不荣则痛两个方面。气滞、血瘀、湿热可阻滞肝胆气机,使络脉失和,不通则痛,多属实证;体虚久病,肝阴不足,肝络失养,不荣则痛,多属虚证。胁痛的病位主要在肝、胆,且与脾、胃、肾相关。肝居右胁下,胆附着于肝,足厥阴肝经与足少阳胆经的循行路线均经过胁肋部,因而肝胆功能失常,均可导致络脉失和,发生胁痛;肝肾同源,藏泻互用,肝阴源于肾阴,盛则同盛,衰则同衰,房劳过度,肾之阴精耗损,以致肝阴亏虚、络脉失养;肝血与肾精同源于脾胃所化生的水谷精微,脾胃化源不足,可致肝肾亏虚,从而发生胁痛。胁痛的病机转化较为复杂,既可由实转虚,又可由虚转实,甚或虚中夹实;既可气滞及血,又可血瘀阻气,但不外乎病在气或病在血,或气血同病。

【诊断】

(一)诊断要点

1. 临床特征

一侧或两侧胁肋疼痛。疼痛性质可表现为刺痛、胀痛、隐痛、闷痛或窜痛。患者可伴有胸闷、急躁、嗳气、口苦、腹胀、纳呆、厌食、恶心等症状。

2. 病史

发病常与情志失调、饮食不节、外感湿热、跌扑闪挫、劳欲久病等有关，常反复发作。

3. 相关检查

肝功能、腹部 B 超等检查有助于明确诊断。

(二)病症鉴别

1. 胁痛与胸痛

胸痛的肝郁气滞证与胁痛的肝气郁结证病机基本相同。胁痛以一侧或两侧胁肋部胀痛或窜痛为主，伴有腹胀、口苦、厌食、恶心等症；胸痛以胸部胀痛为主，可涉及胁肋部，伴有胸闷不舒、心悸少寐等症。

2. 胁痛与胃痛

胃痛与胁痛同发生在腹部，均有肝郁之证，易于混淆。胃脘痛的病位在胃脘，兼有嗳气频作、吞酸嘈杂等胃失和降的症状；胁痛的病位在胁肋部，伴有目眩、口苦等少阳经的症状。两者不难鉴别。

3. 胁痛与悬饮

两者均有胁肋疼痛。悬饮表现为饮留胁下，胸胁胀满，持续不已，伴见咳嗽、咳痰，呼吸、咳嗽时疼痛加重，患侧肋间饱满；胁痛为一侧或两侧胁肋疼痛，时痛时止，伴有口苦、嗳气、腹胀等，肋间外形正常。

【辨证论治】

(一)辨证要点

1. 辨虚实

一般来说，病程短、来势急，因肝郁气滞、血瘀痹阻或外感湿热之邪所致的胁痛属实，症见疼痛剧烈而拒按、脉实有力；病程长、来势缓，因肝血不足、络脉失养所致的胁痛属虚，症见疼痛隐隐、绵绵不解而喜按、脉虚无力。

2. 辨疼痛性质

疼痛走窜不定，时轻时重，症状的轻重与情绪变化有关，多属肝郁不舒，气阻络痹；重着疼痛，痛有定处，触痛明显，疼痛多为持续性，间歇加剧，多为湿热结于肝胆，肝胆疏泄不利；隐痛为主，疼痛轻微，绵绵不绝，疲劳后疼痛加重，按之反较舒适，多属血不养肝，络脉失养；以刺痛为主，痛有定处，触之坚硬，间歇发作，入夜更剧，多为气滞血瘀，阻滞经脉。

（二）论治要点

胁痛的治疗可根据"通则不痛"的理论，结合肝胆的生理特点，灵活运用。肝气郁结者，当疏肝理气；瘀血阻滞者，宜祛瘀通络；肝胆湿热者，当清利湿热；肝阴不足者，应滋阴养血，辅以柔肝和络。

（三）分证论治

1. 肝气郁结

证候：胁肋胀痛，走窜不定，甚则连及胸背、肩臂，因情志变化而增减，胸闷，善太息而得嗳气稍舒，伴有纳呆、脘腹胀满，或口苦，或妇女乳房胀痛，舌质淡红，苔薄白，脉弦。

病机：情志失调，肝失疏泄，气机郁滞。

治法：疏肝理气。

方药：柴胡疏肝散加减（柴胡、香附、枳壳、陈皮、川芎、芍药、甘草）。

本方可疏肝解郁，行气止痛。气滞及血，胁痛重者，酌加郁金、川楝子、青皮以增强理气活血止痛之功；兼见心急烦躁、口干口苦、尿黄便干、舌红苔黄、脉弦数等气郁化火之表现者，酌加清肝之品，药用栀子、黄连、龙胆草等；胁痛、肠鸣、腹泻者，为肝气横逆、脾运失健之证，酌加健脾止泻的白术、茯苓、泽泻、薏苡仁；伴有恶心、呕吐者，为肝胃不和、胃失和降，酌加和胃止呕之半夏、陈皮、藿香、生姜等。

2. 瘀血阻络

证候：胁肋刺痛，痛处固定而拒按，入夜痛甚，或面色晦暗，或胁肋下可见癥块，舌质紫暗或见瘀点、瘀斑，脉沉涩。

病机：气滞血瘀，肝络阻滞。

治法：活血化瘀，通络止痛。

方药：血府逐瘀汤加减（桃仁、红花、当归、生地黄、川芎、赤芍、柴胡、桔梗、牛膝、枳壳、甘草）。

本方可活血祛瘀，行气止痛。瘀热内结，见口干、大便燥结者，可加大黄行瘀散结；胁肋下有癥块而正气未虚者，加鳖甲、猪蹄甲、土鳖虫、三棱、莪术等加强破瘀消癥之力，或配合口服鳖甲煎丸。

若瘀血严重，有明显外伤史者，当以逐瘀为主，方选复元活血汤，可酌加三七磨粉另服，以助祛瘀生新之效。

3. 肝胆湿热

证候：胁肋胀痛，触痛明显而拒按，或牵及肩背，伴有纳呆恶心、厌食油腻、口苦口干、腹胀尿少、目黄身黄，舌苔黄腻，脉弦滑。

病机：湿热蕴结，肝失疏泄。

治法：清热化湿，理气通络。

方药：龙胆泻肝汤加减（龙胆草、栀子、黄芩、柴胡、木通、泽泻、车前子、生地黄、当归、甘草）。

本方可清肝胆实火、泻肝胆湿热，临证时，可酌加郁金、半夏、青皮、川楝子以疏肝和胃，理气止痛。便秘、腹胀满者，为热重于湿，肠中津液耗伤，可加大黄、芒硝以泻热通便；属胆道结石为患，可加金钱草、海金沙、郁金以利胆排石；白睛发黄、溲黄、发热口渴者，可加茵陈、黄柏以清热除湿退黄。

4. 肝阴不足

证候：胁肋隐痛，绵绵不已，遇劳加重，口干咽燥，心中烦热，两目干涩，头晕目眩，舌红少苔，脉弦细数。

病机：肝阴不足，肝络失养。

治法：滋阴柔肝，养血通络。

方药：一贯煎加减（生地黄、枸杞子、沙参、麦冬、当归、川楝子）。

本方可滋阴疏肝。肝肾阴虚，头晕目眩甚者，可加黄精、钩藤、天麻、菊花以益肾清肝；心烦不寐、口苦甚者，可加栀子、炒酸枣仁、夜交藤、远志以清热安神；阴虚火旺者，可加黄柏、知母、地骨皮。

【中医适宜技术】

(一)单方、验方

(1)金钱草 100g，水煎，代茶饮，每天 1 剂。本方可清热化湿、利胆排石，适用于急性胆囊炎、慢性胆囊炎、胆石症引起的胁痛。

(2)威灵仙 60g，水煎，早、晚分服，每天 1 剂。本方可通络止痛，适用于胆石症引起的胁痛，尤其对于肝胆管泥砂样结石，疗效更为显著。

(3)瓜蒌 1 个，没药(或红花)3g，甘草 6g，水煎服。本方适用于肋间神经痛。

(二)中成药

胁痛之肝气郁结证，可用逍遥丸、舒肝丸、柴胡舒肝丸等；瘀血阻络证，可用元胡止痛片、血府逐瘀口服液、五灵止痛胶囊等；肝胆湿热证，可用龙胆泻肝丸、茵莲清肝合剂、复方胆通胶囊、消炎利胆片等；肝阴不足证，可用慢肝养阴胶囊、复方益肝灵片等。

(三)简易治疗技术

1. 搽涂疗法

红灵酒，搽涂患处，每次 10 分钟，每天 2 次，有活血通络止痛之效。本疗法适用于外伤所致之胁痛。

2. 穴位注射疗法

用维生素 B_{12} 2mL，分别注入两侧之阳陵泉，每穴 1mL，每天 1 次，5 天为 1 个疗程。本疗法适用于任何证型的胁痛。

3. 耳针疗法

取神门、肝、胆、胸等耳穴，每次针刺 2 个或 3 个穴位，中强刺激捻转，留针 20～30 分钟。本疗法适用于任何证型的胁痛。

【预防调护】

胁痛的发生与肝的疏泄功能失常有关。因此，保持精神愉快、情绪稳定，适当进行体育锻炼，对预防与治疗胁痛有着重要的作用。胁痛属于肝血或肝阴不足者，应注意休息，劳逸结合，多食蔬菜、水果、瘦肉等清淡有营养的食物；胁痛属于湿热蕴结者，尤应忌酒以及辛辣、肥甘、生冷、不洁之品，香燥理气之品亦不宜过量或长期服用。有原发疾病者，应积极治疗原发疾病。

【经典集萃】

《金匮要略·腹满寒疝宿食病脉证治第十》："胁下偏痛，发热，其脉紧弦，此寒也，以温药下之，宜大黄附子汤。"

"寒疝腹中痛，及胁痛里急者，当归生姜羊肉汤主之。"

《医宗金鉴·杂病心法要诀》："胁痛左属瘀留血，轻金芎枳草重攻，右属痰气重逐饮，片姜橘枳草医轻，肝实太息难转侧，肝虚作痛引肩胸，实用疏肝柴芍草，香附枳陈与川芎，肝虚逍遥加芎细，陈皮生姜缓其中，肝虚左金实龙荟，一条扛起枳实攻。"

【名医验案】

(一)肝气郁滞之胁痛案

董某，男，52岁。经体检发现胆囊结石，无绞痛。素有胃病，冬重夏轻。近来胃脘作胀，嗳气频频，食欲不振，大便不畅。诊查：舌质暗，苔黄腻，脉弦。辨证：肝气不舒，胃失和降。治法：疏肝理气，和胃排石。方药：柴胡10g，赤芍12g，香附10g，乌药10g，青皮、陈皮各5g，郁金10g，枳壳10g，佛手6g，熟大黄5g，金钱草60g，法半夏10g，黄芩5g。

二诊：药后嗳气、腹胀减轻，纳增，大便较畅，舌苔薄腻，脉弦缓。以原方加减，上方去半夏、黄芩，加木香5g，共服20剂，排出结石数十粒，大者如绿豆。诸症缓解。

按：胆结石最常见的症状为右胁疼痛，但随着兼症不同，治法、方药并不完全相同。本案素有胃病，并伴胃脘作胀、嗳气频频、食欲不振、大便不畅，均为肝郁气滞、克犯脾胃所致，脉弦也是典型的肝郁之脉，故选柴胡疏肝散加减。二诊加木香，是为了加强行气排石的功效。因药证相合，故疗效显著。

(二)胆腑郁热之胁痛案

俞某，男，43 岁，1985 年 8 月 2 日初诊。患者有胆囊炎、胆石症病史，近日胸胁胀满疼痛，纳食腹胀，进油腻后更明显，倦怠乏力。诊查：巩膜黄染，苔根黄腻，脉细弦。B 超检查见胆囊内有强光回声团，直径约 3cm。辨证：肝胆气滞，湿热蕴积成石。治法：拟疏肝利胆化湿为先。方药：柴胡 10g，炒赤芍、炒白芍各 10g，郁金 10g，炒枳壳 10g，炙甘草 5g，广金钱草 20g，茵陈 15g，神仙对坐草 15g，炙鸡内金 6g，马鞭草 15g，焦栀子 10g，制大黄 6g。二诊时以此方稍事加减，共服药月余，至 1985 年 12 月 22 日复查 B 超示胆内结石已排出，胸胁胀滞已无，仍有倦怠乏力，拟四逆散加太子参、郁金、鸡内金调理告愈。

按：患者积湿生热日久，火热熏蒸，煎熬胆汁，聚而为石，阻滞胆腑气机，引发胁痛。方用清胆汤加减，后以疏肝利胆、清热利湿为主，使肝气疏、湿热去而胁痛除。

【证治心法】

胁痛最多见于肝胆疾病、胰腺疾病和肋间神经痛。中医学认为，肝布两胁，故胁痛多是肝气郁滞，或肝胆湿热，导致气滞血瘀，不通则痛。治疗胁痛，一般都要酌加行气化瘀止痛之品，如柴胡、川楝子、延胡索、郁金、姜黄等。

治疗胁痛，除以上证候分类和选方外，大柴胡汤亦较常用。《伤寒论》原文中，大柴胡汤证虽未明确言胁痛，但大柴胡汤治疗少阳兼阳明里实证已形成共识，其中少阳证常见胸胁苦满，其实多包含胁痛，据此，后世有众多医案和临床报道用大柴胡汤治疗胁痛（胆囊炎、胆石症、胰腺炎）。临床应用时，常在此方基础上，加川楝子、延胡索、郁金、姜黄、金钱草、当归等，疗效更佳。

胁痛有时还可见于带状疱疹（缠腰火丹、蛇串疮），应注意鉴别。带状疱疹也常发生在胁肋间，以疼痛为主症，早期没有出现红色水疱之前，鉴别较为困难，常以皮肤、肌肉烧灼样疼痛为多见，在几天之内可出现大小不一的簇集样水疱，沿神经走行，呈带状排列。若确诊为带状疱疹，则需按中医缠腰火丹（蛇串疮）进行辨治，常用龙胆泻肝汤加通络止痛之虫类药，如地龙、土鳖虫、蜈蚣等。

胁痛还可见于胸膜炎，应结合 X 线片、实验室检查进行诊断，可参考悬饮进行辨治。此外，中成药之舒肝丸、龙胆泻肝丸亦可随证选用。

【要诀总括】

胁痛痹阻或失养，外邪饮食情志伤；肝气郁结疏肝散，瘀血阻络旋覆汤；胆腑郁热用清胆，肝经湿热泻肝良；肝阴不足隐隐痛，养阴柔肝一贯尝。

第二节　臌　胀

臌胀是指以腹胀大如鼓、皮色苍黄、脉络暴露为主要临床表现的病证。本病为临床重症，治疗上较为困难，历代医家对本病的防治十分重视，把它列为四大顽证之一。

臌胀之病名最早见于《黄帝内经》，在历代文献中尚有"水蛊""蛊胀""臌脐""蜘蛛蛊""单腹胀""血蛊"等名称。历代医家针对不同病理因素，提出其分类有气臌、血臌、水臌、虫臌等多端。

西医学中的肝硬化、腹腔内肿瘤、结核性腹膜炎等形成的腹水，均可参照本节内容进行辨证论治。

【病因病机】

臌胀的病因主要有情志失畅、酒食不节、虫毒感染及病后继发等。

1. 情志失畅

忧思郁怒，伤及肝脾，肝气郁结，气机不利，日久则血行不畅，以致脉络瘀滞；或肝气横逆，克伐脾胃，脾运化失职，水湿停留，以致气、血、水结聚而成本病。

2. 酒食不节

嗜酒过度，或恣食肥甘厚腻，酿湿生热，蕴结中焦，壅滞气机，水谷精微失于输布，浊气不降，内聚而为本病。

3. 虫毒感染

患者多因感染血吸虫，虫毒阻塞经隧，久延失治，内伤肝脾，形成癥积，日久气滞血瘀，清浊相混，水湿停聚，成为臌胀。

4. 病后续发

其他肝脾疾病，或他脏疾病伤及肝脾，导致肝失疏泄、脾失健运，均有可能发为臌胀。如黄疸日久，湿热或寒湿久留，肝脾受损，气滞血瘀；或癥积难愈，气滞血结，脉络壅塞，脾气受损，水湿内停；或久泻久痢、消渴等病，致气阴耗伤，肝脾受损，气血滞涩，水湿停留而成臌胀。

臌胀的病机主要是肝、脾、肾功能受损，致气滞、血瘀，水停腹中。臌胀的病位主要在肝、脾，久则及肾。肝主疏泄，疏泄不利，气滞血瘀，进而克伐脾胃，脾运化失健，水湿内聚，终致肝脾俱病；病久及肾，肾主水道，开阖不利，水湿不化，则胀满愈甚。臌胀的病理因素主要有气滞、血瘀、水湿。其病理性质总属本虚标实，初起以肝脾失调为主，导致气滞湿阻，以实为主；进而湿从化热为湿热蕴结，亦可湿从寒化为寒湿困脾；久则气血凝滞，水道壅塞，出现肝脾血瘀，水聚更甚；肝脾日虚，病及于肾，若肾阳虚而脾失温养，则出现脾肾阳虚，肾阴虚而肝失滋养，则出现肝肾阴虚。

【诊断】

(一)诊断要点

1. 临床特征

初起脘腹作胀，食后尤甚，继则腹部胀大如鼓，重者腹壁青筋暴露，脐孔突出，常伴有乏力、纳差、尿少、齿衄、鼻衄、皮肤紫斑等，可见面色萎黄、黄疸、手掌殷红，以及面、颈、胸部红丝赤缕。

2. 病史

患者常起病缓慢，病程长，常有酒食不节、情志内伤、虫毒感染，以及黄疸、胁痛、积聚等病史。

3. 相关检查

腹部 B 超、CT、肝功能、腹水等检查均有助于明确诊断。

(二)病证鉴别

臌胀与水肿：两者均可出现头面、四肢水肿及腹水。水肿主要因肺、脾、肾功能失调，水湿泛溢肌肤而致，其肿多从眼睑开始，继则延及头面及肢体；或下肢先肿，后及全身，严重者可出现腹水而致腹部胀大，但不会出现腹壁青筋怒张的体征。臌胀主要是因肝、脾、肾功能受损，气、血、水停聚腹中而致，临床表现以腹部胀大为主，腹壁可见青筋怒张，晚期方可见肢体浮肿。

【辨证论治】

(一)辨证要点

1. 辨虚实

臌胀虽属虚中夹实，但虚实偏重有所不同。起病之初，体质未虚，年龄尚轻，腹满胀痛，腹水壅盛，皮肤青筋暴露显著者，多以实证为主；病久，体质羸弱，老年患者，腹胀不甚，伴脾肾阳虚或肝肾阴虚者，多以虚证为主。

2. 辨气滞、血瘀、水停的主次

腹部膨隆，按压腹部，随按随起，按之空空，叩之如鼓，以气滞为主者，为"气臌"，多属肝郁气滞；腹部胀满膨大，或状如蛙腹，摇动有水声，按之如囊裹水，或腹部坚满，皮肤绷急，以水停为主者，为"水臌"，多属水湿内停；腹部胀大，内有癥积，痛如针刺，腹壁有赤丝血缕，以瘀血为主者，为"血臌"，多属肝脾血瘀水停。

(二)论治要点

臌胀多为虚实错杂之证，应在辨别虚实的基础上，确立攻补兼施之法。以标实为主者，根据气滞、血瘀、水停的偏盛，分别采用行气、活血、利水之法，同时辅以疏肝健脾；以本虚为主者，根据脾肾阳虚或肝肾阴虚的不同，分别采用温补脾肾、滋养肝肾之法，同时兼行气活血利水。病至后期，出现血证、神昏等表现时，应给予中西医结合急救治疗。

(三)分证论治

1. 气滞湿阻

证候：腹部胀大，按之不坚，胁下胀满或疼痛，纳呆食少，食后作胀，嗳气后稍减，小便短少，舌苔白腻，脉弦细。

病机：肝郁气滞，脾失健运，湿浊中阻。

治法：疏肝理气，健脾利湿。

方药：柴胡疏肝散合胃苓汤加减（柴胡、枳壳、芍药、川芎、香附、陈皮、甘草、茯苓、猪苓、泽泻、桂枝、苍术、白术、厚朴、生姜、大枣）。

柴胡疏肝散可疏肝理气，胃苓汤可健脾利湿消胀。胸脘痞闷、腹胀，气滞偏甚者，可酌加佛手、木香调畅气机；尿少、腹胀、舌苔腻者，可酌加砂仁、大腹皮、车前子以加强健脾利湿之功效；神倦、便溏、舌质淡者，可酌加党参、附子、干姜以温阳益气、健脾化湿；胁下刺痛不移、面青舌紫、脉弦涩者，多为气滞血瘀，可加延胡索、丹参、莪术活血化瘀。

2. 寒湿困脾

证候：腹大胀满，按之如囊裹水，胸腹胀满，得热稍舒，周身困重，怯寒肢肿，小便短少，大便溏薄，舌苔白腻水滑，脉弦迟。

病机：寒湿内盛，脾阳不振。

治法：温中健脾，化湿行水。

方药：实脾饮加减（附子、干姜、白术、木瓜、槟榔、茯苓、厚朴、木香、草果、甘草、生姜、大枣）。

本方可振奋脾阳，温运水湿。水湿偏重，尿少者，可加肉桂、猪苓、车前子温阳化气、利水消肿；神疲懒言、纳呆便溏，属气虚者，可酌加黄芪、党参、山药健脾益气；兼痰饮而胸闷、咳嗽，可加苏子、半夏化痰降气。

3. 湿热蕴结

证候：腹大坚满，脘腹绷急，外坚内胀，拒按，烦热口苦，渴不欲饮，小便赤涩，大便秘结或溏垢，或有面目肌肤发黄，舌尖边红，苔黄腻或灰黑而润，脉弦数。

病机：湿热互结，浊水内停。

治法：清热利湿，攻下逐水。

方药：中满分消丸合茵陈蒿汤加减（厚朴、枳实、姜黄、黄芩、黄连、干姜、半夏、知母、泽泻、猪苓、茯苓、白术、橘皮、砂仁、人参、甘草、茵陈、栀子、大黄）。

中满分消丸可清热利湿，化气利水；茵陈蒿汤可清热利湿退黄。热势较重者，去人参、干姜，加龙胆草、连翘、半枝莲、半边莲清热解毒；小便赤涩不利者，加车前子、蟋蟀粉（冲服）行水利窍。

若患者腹胀甚重、便结，可用舟车丸，以行气逐水，但应视病情与服药反应来掌握服用剂量，得下即止，不可过用。

4. 肝脾血瘀

证候：腹大坚满，青筋怒张，胁下癥积，刺痛拒按，面色晦暗，头颈及胸臂等处可见红丝赤缕，唇色紫褐，大便色黑，肌肤甲错，口干但饮水不欲下咽，舌质紫暗或边有瘀斑，脉细涩。

病机：肝脾血瘀，水气内停。

治法：活血化瘀，行气利水。

方药：调营饮加减（川芎、赤芍、大黄、莪术、延胡索、当归、瞿麦、槟榔、葶苈子、赤茯苓、桑白皮、大腹皮、陈皮、肉桂、细辛、甘草、生姜、大枣）。

本方可活血化瘀，行气利水。大便色黑者，可加三七、侧柏叶、茜草化瘀止血；癥块甚者，可加鳖甲、猪蹄甲、土鳖虫、水蛭、三棱、莪术化瘀散结。

若患者胀满过甚，可暂用十枣汤，以攻逐水饮。

5. 脾肾阳虚

证候：腹大胀满，形如蛙腹，朝宽暮急，面色苍黄，胸闷纳呆，便溏，畏寒肢冷，浮肿，小便不利，舌淡胖，边有齿痕，苔厚腻水滑，脉沉弱。

病机：脾肾阳虚，水湿内聚。

治法：温补脾肾，行气利水。

方药：附子理中丸合五苓散加减（附子、干姜、人参、白术、甘草、猪苓、茯苓、泽泻、桂枝）。

附子理中丸可温运中焦，祛散寒邪；五苓散可化气行水。纳呆腹满、食后尤甚者，可加黄芪、山药、薏苡仁、白扁豆益气健脾；畏寒神疲、面色青灰、脉弱无力者，酌加仙灵脾、巴戟天、仙茅温补肾阳；腹筋暴露者，稍加桃仁、赤芍、三棱、莪术活血化瘀。

6. 肝肾阴虚

证候：腹大坚满，甚则腹部青筋暴露，形体反见消瘦，面色晦滞，小便短少，口燥咽干，心烦少寐，齿鼻时或衄血，舌红绛少津，脉弦细数。

病机：肝肾阴虚，水湿内停。

治法：滋养肝肾，养阴利水。

方药：六味地黄丸合一贯煎加减（熟地黄、山茱萸、山药、茯苓、泽泻、牡丹皮、生地黄、沙参、麦冬、枸杞子、当归、川楝子）。

六味地黄丸可滋养肝肾，一贯煎可养血疏肝。津伤口干者，重用石斛，加天花粉、芦根、知母养阴生津；午后发热者，酌加银柴胡、鳖甲、地骨皮、白薇、青蒿清虚热；鼻齿出血者，加栀子、芦根、藕节炭凉血止血；肌肤发黄者，加茵陈、黄柏利湿退黄；兼见面赤颧红者，可加龟甲、鳖甲、牡蛎滋阴潜阳。

【中医适宜技术】

(一)单方、验方

(1)泽兰12g，黑豆15g，路路通12g，楮实子15g，水煎服。本方适用于阴虚型肝硬化腹水者。

(2)马鞭草、半边莲、石打穿、陈葫芦瓢，任选一二味，每味30g，煎汤服。本方适用于各种类型的臌胀。

(二)中成药

臌胀之肝脾血瘀证，可用鳖甲煎丸、大黄䗪虫丸；脾肾阳虚证，可用济生肾气丸。

(三)简易治疗技术

1. 外敷疗法

(1)阿魏、硼砂各 30g，共为细末，用白酒适量调匀，敷于患者脐上，外用布带束住。本疗法可软坚散结。

(2)麝香 0.1g，白胡椒粉 0.1g，拌匀，用水调成稠糊状，敷脐上，用纱布覆盖，外用胶布固定，2 天更换 1 次。本疗法可温中散寒、理气消胀，适用于臌胀之寒湿困脾证。

(3)甘遂 20g，研成细末，每次 3g，与适量葱白捣烂，涂敷于神阙穴，敷料覆盖，外用胶布固定，每天更换 1 次，主治臌胀。

2. 饮食疗法

鲤鱼赤小豆汤：鲤鱼 500g(去鳞及内脏)，赤小豆 30g，煎汤服，适用于臌胀之虚证。

【预防调护】

注意饮食调摄，及时治疗胁痛、黄疸和积聚，及时接种乙肝疫苗，慎重使用生物和血液制品，是预防本病的关键。饮食上，避免饮酒过度，有胁痛、黄疸、积聚病史者应忌酒；注意饮食卫生，避免感染肠道传染病；在血吸虫病流行区应避免与疫水接触，不食钉螺。同时，避免精神刺激、避免接触对肝有害的物质、按时作息等对预防臌胀发病也能起到积极的作用。

臌胀患者应适当休息，腹水较多者可取半卧位。患者饮食宜清淡、富于营养且易消化，忌食生冷油腻、辛辣、粗硬食物；腹水明显而小便少者，宜忌盐；需服用逐水药物时，以清晨空腹时服用为宜。病情稳定者，可适当进行轻微体育锻炼。腹水消退者，应坚持服药，并注意饮食、起居调理，以防病情反复。

【经典集萃】

《金匮要略·水气病脉证并治第十四》"肝水者，其腹大，不能自转侧，胁下腹痛。"

"脾水者，其腹大，四肢苦重，津液不生，但苦少气，小便难。"

"肾水者，其腹大，脐肿腰痛，不得溺，阴下湿如牛鼻上汗，其足逆冷，面反瘦。"

《丹溪心法·臌胀》："臌胀又名单臌，宜大补中气行湿，此乃脾虚之甚，必须远音乐，断厚味，大剂人参、白术，佐以陈皮、茯苓、苍术之类。有血虚者，用四物汤行血药，有脉实坚、人壮盛者，或可攻之，便可收拾，用参、术为主。"

《儒门事亲》："夫上喘中满，醋心腹胀，时时作声，痞气上下，不能宣畅。叔和云：气壅三焦不得昌是也，可用独圣散吐之；吐讫，次用导水禹功，轻泻三五行；不愈，更以利膈丸泻之，使上下宣通，不能壅滞；后服平胃散、五苓散、益元散、桂苓甘露散、三和散，分阴阳、利水道之药则愈。"

"中满……以舟车丸下之。"

"腹满面……以瓜蒂散涌之……以舟车丸、浚川散下之。"

《东垣十书》："或伤酒湿面及厚味之物，膏粱之人，或食已便卧，使湿热之气不得施化，致令腹胀满，此胀亦是热胀，治热胀，分消丸主之。如或多食寒凉及脾胃久虚之人，胃中寒则胀满，或脏寒生满病，以致寒胀中满，分消汤主之。"

《证治要诀》："蛊与鼓同，以言其急实如鼓，非蛊毒之蛊也，欲谓之臌，俗谓之臌脬，又谓之蜘蛛病，所感不同，止是腹大而急、余处皮肉如常，未辨何证，宜用木香流气饮，或五苓散。"

"若腹内热急，大便或秘，宜备急丸，或木香槟榔丸，或用大黄、厚朴、陈皮、枳实，通大便，上策。"

【名医验案】

(一)臌胀早期之验案

季某，男，36岁。患者原有冠心病病史6年，1983年曾出现"心肌梗死"，经抢救脱险。平时常感胸闷、胸痛，近1年来，每天服用氢氯噻嗪25mg，每天小便量为2000～2500mL。7日前，突然自觉腹部膨胀，伴全身乏力，逐渐加重，曾在当地卫生院行灌肠术，腹胀不减，查血钾、钠、氯正常，于1985年4月30日由门诊收治入院。复查血生化仍示正常；心电图报告：①窦性心律；②二度房室传导阻滞；③慢性冠状动脉供血不足。B超提示胆囊轻度炎症。入院后，症见腹胀膨隆，按之空空，叩之如鼓，神疲乏力，面色少华，纳谷欠振，大便四日未行，舌质淡红，苔薄白微腻，脉细弦。中医诊断：臌胀（气臌），证属中虚气滞、肝脾失调。治宜益气健脾，理气消胀。处方：炙黄芪35g，党参20g，熟薏苡仁30g，青皮、陈皮各8g，炒白术、枳壳、香附、大腹皮、桃仁各10g，厚朴9g，木香5g，砂仁3g（后下）。2剂，水煎，温服。服药后，大便通畅，腹胀很快缓解，纳谷转佳，诸症若失，4天后出院。

按：该患者病久元气虚弱，温运无力，导致气机阻滞，肝气郁滞，脾运不健，气滞不畅，血脉瘀阻，湿浊停留于腹中，故腹大胀满。除腹大膨隆外，尚可见神疲乏力、面色少华、舌淡、脉细之表现。病程日久，耗伤中气，脾失健运，精微化源无力，不能上荣于面，则面色少华；元气亏虚，脏腑组织功能减退，则神疲乏力；气虚无力鼓动血脉，血不上荣于舌，而见舌淡苔白；气虚运血无力，故脉细。治疗以益气健脾化湿、疏肝理气除满为要，其方补而不滞，寓行气于补益之中，通补兼施，见效甚速。

(二)臌胀中期之验案

刘某，女，50岁，外籍华人，1983年初就诊。自述患肝炎多年，由于失治，病情发展，遂成肝硬化，在广州某医院住院治疗，虽经西药护肝、静脉注射血清白蛋白达2周之久，但病情未见明显好转，反而日渐加重，出现腹水。肝功能检查：谷丙转氨酶400U/L，血清总蛋白46g/L，白蛋白20g/L，球蛋白26g/L。B型超声检查示肝脾肿大，肝硬化。会诊时，症见精神不振、神疲气短、说话有气无力、纳差、形体瘦弱、胁肋胀痛、胁下癥块，舌质淡，苔白，脉沉弦细无力。诊为脾虚，证属肝木克土、血瘀邪实。治以健脾为主，投四君子汤加黄芪，佐以理气活血、利水之法。医治1个月，精神日振，胃纳渐进，胁肋胀痛大减，腹水消退，临床诸症好转。二诊时，效不更方，继守前法，并重用党参、白术、云茯苓、黄芪以实脾，佐以补益肝肾，用楮实子、女贞子等，再进药2个月，患者面色红润且有光泽，体重增加，肝脾回缩至常态，肝功能复查示谷丙转氨酶正常，血清总蛋白60g/L，白蛋白 36g/L，球蛋白 24g/L；B 型超声复查示肝脾无肿大。出院后，随访一年余，患者病情稳定，肝功能多次重查均属正常范围，能自理家务，正常工作。

按：本案医家治疗肝病善从脾胃论治，临床用药既遵东垣之法，又有其独特见解。其治疗原则有四：肝木克土，治当实脾；理气活血，病从脾治；清利湿热，扶脾固本；滋水涵木，补益肝肾。患者一诊时出现的腹部胀大、神疲乏力、胁肋胀痛、肋下癥块等，乃肝郁气滞日久，导致血瘀，且脾运不行，肝脾络脉不通而致水气停留，出现气、水、血、虚错杂的局面。诊为脾虚，肝木克土，血瘀邪实。虽然肝、脾、肾三脏俱伤，但治当从后天脾胃调治入手，重用健脾之四君子汤加黄芪，益气以扶正，并合以理气活血、利水之法。医治 1 个月余，患者腹胀、胁痛、精神、纳食转佳，效不更方，二诊继守前法，并加大实脾的力度，重用党参、白术、云茯苓、黄芪等益气健脾之品，随证配用补益肝肾、活血化瘀之药物，如楮实子、女贞子，进药 2 月余，收效显著。患者症状明显好转，肝功能改善，B 超示肝脾无肿大。随访年余，病情稳定。

(三) 臌胀晚期之验案

1. 正虚邪恋

董某，男，68 岁，1996 年 3 月 21 日收入院。既往有慢性乙肝病史 2 年，此次于 1 个月前无明显诱因出现肝区隐痛，伴腰膝酸软、口干、尿少、腹胀、乏力、纳差。HBsAg（＋）；肝功能检查：ALT 96U/L、AST 79U/L、A/G 0.75、BIL 31.2μmol/L。B 超提示肝硬化、腹水形成。查体：血压 14.7/9.3kPa，神清，面色黧黑、晦暗，皮肤粗糙，巩膜黄染，可见肝掌及蜘蛛痣，腹膨隆，肝脾肿大，腹水征（＋＋＋＋），双下肢水肿（＋），舌红干，边有瘀斑，苔白腻，脉沉涩。诊为乙型肝炎，肝硬化。辨证为肝肾阴虚兼血瘀。治宜滋补肝肾，活血化瘀。处方：生地黄30g，熟地黄 30g，沙参15g，泽兰叶 30g，益母草 30g，天冬、麦冬、桃仁、红花各 10g，砂仁、枸杞子、当归、川楝子、泽泻、大腹皮、厚朴、牛膝、鸡内金、生甘草各10g。5 剂，日服

1 剂。结合西医保肝利尿治疗。服药后，患者胃脘间断刺痛，舌红少津，苔薄干，脉沉细。原方去天冬、麦冬、厚朴，加制何首乌 20g，丹参 30g，水红花子 30g。服 10 剂后，诸症缓解。复查肝功能：ALT 17.7U/L、AST 20.3U/L、A/G 0.97、BIL 20μmol/L。查体：巩膜无明显黄染，腹水征(＋)。停服中药。

按：本例患者根据临床症状，辨证为肝肾阴虚兼血瘀。根据肝肾同源理论，肝病日久及肾，形成肝肾阴虚，肝肾精血匮乏，脏腑经络失于滋养，而致气血、经脉涩而不畅，结果导致肝肾本虚兼有瘀血标实。臌胀迁延，气、血、水蓄积腹中，日趋严重，故患者腹大而胀满不舒；病邪久羁，肝、脾、肾败伤，故面色黧黑而晦暗、乏力倦怠；脾胃不运，气机枢转不利，则纳差；血脉瘀阻，故面颊、颈部或胸背部出现散在红痣血缕，并有手掌赤痕；湿浊壅滞肝胆，胆液外溢于肌肤，故见面目黄；腰膝酸软、口干、舌红干为肝肾精血亏虚之表现。因此，治疗原则为滋补肝肾，活血化瘀，利水消肿。患者服药后，胃脘间断刺痛，舌干缓解，舌边瘀斑无，脉由沉涩转为沉细，肝肾阴虚及血瘀有所改善，考虑胃脘间断刺痛乃因滋阴之品大多甘寒滋腻，易损脾胃，故原方中去天冬、麦冬、厚朴，加性微温，味苦甘涩，功能补肝肾、益精血之制何首乌，并以丹参、水红花子继守前法，加强活血之功。诸药合用，标本兼顾，补而不滞，且气畅、瘀去、湿除。服药 10 剂后，患者肝功能、症状均见明显好转。

2. 臌胀出血

曲某某，男，47 岁。初诊：1960 年 6 月。患者于 1960 年 3 月经北京某医院检查为"食管静脉曲张"，肝功能异常，确诊为肝硬化伴食管静脉曲张。1960 年 6 月来我处诊治。患者十多年来常反酸、嗳气，上腹胀痛，肝区隐痛，精神疲惫，面色略赤，四肢无力，胃纳不佳，每餐进食不足一两，入睡艰难，噩梦纷纭，忧郁寡欢，鼻常衄血，齿亦常衄，在北京某医院住院期间曾呕血两次，大便溏泻，小便色黄。诊查：腹壁青筋怒张，肝于肋下能触及，呈中等硬度，脾肋下 3cm，舌质红，苔白滑，脉弦缓。处方：吴茱萸 10g，黄连 8g，京半夏 10g，丹参 12g，南沙参 12g，建曲 12g，鸡内金 12g，广藿香 10g，苍术 6g，炒川楝子 10g，陈皮 10g。上方药连服 5 剂后，嗳气、吞酸减轻，胃纳转佳，唯睡眠仍不安，仍感疲倦乏力。因其食管静脉曲张，虑其再度出血，宗"气为血之帅"，故拟益气活血之剂。处方：黄芪 12g，党参 10g，白术 10g，茯苓 12g，陈皮 6g，炒酸枣仁 10g，川芎 6g，当归 10g，白芍 10g，乌贼骨 12g，茜草根 10g，甘草 8g。上方药连服 10 剂后，嗳气、吞酸大减，胃部舒适，睡眠亦有好转，左关脉弦而有力，舌质偏红。故知肝尚有郁热，拟散剂以疏肝清热，汤剂以活血养肝，并培补脾肾。散剂：人工牛黄粉 0.15g，熊胆 0.3g，枯白矾 0.15g，共研细末，装入胶囊内，每晚 1 次，温开水送下。汤剂：黄芪 12g，党参 10g，焦白术 10g，茯苓 12g，当归 10g，川芎 6g，白芍 10g，炒酸枣仁 15g，陈皮 10g，乌贼骨 16g，益智仁 10g。水煎，每天 1 剂。散剂、汤剂各连服 10 天后，郁热得解，肝区痛减，精神转佳，唯睡眠仍欠安。治以扶正为主，佐以安神之剂，仍散剂、汤剂并行。调整用药，继服 3 个月余，肝区疼痛、疲乏、吞酸、嗳气诸症均消失，眠、食均好。经北京某医院检查食管静脉曲张已不明显，肝功能恢复正常。嘱患者每早服补中益气丸 6g，每晚服麦味地黄丸 6g，以巩固疗效。经服丸药 4 个月，身体恢复较好，已能上班工作。

按：此患者肝病已久，肝郁脾虚，致脾运失常，子病及母，肾亦受损。辨为肝脏郁热，脾肾两虚之候。肝脾不和，中焦气机壅滞，蕴久化热，热迫血络，故鼻、齿常衄血，甚则呕血；肝脾不和，气机上逆，则肝区疼痛、纳差、吞酸、嗳气；若气随血耗，气血不足，则疲乏无力；血不养心，故入睡艰难，噩梦纷纭。治宜肝虚实脾、劳者温之，采用疏肝清热、健脾温肾之法。疏肝郁、清积热、健运中焦、增进食欲为当务之急，于温补之法后用之，此乃"急则治标，缓则治本"之意。二诊时，患者诸症好转，唯有睡眠不安，疲倦乏力，且恐其再度出血，故拟益气活血之剂，益气以摄血，并随证加用炒酸枣仁、当归以养心安神。三诊时，患者嗳气、吞酸症状大减，但脉左关弦而有力，舌质偏红，考虑肝之郁热未清，用疏肝清热汤剂以活血养肝，并培补脾肾，合用散剂，以加强清热凉肝之效。10 剂后，郁热得解，肝区痛减，精神转佳，唯睡眠仍欠安，治以扶正为主，佐以安神之剂，仍散剂、汤剂并行。调整用药，继服 7 个月，身体恢复正常。

【证治心法】

臌胀当辨标本虚实缓急。臌胀主症虽有腹大如鼓、胀满不适，但有本虚标实主次之异。其标实责之气滞、血瘀、水停，本虚多责之肝、脾、肾之虚。论治大法当根据病情演变，分阶段随证施治，且不可见水逐水，应谨遵《素问·至真要大论》"衰其大半而止"的原则。《格致余论·臌胀论》言："此病之起，或之五年，或十余年，根深矣，势笃矣，欲求速效，自求祸耳。"臌胀初期以气结为机，故以调气为要，以祛邪为主；中期与晚期症见虚实夹杂，治宜补泻并施，或健脾利水，或补肾利水，或柔肝健脾补肾，活血利水。

治疗臌胀时，在利水药的选择上尤当注意，对病属实而体质较壮者，可适当选择峻下逐水之品，如牵牛子、甘遂、商陆之属；对体弱正虚者，则宜选择淡渗利水之药，如茯苓、猪苓、泽泻等；对瘀血内阻者，可选择化瘀利水之品，如坤草、泽兰等；对阴液不足者，又当选择白茅根等益阴利水之品。

【要诀总括】

臌胀腹胀如鼓名，肝脾肾损血水停；病之早期木香顺，中期四君瘀调营；晚期正虚邪气恋，肝肾麦味脾济中。

第六章
肾系病证

　　肾居下焦，位于腰部，脊柱两侧，左右各一，与膀胱互为表里。肾藏元阴元阳，为人体生长、发育、生殖之源，脏腑功能、生命活动之根本。肾失封藏，可致精关不固，出现遗精；肾主水液，调节人体水液的输布与排泄，肾气化失司，可致水液运化障碍，出现水肿、癃闭等；膀胱为州都之官，津液之腑，若湿热蕴结下焦，或肾失开阖，气化失司，水道不利，则可出现淋证。此外，肾主骨，生髓，充脑，荣发，开窍于耳及二阴，在志为恐，在液为唾。

　　肾与他脏共同维持人体的正常生理活动。肾主水液，肺主通调水道，脾主运化水湿，共同完成津液的敷布和代谢；肾水上济于心，心火下交于肾，水火既济，则阴阳平衡；肾为先天之本，脾为后天之本，脾气之健运有赖于肾阳之温煦，而肾气之充足又需脾胃之补养；肝肾同源，藏泻互用；膀胱主蓄津液，化气行水，但膀胱之气化有赖于肾气之蒸腾。肾之阴阳不足，可致他脏功能失调；他脏功能失常，亦可致肾之阴阳不足。

　　肾病多虚证，故其基本治疗原则为"培其不足，不可伐其有余"。肾阴虚者，宜咸寒甘润，填补精髓，滋阴降火；肾阳虚者，宜甘温壮阳，温补肾气，固纳摄精，温阳行水。肺、肾在津液代谢中有着相辅相成的关系，肺气失宣，小便不利，多用宣肺利小便之法，即"提壶揭盖"法。膀胱多实证，尤以膀胱湿热较多见，常用清热利湿之法；膀胱虚寒者，当温肾散寒，助膀胱气化。

第一节　水　肿

　　水肿是水液潴留体内，泛溢肌肤，以头面、眼睑、四肢、腹背甚至全身浮肿为特征的一类病证。

　　《黄帝内经》称本病为"水"，根据不同症状，分为风水、石水、涌水；在症状表现上，指出"水始起也，目窠上微肿，如新卧起之状，其颈脉动，时咳，阴股间寒，足胫肿，腹乃大，其水已成矣"；在病因病机上，指出"诸湿肿满，皆属于脾""其本在肾，其末在肺"；在治疗上，提出"平治于权衡，去菀陈莝……开鬼门，洁净府"，即攻逐、发汗、利小便的治疗原则，至今仍为治疗阳水实证的重要方法。宋代严用和倡导温脾暖肾法，开创了补法治疗虚证水肿的先河。元代朱丹溪总结前人的经验与理论，将水肿分为阴水与阳水两大类，一直沿用至今。在饮食调摄上，唐代孙思邈首次提出水肿必须忌盐。

　　西医学所论述的肾性水肿、心性水肿、肝性水肿、营养不良性水肿、内分泌失调引起的水肿等，均可参照本病进行辨证治疗。本节论及的水肿以肾性水肿为主，包括急性肾小球肾炎、慢性肾小球肾炎、肾病综合征等。

【病因病机】

　　形成水肿的主要原因有外因和内因两个方面，外因主要有风邪袭表、外感水湿、疮毒内侵，内因主要有饮食不节、劳欲体虚。

1. 风邪袭表

　　肺主一身之表，外合皮毛。风邪袭表，肺失宣降，导致水液外不得越，内不得泄，风水相搏，水液泛滥，流溢于肌肤，发为水肿。

2. 外感水湿

　　久居湿地，冒雨涉水，湿衣裹身时间过久，水湿浸渍，困遏于脾，脾失健运，水湿内停，泛溢肌肤，发为水肿。

3. 疮毒内侵

肌肤患痈疡疮毒，火热内攻，损伤肺脾，致津液气化失常，发为水肿。

4. 饮食不节

过食肥甘油腻、辛辣之品，或饮酒过度，酿生湿热，损伤脾胃；或过食生冷，损伤脾阳，寒湿内生；或饥饱失常，营养不足，脾气虚弱，以致脾气不能为胃行其津液，水湿停聚，泛滥横溢，遂成水肿。

5. 劳欲体虚

先天禀赋不足，或房劳太过，或久病体虚，以致肾气亏虚，脾阳不足，气化失常，水湿输布不利，泛溢肌肤，形成水肿。

水肿的基本病机是肺、脾、肾功能失调，膀胱气化失常，三焦气化不利，导致水液潴留体内，泛溢肌肤。水液的正常代谢、输布与肝、脾、肾关系密切，其中以肾为本，以肺为标，以脾为制水之脏。肺主治节，通调水道；脾主运化，布散水精；肾主水，水液的输布、排泄有赖于肾阳的蒸化、开阖作用。肺、脾、肾的气化功能失调，或其中某一脏发生功能障碍，都能导致三焦水道阻塞，造成水湿泛滥而发生水肿。水肿的病理性质有阴、阳之别，一般因感受风邪、水湿、疮毒而形成者，多为阳水；若因房劳过度、饮食劳倦、年老久病致使脾肾两亏而发生者，多属阴水。阴水、阳水是可以相互转化的。

【诊断】

(一)诊断要点

1. 临床特征

水肿先从眼睑或下肢开始，继及四肢和全身。轻者仅眼睑或足胫浮肿，重者全身皆肿，甚则腹大胀满，气喘不能平卧，更严重者可见尿闭或尿少、恶心呕吐、口有秽味、鼻衄牙宣、头痛、抽搐、神昏谵语等危象。

2. 病史

患者可有乳蛾、心悸、疮毒、紫癜以及久病体虚等病史。

3. 相关检查

血常规、尿常规、肾功能、肝功能、心电图、腹部 B 超、24 小时尿蛋白总量等检查有助于诊断与鉴别诊断。女性患者尤须注意排除狼疮性肾炎所致的水肿，须查抗核抗体、双链 DNA 抗体，必要时应进行肾穿刺活检。

(二)病证鉴别

水肿与臌胀：两者均为水液潴留体内而出现肿胀、小便短少的病证。水肿是肺、脾、肾功能失调所致，其肿为面目、四肢、脐腹皆肿，肿胀顺序一般以头面、四肢为先，继而全身，皮薄色白，或肤色不变，或皮肤光亮。臌胀为肝、脾、肾功能失调，气、血、水互结所致，肿势为单腹胀大，四肢、头面不甚肿，面色苍黄，腹壁青筋暴露，后期或可伴见轻度肢体浮肿。

【辨证论治】

(一)辨证要点

1. 辨阳水、阴水

水肿辨证当以阴阳为纲。阳水多因风邪外袭引起，病在肺、脾，起病急，病程短，水肿以上半身为甚，肿处皮肤光亮，按之凹陷易起，属表、实、热证；阴水多因内伤所致，病在脾、肾，起病缓，病程长，水肿以下半身为甚，肿处皮肤松弛，按之凹陷不易恢复，甚则按之如泥，属里、虚、寒证。阳水与阴水虽有区别，但在一定程度上又可相互转化。若阳水久延不退，正气日渐耗伤，水邪日盛，可转化为阴水；反之，若阴水复感外邪，水肿剧增，也宜急则治其标，先按阳水论治。

2. 辨脏腑

水肿病变之脏腑有肺、脾、肾、心之别。水肿初见眼睑浮肿，伴恶寒、发热、咳逆者，病位主要在肺；周身浮肿而见脘腹满闷者，病位主要在脾；水肿腰以下为甚，伴有腰膝酸软者，病位主要在肾；面浮肢肿，伴有心悸、怔忡者，病位主要在心。

（二）论治要点

对于水肿的治疗，《黄帝内经》提出了"开鬼门""洁净府""去菀陈莝"三条基本原则。具体而言，阳水应以祛邪为主，多用宣肺发汗、通利小便、泻下逐水等法；阴水应以扶正祛邪为主，多用健脾温肾，配以利水、养阴、活血、祛瘀等法；虚实夹杂者，当先攻为补，或攻补兼施。

（三）分证论治

1. 阳水

1）风水相搏

证候：初起眼睑浮肿，继则四肢及全身皆肿，来势迅速，多有恶寒、发热、肢节酸楚、小便不利等。偏风热者，伴有咽喉红肿、疼痛，舌质红，脉浮。偏风寒者，兼有恶寒、咳喘，舌苔薄白，脉浮。

病机：风邪袭表，肺失宣肃，通调失职，风水阻遏。

治法：疏风解表，宣肺行水。

方药：越婢加术汤加减（麻黄、石膏、生姜、甘草、白术、大枣）。

本方可宣肺解表，行气利水。口不渴者，去石膏，加茯苓皮、冬瓜皮以利小便；恶寒无汗、脉浮紧者，去石膏，加羌活、防风发汗祛风；咳嗽喘促不得卧者，加杏仁、陈皮、苏子、葶苈子利气以行水；咽痛喉肿者，去生姜、白术，加牛蒡子、射干、黄芩清肺经郁热。

若患者全身浮肿，按之没指，身体重着困倦，可改用五皮饮。

2）湿毒浸淫

证候：身发疮痍，脓疮溃烂，或见疮痕，或咽喉肿痛较甚，恶风发热，眼睑浮肿，延及全身，小便不利，尿少色赤，舌质红，苔薄黄或黄腻，脉浮数或滑数。

病机：湿热毒邪内归脾肺，三焦气化不利，水湿停聚。

治法：清热解毒，利湿消肿。

方药：麻黄连翘赤小豆汤合五味消毒饮加减（麻黄、连翘、杏仁、赤小豆、大枣、桑白皮、生姜、甘草、金银花、野菊花、蒲公英、紫花地丁、紫背天葵）。

麻黄连翘赤小豆汤可宣肺利水，治风水在表之水肿；五味消毒饮可清解热毒，治疮毒内归之水肿。痈疡疮毒或乳蛾红肿而诱发的水肿，当重用蒲公英、紫花地丁清热解毒；湿盛而皮肤糜烂者，加用苦参、土茯苓以燥湿清热；风盛而皮肤瘙痒明显者，可加白鲜皮、地肤子以疏风止痒；血热而红肿甚者，可加牡丹皮、生地黄、赤芍以清热凉血消肿；大便不畅时，可加大黄、芒硝以通腑泻热；水肿十分明显者，可加茯苓皮、大腹皮利水消肿。

3）水湿浸渍

证候：全身水肿，下肢明显，按之没指，小便短少，身体困重，胸闷纳呆，泛恶，舌苔白腻，脉沉缓。患者常起病缓慢，病程较长。

病机：寒湿伤及脾阳，水湿不化。

治法：健脾化湿，通阳利水。

方药：胃苓汤合五皮饮加减（苍术、陈皮、厚朴、甘草、泽泻、猪苓、赤茯苓、白术、肉桂、五加皮、地骨皮、茯苓皮、大腹皮、生姜皮）。

胃苓汤可祛湿和胃、行气利水，除内盛之水湿；五皮饮可利水消肿、理气健脾，制外泛之水湿。外感风邪，肿甚而喘者，可加麻黄、杏仁、葶苈子宣肺泻水而平喘；浮肿甚、大便溏薄者，可加黄芪、桂枝益气通阳，或加补骨脂、附子温肾助阳；纳呆、泛恶明显者，可加制半夏、神曲和胃降逆。

4）湿热壅盛

证候：遍体浮肿，皮肤绷急光亮，胸脘痞闷，烦热口渴，小便短赤或大便干结，舌红，苔黄腻，脉沉数或濡数。

病机：湿热内蕴，三焦壅滞，气滞水停。

治法：分利湿热，通腑泻水。

方剂：疏凿饮子加减（泽泻、赤小豆、商陆、羌活、大腹皮、椒目、木通、秦艽、槟榔、茯苓皮）。

本方可疏风发表，逐水泻下。腹满较甚、大便秘结者，加大黄、葶苈子；水邪侵肺，呼吸喘促较甚者，去羌活、秦艽，加苏子、葶苈子、白芥子；湿热伤及血络，见尿痛、尿血者，加白茅根、大蓟、小蓟、益母草凉血止血、清热利水。

若为湿热化燥伤阴，见口咽干燥、大便干结、舌质红者，可选用猪苓汤，加麦冬、沙参等以养阴清热利水。

2. 阴水

1）脾阳虚衰

证候：浮肿以腰以下为甚，按之凹陷不起，脘闷腹胀，食欲减退，面色萎黄，神倦肢冷，小便短少，舌质淡，苔白滑，脉沉缓。

病机：脾阳不振，运化无权，土不制水。

治法：温中健脾，行气利水。

方药：实脾饮（白术、厚朴、木瓜、木香、草果、大腹子、茯苓、干姜、制附子、炙甘草、生姜、大枣）。

本方可健运脾阳，以利水湿。水湿过甚者，可加桂枝、猪苓、泽泻以助膀胱气化而利小便；气虚便溏者，为中气衰微，去大腹皮，加党参、黄芪以补中益气；喘而不嗜食者，为脾阳困惫，水气上逆，加砂仁、陈皮、紫苏以温运脾气。

2）肾阳衰微

证候：水肿反复消长不已，面浮身肿，腰以下为甚，按之凹陷不起，尿量减少或反多，腰痛酸重，四肢厥冷，怯寒神疲，面色苍白，甚者心悸胸闷、喘促难卧、腹大胀满，舌质淡胖，苔白，脉沉细或沉迟无力。

病机：肾阳虚衰，水寒内聚。

治法：温肾助阳，化气行水。

方药：济生肾气丸合真武汤加减（熟地黄、山茱萸、牡丹皮、山药、茯苓、泽泻、肉桂、附子、牛膝、车前子、白术、生姜、芍药）。

济生肾气丸可温补肾阳，真武汤可温阳行水。小便清长、量多者，去泽泻、车前子，加菟丝子、补骨脂以温固下元；肾水凌心，心阳被遏，瘀血内阻，出现心悸、喘息、口唇发绀、脉虚数或结代者，宜重用附子，去肉桂，加桂枝、黄芪、丹参、泽兰、葶苈子，以温补心肾、活血利水。

病至后期，出现以肾阴虚为主的病证时，治当以滋补肾阴为主，兼利水湿，方用左归丸，加泽泻、茯苓、冬葵子等。肾阴久亏，出现肝肾阴虚，肝阳上亢，上盛下虚的复杂病情时，治当育阴潜阳，亦可用左归丸加入重镇潜阳之品。水饮凌肺，肾不纳气者，可吞服黑锡丹，以防喘脱。

3）瘀水互结

证候：水肿延久不退，肿势轻重不一，四肢或全身浮肿，以下肢为主，皮肤瘀斑，腰部刺痛，或伴有血尿，舌质紫暗，苔白，脉沉细涩。

病机：水停湿阻，气滞血瘀，三焦气化不利。

治法：活血祛瘀，化气行水。

方药：桃红四物汤合五苓散（当归、白芍、熟地黄、川芎、桃仁、红花、猪苓、泽泻、白术、茯苓、桂枝）。

桃红四物汤可活血化瘀，五苓散可通阳行水。全身肿甚、气喘烦闷、小便不利者，此为血瘀水盛，肺气上逆，可加葶苈子、川椒目、泽兰以逐瘀泻肺；腰膝酸软、神疲乏力者，为脾肾亏虚之象，可合用济生肾气丸，以温补脾肾、温阳利水；阳气虚者，可配黄芪、附子益气温阳，以助化瘀行水之功；久病水肿者，虽无明显瘀阻之象，但临床上亦常合用益母草、泽兰、桃仁、红花等活血药，以加强利尿消肿的效果。

【中医适宜技术】

(一)单方、验方

(1)白茅根 60g，浮萍 30g，地肤子 10g，水煎服，每天 1 剂。本方适用于风水证，以尿量增多、肿退为度。

(2)花生米(连衣)、生薏苡仁、赤小豆、大枣各适量，一同煎煮，每天早、晚各服 1 碗。本方适用于营养不良性水肿。

(3)白茅根 30～60g，薏苡仁 15～30g，赤小豆 15～30g，水煎服。本方适用于水肿属湿热伤阴者。

(二)中成药

水肿之风水相搏证，可用肾炎解热片；湿热浸淫证，可用慢肾宝液、肾炎灵胶囊；水湿浸渍证，可用五苓散；肾阳虚衰证，可用金匮肾气丸、济生肾气丸、左归丸、杜仲补腰合剂、桂附地黄胶囊、六味地黄丸等；脾阳虚衰证，可用肾炎舒胶囊、肾炎消肿片；虚实夹杂证，可用尿毒清颗粒、肾炎康复片。

(三)简易治疗技术

1. 耳穴压豆疗法

取肾、肾俞、输尿管、膀胱及交感、神门、肾上腺、三焦、内分泌等耳穴，将粘有王不留行籽的胶布贴于耳穴上，隔天更换1次，左右交替。每天用耳穴同侧手按压10次，每次3~5分钟，3次为1个疗程。

2. 饮食疗法

将黑鱼或鲫鱼1条(去肠杂)、大蒜头1个、椒目10g塞入鱼腹内煎煮，以鱼熟汤白为度，不加盐，喝汤，食鱼及蒜头，1~2天内吃完。本疗法适用于阴水证。

【预防调护】

感受外邪、饮食不节、劳倦过度是造成水肿的重要因素，因此，增强体质、适其寒温、避免外邪侵袭、饮食有节、劳逸适度是预防水肿发生，避免水肿复发、加重的重要措施。有疮毒、喉蛾等病证者，应及时治疗，防止其传变而发生水肿。

水肿患者应食清淡、易消化、少盐饮食，忌生冷、肥甘、辛辣之品，戒烟、酒。水肿严重者，应卧床休息，忌盐。肿势减退后，可适当活动，但不宜剧烈运动和过度劳累，尤应节制房事；保持乐观情绪，树立战胜疾病的信心，坚持治疗，避免复发。因营养不良所致者，应加强营养，尤其应注意补充优质蛋白。

【经典集萃】

《金匮要略·水气病脉证并治第十四》："风水，脉浮身重，汗出恶风者，防己黄芪汤主之。腹痛加芍药。"

"风水恶风，一身悉肿，脉浮而渴，续自汗出，无大热，越婢汤主之。"

问曰："黄汗之为病，身体肿，发热汗出而渴，状如风水，汗沾衣，色正黄如柏汁，脉自沉，何从得之?"师曰："以汗出入水中浴，水从汗孔入得之，宜芪芍桂酒汤主之。"

《仁斋直指方·肿证》："经脉不行，血化为水，四肢红肿，则曰血分，皆水气之所由作也……血分宜桂苓汤。"

《素问·汤液醪醴论》："平治于权衡，去菀陈莝，微动四极，温衣，缪刺其处，以复其形。开鬼门，洁净府，精以时服，五阳已布，疏涤五脏，故精自生，形自盛，骨肉相保，巨气乃平。"

《医宗金鉴·订正仲景全书金匮要略注》："诸有水者，谓诸水病也。治水之病，当知表里上下分消之法。腰以上肿者，水在外，当发其汗乃愈，越婢、青龙汤证也。腰以下肿者，水在下，当利小便乃愈，五苓猪苓等汤证也。"

《丹溪心法·水肿》："水肿因脾虚不能制水，水渍妄行，当以参、术补脾，使脾气得实，则自健运，自能升降，运动其枢机，则水自行。"

【名医验案】

(一)风水泛滥之水肿案

范某，下有湿热，上受风温，初起寒热，即便周身浮肿，咳嗽气塞，似与风水同列。拟越婢加术汤(麻黄、葶苈子、半夏、赤茯苓、焦白术、桑白皮、射干、通草、杏仁、大腹皮、冬瓜皮、生姜皮)。

按：水液的运行，依靠肺之通调、脾之转输、肾之开阖，因而使三焦决渎，膀胱得以气化畅行，小便通利。风为六淫之首，该患者因风温之邪袭肺，肺失宣畅，不能通调水道，下输膀胱，以致风遏水阻，风水相搏，流溢于肌肤，发为水肿。此即《景岳全书·水肿》篇所言的"凡外感毒风，邪留肌肤，则亦能忽然浮肿"。《金匮要略》指出："诸有水者，腰以下肿，当利小便；腰以上肿，当发汗乃愈。"故用越婢加术汤疏风清热，宣肺行水。

(二)湿热壅盛之水肿案

徽州方太和，大怒之后复大醉，至明日，目下如卧蚕。居七日而肢体皆肿，不能转侧，二便不通，烦闷欲绝。余诊之，脉沉且坚，当逐其水。用疏凿饮子，一服而二便快，再服而四肢宽，更以五皮饮，服三日遂愈。

按：大怒则伤肝，复大醉，湿热内蕴，气机壅塞，水湿内聚，遂成全身浮肿、二便不通、烦闷欲绝、表里俱实之阳水证。治用疏凿饮子逐水破坚，内外分消，更以五皮饮健脾利水善其后，安中州，绝水源，药证合拍，故收全功。

(三)脾阳虚衰之水肿案

王某某，女，35岁，工人。反复出现浮肿4年，曾两次住院。近2个月来，面部浮肿加剧，伴脘腹作胀，纳呆便稀；尿常规：尿蛋白（＋＋＋），红细胞少许；舌苔白厚腻，脉沉缓。此属脾虚不运，水湿内聚。治以温阳健脾，佐以利水渗湿。方拟实脾饮合四苓散加减：制附子10g（先煎），生白术10g，大腹皮15g，肉豆蔻10g，茯苓皮30g，猪苓10g，泽泻10g，益母草30g，菟丝子10g，覆盆子30g。嘱其低盐饮食。服药后，尿量增多，浮肿大减，纳呆腹胀好转，继续以前方加减，连服50余剂，面部浮肿消退，复查尿常规提示尿蛋白转阴。后以参苓白术散加减，调理半年而愈。

按：本案患者因久病迁延不愈，损伤脾阳，脾阳虚衰，水湿输布失常，溢于肌肤，所以水肿加重，伴有脘腹作胀、纳呆便稀，治以温阳健脾利水，方以实脾饮合四苓散加减。方中制附子、肉豆蔻温中健脾；白术、猪苓、茯苓皮、泽泻、益母草健脾化气、渗湿利水；菟丝子、覆盆子补虚止泻。本方能温中补虚、祛湿理气而复中焦之健运。方中附子等品，旨在温阳化气，此即叶天士所说的"通阳不在温，而在利小便"。利尿渗湿有助于阳气通达，脏腑功能恢复，则水湿去而气血旺。故本方加入猪苓、泽泻、益母草等利尿渗湿之品，使邪有出路。

(四)肾气衰微之水肿案

房兄，病后失调，面浮跗肿，腹膨食少，小水短涩，腰膝乏力。《黄帝内经》言："诸湿肿满，皆属于脾。"然土衰必补其母，非命火不能生脾土，且肾为胃关，关门不利，故聚水，必得桂附之阳蒸动胃气，其关始开，积水乃下，膀胱气化则能出也。以肉桂、附子、人参、白术、炮姜、茯苓、车前子、牛膝、砂仁、陈皮、山药为丸，一料而安。

按：该患者因病后失调，损伤脾肾，水湿输布失常，溢于肌肤，发为水肿。脾气虚弱，所以腹胀食少；肾气衰微，不能化气行水，遂使膀胱气化失常，开阖不利，所以小便短涩；治用人参、白术、茯苓、山药健脾运化水湿；砂仁、陈皮皆芳香之品，理气醒脾化湿，解除腹膨食少之苦；茯苓、附子、白术、炮姜，取真武汤之意，有救元阳、镇肾水之功；加牛膝、车前子，乃仿济生肾气丸之意，以温补肾阳、利水消肿。

【证治心法】

水肿一证，首当详辨阴阳。阳水病因多为风邪、疮毒、水湿，发病急，成于数日之间，肿多从头面起，自上而下，继及全身，肿处皮肤绷急光亮，按之凹陷即起，多伴有寒热表证，属表，属实，一般病程较短。阴水病因多为饮食劳倦、禀赋不足、久病体虚等所致的脏腑亏虚，发病缓慢，肿多从足踝开始，自下而上，继及全身，肿处皮肤按之凹陷且不易恢复，甚至按之如泥，属里，属虚，或为虚实夹杂，病程较长。

水肿的治疗方法仍遵《素问·汤液醪醴论》的论述，其治则是"平治于权衡，去菀陈莝"，其治法是"微动四极，温衣，缪刺其处，开鬼门，洁净府，精以时服"。故此，发汗、利尿、泻下逐水是治疗水肿的基本原则。阳水以祛邪为主，给予发汗、利水或攻逐，同时配合清热解毒、健脾理气等法；阴水以扶正为主，给予温肾健脾，同时配合利水养阴、活血祛瘀等法；对于虚实夹杂者，则当兼顾，或先攻后补，或攻补兼施。

水肿一证，还应注重预防调护，如避免风邪、水湿外袭，低盐饮食，忌食辛辣、肥甘之品，保持皮肤清洁，避免抓破皮肤等。

治疗水肿的常用方：肾阳虚可用济生肾气丸，脾阳虚可用参苓白术散，脾肾两虚可用五苓散。

【要诀总括】

水肿有关肺脾肾，辨证施治分阴阳；风水泛溢用越婢，湿渍五皮胃苓方；湿毒浸淫消毒饮，麻黄连轺赤豆汤；湿热壅盛疏凿饮，前后分消逐水强；脾阳虚衰实脾饮，肾阳衰微真武汤；瘀水互结五苓用，桃红四物共煎尝。

第二节 淋 证

淋证是指以小便频急、滴沥不尽、尿道涩痛、小腹拘急、痛引腰腹为主要临床表现的一种病证。

淋证之病名始见于《黄帝内经》，历代医家又称之为"淋""淋秘"等。巢元方在《诸病源候论·诸淋病候》中高度概括了淋证的病机，认为"诸淋者，由肾虚而膀胱热故也"。唐代《千金要方》《外台秘要》等著作将淋证分为石、气、膏、劳、热五淋。宋代《济生方》又将其分为气淋、石淋、血淋、膏淋、劳淋五种。现代医家根据病因和临床特点的不同，将淋证分为热淋、气淋、血淋、石淋、膏淋、劳淋等六类。

西医学中的急性尿路感染、慢性尿路感染、泌尿系结石、急性前列腺炎、慢性前列腺炎等疾病，凡是具有淋证特征的，均可参照本节内容进行辨证治疗。

【病因病机】

淋证多因外感湿热、饮食不节、情志失调、先天禀赋不足或年老久病等导致，其中尤以外感湿热和久病肾虚为主。

1. 外感湿热

下阴不洁，秽浊之邪从下入侵，或心经火热、下肢丹毒、小肠邪热等他脏外感之热传入膀胱，发为淋证。

2. 饮食不节

过食辛辣醇酒厚味，损伤脾胃，积湿生热，下注膀胱，发为淋证。

3. 情志失调

情志不遂，肝气郁结，或气郁化火，气火互结，膀胱不利而发为淋证。

4. 先天禀赋不足或年老久病

先天禀赋不足，肾与膀胱先天畸形，或年老脏气亏虚，或纵欲无制，肾气虚衰，或淋久不愈，反复发作，耗伤正气，脾肾两虚，导致膀胱气化不利，发为淋证。

淋证的基本病机是湿热蕴结下焦，肾与膀胱气化不利。其病位在膀胱与肾，与肝、脾有关。肾主水，司膀胱开阖；膀胱为州都之官，主贮存和排泄小便。湿热蕴结膀胱，或久病脏腑功能失调，均能导致肾与膀胱气化不利，形成淋证。淋证的主要病理因素为湿热之邪。

淋证由于病因、病理不同，累及脏腑有异，临床上可分为 6 种。湿热客于下焦，膀胱气化不利，小便灼热刺痛，则为热淋；膀胱湿热，灼伤血络，迫血妄行，或肾阴不足，虚火灼伤血络，血随尿出，以致小便淋沥涩痛而有血，则为血淋；若湿热久蕴，熬液成石，以致小便涩痛不通而有砂石，则为石淋；湿热久蕴，阻滞经脉，脂液不循常道，或肾虚下元不固，不能摄纳精微脂液，小便淋沥浑浊，则为膏淋；若肝气失疏，气火郁于膀胱，或中气不足，气虚下陷，膀胱气化无权，以致小便淋沥不畅，则为气淋；若久淋不愈，湿热留恋膀胱，由腑及脏，由肾及脾，脾肾受损，正虚邪弱，以致疾病反复发作，则成劳淋。各种淋证之间可相互转化，或可同时存在。

【诊断】

(一)诊断要点

1. 临床特征

小便频数短涩，淋沥不尽，尿道涩痛，小腹拘急引痛，可伴有恶寒、发热、腰痛、小腹坠胀等。

2. 病史

淋证多见于已婚女性，每因劳累过度、房事不节、情志变化、感受外邪而诱发。

3. 相关检查

血常规、尿常规、腹部 B 超及膀胱镜等检查有助于进一步明确诊断。

(二)病证鉴别

1. 淋证与癃闭

两者均有排尿困难、小便量少等表现。癃闭以排尿困难、点滴而出,甚则小便闭塞不通,全天总尿量明显减少为主要特征,排尿时不痛;淋证以尿频、尿急、尿痛为特征,每天小便总量基本正常。

2. 血淋与尿血

两者都有小便出血、尿色红赤,甚至尿出纯血等表现。尿血多无疼痛之感,或间有轻微的胀痛、热痛,但不似血淋的小便滴沥而疼痛难忍。二者的鉴别要点在于有无尿痛,一般将有痛者称为血淋,不痛者称为尿血。

3. 膏淋与尿浊

两者均有小便浑浊,鉴别要点在于有无尿痛。尿浊虽然小便浑浊,白如泔浆,但排尿时尿出自如,无疼痛滞涩感;淋证以小便频数、淋沥涩痛、小便浑浊为主症。

【辨证论治】

(一)辨证要点

1. 辨六淋

小便频数短涩、灼热刺痛者,为热淋;小便涩滞、淋沥不畅,少腹坠胀者,为气淋;小便热涩刺痛,尿色深红或尿中夹血丝、血块者,为血淋;尿中有细小砂石,小便艰涩,或排尿突然中断,腹部窘迫疼痛者,为石淋;小便浑浊如米泔或如膏脂,尿道热涩疼痛者,为膏淋;小便涩痛不甚,但淋沥不尽,反复发作,腰膝酸软,遇劳即发者,为劳淋。

2. 辨虚实

一般情况下,因外感、饮食、情志所致者,起病急,病程短,小便频急、涩痛明显,多属实证;因先天禀赋、久病、年老所致者,起病缓,病程长,反复发作,以小便频数、淋沥不畅、尿痛不甚为特点,多属虚证，为脾虚或肾虚。

(二)论治要点

淋证的基本治则是实则清利、虚则补益。实证之淋证，以膀胱湿热为主者，宜清热利湿；以热灼血络为主者，宜凉血止血；以砂石结聚为主者，宜通淋排石；以气滞不利为主者，宜利气疏导。虚证之淋证，脾虚者，宜健脾益气；肾虚者，宜补益肾气。若为虚实夹杂之证，宜补益清利并用，根据标本缓急，标急者先予治标，标证减缓则治本；若标邪不著，则兼顾治疗。

淋证的治法，古有"忌补""忌汗"之说。忌补是指实热之证而言，对于脾虚中气下陷、肾虚下元不固者，则需用健脾益气、补益肾气之法。忌汗是指由于湿热蕴结膀胱，而非外感所致者，不宜发汗，如确为外感所致，表证明显者，却仍需用解表之剂。临证时，应依据辨证情况给予治疗，不可拘泥。

(三)分证论治

1. 热淋

证候：小便频急灼痛、短涩量少、色黄赤，小腹坠胀不舒，或有腰痛、恶寒发热、口苦，大便正常或秘结，舌质红，苔黄腻，脉浮数或濡数。

病机：湿热蕴结下焦，膀胱气化不利。

治法：清热泻火，利湿通淋。

方药：八正散加减（木通、瞿麦、扁蓄、车前子、滑石、栀子、大黄、甘草）。

本方可清热解毒，利湿通淋。便秘、腹胀者，可重用生大黄，并加枳实以通腑泻热；腹满便溏者，则去大黄；小腹坠胀者，加乌药、川楝子疏肝理气；湿热伤阴者，去大黄，加生地黄、知母、白茅根以养阴清热。

若患者素体阴虚，为下焦湿热之热淋，见舌红少苔、脉细数者，可选用猪苓汤加减。

2. 石淋

证候：小便涩痛，尿中时挟砂石，或时有尿来中断，尿道刺痛，窘迫难忍，或腹绞痛，尿中带血，舌苔正常或薄黄而腻，脉弦或数。

病机：湿热蕴结下焦，尿液煎熬成石，膀胱气化失司。

治法：清热利湿，排石通淋。

方药：石苇散加减（石韦、冬葵子、瞿麦、车前子、滑石）。

本方可清热利湿、排石通淋，临证时，可加金钱草、海金沙以利水通淋；加鸡内金以化石；加炮猪蹄甲粉、王不留行以活血软坚；加青皮、沉香以增强理气导滞之力。腰腹绞痛者，加芍药、甘草以缓急止痛；尿中带血者，加小蓟、生地黄、藕节以凉血止血；尿中有血条、血块者，加川牛膝、赤芍、血竭以活血祛瘀；兼有发热者，加蒲公英、黄柏、大黄以清热泻火。

必要时，石淋患者可用体外碎石或手术进行治疗，以排出砂石。

3. 气淋

证候：小便涩滞、淋沥不畅；若兼少腹胀满疼痛、舌苔薄白、脉沉弦者，为实证；若兼少腹坠胀、面白无华、少气懒言、舌质淡、脉细无力者，为虚证。

病机：肝失条达，气机郁滞，膀胱气化不利。

治法：实证当疏肝行气，利尿通淋；虚证当健脾益气。

方药：当分实证、虚证分别遣方用药。

（1）实证：沉香散加减（沉香、石韦、滑石、当归、陈皮、白芍、冬葵子、甘草、王不留行）。本方可疏肝理气，利尿通淋。胸胁闷胀者，加青皮、乌药、小茴香、川楝子疏肝理气；尿道刺痛甚、有瘀血征象者，加牛膝、红花、赤芍、益母草行瘀活血。

（2）虚证：补中益气汤加减（党参、黄芪、白术、炙甘草、当归、陈皮、升麻、柴胡）。本方可补益中气，升阳举陷。少腹坠胀明显者，加青皮、乌药理气消胀；食少便溏甚者，去当归，加山药、薏苡仁健脾利湿；兼血虚者，加熟地黄、阿胶、川芎以养血；肾虚腰痛者，加杜仲、牛膝以补肾壮腰。

4. 血淋

证候：小便频数不畅，尿中带血；若尿色红赤或夹有紫色血块、小便热涩刺痛、小腹满急、舌苔薄黄、脉数有力者，为实证；若血色淡红、小便涩滞疼痛不著、腰膝酸软、五心烦热、舌红少苔、脉细数者，为虚证。

病机：膀胱热甚灼络，迫血妄行。

治法：实证当清热利湿，凉血止血；虚证当滋补肾阴，清热止血。

方药：当分实证、虚证分别遣方用药。

(1)实证：小蓟饮子加减(生地黄、小蓟、滑石、木通、蒲黄、藕节、淡竹叶、当归、栀子、炙甘草)。本方可清热通淋，凉血止血。若热重而出血多者，重用生地黄，可加黄芩、白茅根；若便秘者，加大黄以通腑泻热；若有瘀血者，可另服参三七化瘀止血；若痛剧者，加海金沙、琥珀粉以化瘀止痛。

(2)虚证：知柏地黄丸加减(黄柏、知母、熟地黄、山药、山茱萸、茯苓、牡丹皮、泽泻)。本方可滋阴清热，临证时可加龟甲以滋阴潜阳，旱莲草以滋阴益肾。有血虚者，加当归、白芍、阿胶以养血；虚火上扰，心烦不得眠者，加酸枣仁、莲子心以清热养心安神。若患者久病脾虚，气不摄血，症见神疲乏力、面色少华者，用归脾汤加减。

5. 膏淋

证候：小便浑浊如米泔，或带有滑腻之物，小便频数涩滞；若尿道热涩疼痛、舌质红、苔腻、脉数或细数者，属实证；若膏淋反复发作、涩痛不著、形体消瘦、头昏无力、腰膝酸软、舌质淡、苔白腻、脉细弱无力者，属虚证。

病机：湿热下注，阻滞络脉，脂汁外溢。

治法：实证当清热除湿，分清泌浊；虚证当补肾固涩。

方药：当分实证、虚证分别遣方用药。

(1)实证：程氏萆薢分清饮加减(萆薢、黄柏、白术、石菖蒲、莲子心、丹参、车前子、茯苓)。本方可清利湿热，分清泄浊。小便黄热而痛甚者，加龙胆草、木通、栀子以清热通淋；腹胀而尿涩不畅者，加乌药、青皮以利气；小便有血者，加小蓟、藕节、白茅根以凉血止血。

(2)虚证：膏淋汤加减(山药、生地黄、党参、芡实、煅龙骨、煅牡蛎)。本方可补虚固涩。肾虚而腰膝酸软重者，加山茱萸、熟地黄、杜仲以补肾壮腰；腰膝冷痛、四肢不温者，加巴戟天、炮附子、肉桂以温补肾阳。

6. 劳淋

证候：小便不甚赤涩淋沥，时作时止，遇劳即发，缠绵不愈，精神疲乏，腰痛，舌质淡，脉虚弱；或面色潮红，五心烦热，舌质红，脉细数。

病机：湿热留恋，脾肾两虚，膀胱气化无权。

治法：补益脾肾。

方药：无比山药丸加减（山茱萸、泽泻、熟地黄、茯苓、巴戟天、牛膝、赤石脂、山药、杜仲、菟丝子、肉苁蓉）。

本方可健脾利湿，益肾固涩。

若患者脾虚气陷，症见小腹坠胀、小便点滴而出，本方可与补中益气汤合用，以益气升陷；肾阴亏虚，症见面色潮红、五心烦热、舌红少苔、脉细数者，本方可与知柏地黄丸合用，以滋阴降火；肾阳虚衰，症见面色少华、畏寒怯冷、四肢欠温、舌淡、苔薄白、脉沉细者，本方可与右归丸合用，以温补肾阳；或用鹿角粉3g，分2次吞服。

【中医适宜技术】

(一)单方、验方

(1)柴芩汤：柴胡、黄芩、车前草、石韦、滑石各30g，甘草5g。水煎服。本方适用于热淋。

(2)鲜车前草60g，猪小肚2个，加清水煲烂，饮汤食肚肉。本方适用于热淋。

(3)金钱草50g，薏苡仁60g，鸡内金20g。水煎取汁，加适量白糖代茶饮用。本方适用于石淋。

(4)菟丝子30g，水煎，分3次服，每天1剂。本方适用于劳淋。

(二)中成药

热淋者，可选用八正合剂、三金片、泌淋清胶囊、分清五淋丸；石淋者，可选用排石颗粒、石淋通片、金钱草颗粒；血淋者，可选用三七胶囊、云南白药、紫地宁血散、泌淋清胶囊；膏淋者，可选用萆解分清丸、补中益气丸配合缩泉丸；劳淋者，可选用补中益气丸、癃闭舒胶囊。

(三)简易治疗技术

1. 针灸疗法

主穴：取中极、膀胱俞、次髎、三阴交。热淋者，加曲池、合谷、行间；石淋者，加委阳、然谷、中封；气淋者，实证加合谷、太冲，虚证加气海、关元、足三里；血淋者，实证加血海、膈俞、少府、劳宫，虚证加血海、膈俞、太溪、复溜；膏淋者，加气海、关元、命门；劳淋者，加脾俞、肾俞、命门、关元、足三里。实证者用泻法；虚证者用补法，或配合艾灸治疗。

当石淋患者肾绞痛发作时，可针刺合谷、水沟、京门、肾俞，并加电针治疗。

2. 耳针疗法

耳穴：取膀胱、肾、交感、枕、肾上腺。每次选2～4个耳穴，用毫针刺，强刺激，留针30分钟，每天1次。

3. 饮食疗法

以核桃仁煮粥，多食，可治劳淋。

【预防调护】

增强体质，保持心情舒畅，避免憋尿、纵欲、过劳，注意外阴卫生，避免不必要的导尿及泌尿道器械操作，多喝水，饮食清淡，忌肥腻、香燥、辛辣之品，是预防淋证发生的重要措施。有消渴、肺痨等疾病者，应积极治疗，可减少淋证的发生。

淋证患者应适当注意休息，不宜久坐、劳累，应多喝水，及时排便，饮食宜清淡，禁房事。

【经典集萃】

《金匮要略·消渴小便利淋病脉证并治第十三》："淋之为病，小便如粟状，小腹弦急，痛引脐中。"

"淋家不可发汗，发汗则必便血。"

《杂病广要》："年老衰弱，小便漓沥不通者，乃天真竭而元气虚也。不可服通利之剂，宜生脉散，加甘草梢连白色梗并子通用，郁李仁、麻仁研，空心服之。"

《丹溪心法·淋》："痛者为血淋，不痛者为尿血。……血淋一证，须看血色分冷热，色鲜者，心、小肠实热；色瘀者，肾、膀胱虚冷。……若热极成淋，服药不效者，宜减桂枝五苓散，加木通、滑石、灯心、瞿麦各少许，蜜水调下。"

【名医验案】

(一)热淋之验案

患者，女，49岁，农民。腰部酸痛，小便频数涩痛1周，继而发热恶寒、无汗，口干欲饮，大便干燥，舌苔薄黄，脉数(体温39.2℃；化验血象，白细胞20300/mL；尿常规示白细胞满视野，培养大肠杆菌10万/HP以上)。辨病为热淋，湿热蕴阻肾与膀胱，复感外邪而出现表里同病。治以表里双解，疏解表邪，清利湿热。方药：细柴胡、荆芥、葛根、金银花、连翘、瞿麦、萹蓄、凤尾草、白花蛇舌草、黄柏、黄芩、土茯苓、甘草。每日服药2剂。

二诊：3天后，寒热退，小便较爽利，去荆芥、葛根，加鹿衔草。连续服药3周，诸症状消失，化验血象正常，尿常规示白细胞1～2/HP，但尿菌未转阴。出院后，在门诊继续调理2周而尿菌转阴。

按：热淋主要为湿热之邪侵入肾与膀胱所致，故在治疗过程中应始终不忘清利湿热。临床辨证若偏湿重者，可重用白术、薏苡仁、土茯苓、车前草等化湿之品；小便淋沥涩痛甚而发热者，是热淋重症，应每天服药2剂，分4次服，并可用一见喜60g煎汤保留灌肠；里热盛而便秘者，大黄是要药，通腑泻热，可改善小便频数涩痛等；有部分患者小便涩痛甚，用清利之剂不解者，可加疏肝理气化瘀之品，如川楝子、延胡索、赤芍、王不留行等。经中药治疗有效之病例，一般临床症状消失较快，化验尿中白细胞和病原菌消除较慢，需注意服药，可适当扶正，宜健脾益肾之剂与清利之剂同用，尿中白细胞和病原菌可逐渐转阴。

(二)石淋之验案

施某某，男，53 岁，华侨，1962 年 4 月 16 日初诊。患者述 2 个月前开始出现右侧腰痛，尿血，经某医院 X 线摄片检查，发现右侧输尿管相当于第 3 腰椎之下缘处有约 0.8cm×0.5cm 之结石阴影。同年 3 月，又进行泌尿系统静脉造影，示结石下移至骨盆腔，估计距离输尿管口约 5cm，遂来就诊。余以猪苓汤治之。处方：猪苓 9g，茯苓 9g，泽泻 12g，滑石 18g，阿胶 9g。

复诊(1962 年 5 月 2 日)：前方服 14 剂，小便血止，尿转短赤，仍腰痛。1 周前，查腹部 X 线片提示结石位置未动，因改服下方：金钱草 60g，滑石 15g，石韦 12g，冬葵子 9g，海金沙 12g，车前子 12g，泽泻 12g，茯苓 9g。上方服用近 20 剂，结石排出，诸症消失而痊愈。

按：对于泌尿系统结石属于下焦湿热者，常用石韦散、八正散、猪苓汤等方剂，虽均主在清利，但其用法各不相同。如湿热蕴蓄膀胱不甚，出现小便短赤、尿道灼热者，以石韦散为宜；若湿热较甚，不仅小便短赤或不通，大便亦秘者，当用八正散，兼泻二阴。本案患者湿热蕴阻下焦，灼伤阴络而尿血，苦寒清利之品皆非所宜，若勉为其用，必更损阴液，此时应以猪苓汤治之。方中猪苓、茯苓甘平，泽泻、滑石甘寒，清利湿热而不伤阴；阿胶养血止血且不碍清利。血止阴复，之后再用石韦散加减收功。方剂必须辨证选用，恰如其分，方能奏效。

(三)血淋之验案

徐某某，女，20 岁，1972 年 2 月 19 日初诊。妊娠 6 个月，小便时抽引小腹疼痛，尿黄赤，尿中带血，已有 2 月余，脉沉涩。此属湿热下注，迫血妄行之血淋。治宜清热利尿，凉血通淋。以五淋散加味主之。处方：当归 10g，白芍 10g，茯苓 10g，甘草梢 6g，炒栀子 6g，生地黄 12g，竹叶 6g，白茅根 15g，车前子 10g，小蓟 6g，木通 5g，仙鹤草 10g。

二诊(2 月 21 日)：服上药 2 剂，血淋已止，小腹抽痛已愈，唯尿色仍黄，脉转弦数。将上方中生地黄改为 15g，白茅根改为 18g，又服 2 剂后，诸症皆愈。

按：治疗血淋，首推五淋散。《医学三字经》中说："五淋散，是秘诀。"在《时方妙用》中，又谓五淋散能"气化原由阴以育，调行水道妙通神"，膀胱气化功能只有在本身气血充足的情况下才能完成。治疗血淋，关键在于清热凉血、利尿通淋，可用五淋散加牛膝、桃仁、红花、生地黄、小蓟、仙鹤草等。本案患者因已妊娠6个月，避免破血太过，以伤胞胎，故去桃仁、牛膝之类。

【证治心法】

淋证的病因以湿热为主，病位在肾与膀胱，病初多邪实之证，久病则由实转虚，亦可呈虚实夹杂的证候。其临床症状有两类，一类是由膀胱气化失常、水道不利所引起；另一类是各种淋证的特殊症状。前者是诊断淋证的依据，后者是区别不同淋证的指征。

各种淋证的关系表现在转归上，一是虚实的互相转化，二是各种淋证的互相转化；也可两种淋证或虚实并见。认识这种转化关系，对临床有实际指导意义。

淋证的治疗，在遵照张仲景"淋家不可发汗"的基础上，当按照实者清利除邪、虚者补肾扶正的基本原则。膀胱湿热者，当清热除湿；血热妄行者，当凉血止血；气滞血瘀者，当理气化瘀；砂石结聚者，当化石排石；正虚不足者，当视其所损脏气而益之，或滋肾，或补中，或益气养阴；虚实夹杂者，当补虚泻实兼顾，或攻补兼施。

治疗淋证的常用中成药：热淋可用三金片；石淋可用排石冲剂。

【要诀总括】

肾虚膀胱热成淋，尿频急涩腰腹痛；热淋八正利湿热，石淋石韦散能通；气淋实证沉香散，虚证补中益气灵；血淋实证小蓟饮，虚证知柏地黄成；膏淋虚证膏淋汤，实证草薢分清行；劳淋无比山药丸，健脾益肾兼能清。

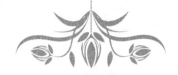

第七章
气血津液病证

　　气、血、津液是构成人体和维持人体生命活动的基本物质。气、血、津液的产生及其功能的发挥必须依赖脏腑的正常功能活动；而脏腑组织器官正常的生理活动，又必须依靠气的推动、温煦以及津液的滋润和血液的濡养。因此，当脏腑功能失常时，必然会产生气、血、津液的病变；气、血、津液的病变也必然导致脏腑功能失常。脏腑功能减退，会造成气、血、津液生成不足，出现虚劳、内伤发热等病证；气机运行受阻，可致郁证；津液代谢失常，可造成汗证、痰饮、消渴；血液运行失常，可导致血证；气血津液代谢失常，气郁、痰阻、瘀血相互为患，可致癌症发生。

　　气、血、津液之间相互依存，相互促进，共同维持人体正常的生命活动。血液和津液的生成和运行需要依赖气的推动、温煦和固摄作用；津液和血液又是气的载体，气随津液和血液而运行全身，血还是产生气的物质基础，因而说"气为血之帅，血为气之母"。气不足，则可致血虚、阴虚、出血、汗出、瘀血等病变；气不畅，则可致痰饮、瘀血；出血、出汗可致气随血脱、气随津脱。津血同源，津血互化，阴虚可致血虚、血瘀，血虚可致阴虚、痰饮。

　　气血津液病证不外虚、实两个方面，实证宜理气、活血、化痰，其中理气为治疗关键，多需配伍应用行气之药；虚证宜补气、养血、滋阴，其中补气为治疗关键，多需配伍应用健脾益气之药。治气在气血津液病证的治疗中极其重要。另外，津血同源，血虚、血瘀者还常需配合运用养阴之药。

第一节　郁　证

郁证是因情志不舒、气机郁滞所致，以心情抑郁、情绪不宁、胸部满闷、胁肋胀痛或易怒善哭，或咽中如有异物梗塞等为主要表现的一类病证。郁证有广义、狭义之分。广义的郁证，包括外邪、饮食、情志等因素导致的各种病理产物的郁结；狭义的郁证，指以情志内伤为主要病因，以气郁为主的郁结。本节主要讨论狭义的郁证。

《金匮要略·妇人杂病脉证并治》记载的脏躁和梅核气即属于郁证，书中提出的甘麦大枣汤、半夏厚朴汤等方剂沿用至今。元代朱丹溪创立了"六郁"之说，即气郁、血郁、痰郁、火郁、湿郁、食郁，创制了六郁汤、越鞠丸等方剂。叶天士《临证指南医案·郁》注意到了精神治疗对郁证有重要意义，认为"郁证全在病者能移情易性"。

西医学中的神经症、癔症、抑郁症、更年期综合征等，可参考本节内容进行辨证论治。

【病因病机】

郁证的发生，多由情志内伤所致，与体质因素有关。

1. 情志内伤

恼怒过度，肝失条达，气机不畅，以致肝气郁结而成气郁；气郁日久化火，则为火郁；气滞则血行不畅，发为血郁；忧思过度，脾失健运，食积不消，则成食郁；不能运化水湿，水湿内停，则成湿郁；湿聚成痰，则成痰郁。情志过极，损伤心神，久则心气不足，或心血亏虚，或心阴不足，心火亢盛，进而影响其他脏腑。

2. 体质因素

素体肝旺，性情急躁易怒，或脏气素虚，气血不畅，性情抑郁寡欢，是郁证常见的体质因素。若伴有情志所伤，可致肝气郁结或肝郁乘脾，脾失健运，生化乏源，日久则气血不足，心脾失养，或气郁化火，暗耗阴血，阴虚火旺，可致心肾阴虚。

总之，情志内伤是郁证的主要病因，但是否发病与精神刺激的强度及持续时间的长短有关，还与患者的体质有密切关系。郁证以肝失疏泄，脾失健运，心失所养，脏腑阴阳、气血失调为主要病机。其病位主要在肝，涉及心、脾、肾。肝主疏泄，调畅一身之气机，肝失疏泄，可致气机郁结而发为郁证；心藏神，心神失养或心神被扰，均可致心神不宁而发为郁证；脾主运化水湿，脾失健运，致食滞内积，或痰湿内生，可发为郁证；肾阴不足，无以上济于心，致阴虚火旺，亦可发为郁证。其中，气机郁滞是郁证的病理基础。郁证的病理性质初起多为实证，主要表现为气滞，或兼夹痰、火、湿、食、瘀；日久转虚或虚实夹杂；久郁伤脾，气血不足，可致心神失养或心脾两虚之证；或郁久化火，耗伤阴血，心神失养，肾阴被耗，可致心肾阴虚之证。

【诊断】

(一)诊断要点

1. 临床特征

患者常心情抑郁，情绪不宁，胸胁胀满疼痛；或伴有易怒善哭，或咽中如有物梗塞，吐之不出，咽之不下。

2. 病史

多数患者有忧愁、焦虑、悲哀、恐惧、愤懑等情志内伤史。郁证之病情常随情志变化而波动，多发生于中青年女性。

3. 相关检查

患者各系统检查和实验室检查均无异常发现。有咽部症状时，须做咽部检查，食管 X 线钡餐或上消化道内镜检查有助于鉴别诊断。

(二)病证鉴别

1. 郁证之梅核气与虚火喉痹

两者均有咽中如有物梗阻症状。梅核气多见于中青年女性，因情志刺激而起病，自觉咽中有物梗塞，但无咽痛及吞咽困难，咽中梗塞的感觉与情绪波动有关；虚火喉痹则以中青年男性发病较多，多因感冒、长期吸烟及饮酒、嗜食辛辣食物引起，咽部除有异物感外，尚觉咽干、咽痒、微痛、灼热，伴有恶心、干呕，咽部症状与情绪无关，过度劳累、过食辛辣或感受外邪则易加剧。

2. 郁证之梅核气与噎膈

两者均有吞咽不适感。噎膈多见于中老年人，以男性居多，梗塞的感觉主要在胸骨后部位，吞咽困难的程度日渐加重；梅核气虽有吞咽不适感，但吞咽顺利，无梗阻感。食管检查常有助于两者的鉴别诊断。

3. 郁证之脏躁与癫证

两者均好发于女性，病因都与情志刺激有关，患者都有情志抑郁、易怒善哭等症状。脏躁患者的心情抑郁、善悲易哭呈间歇性发作，不发时可如常人，神志清楚，有自制能力，不会自伤或伤及他人；癫证则精神抑郁、沉默痴呆，或静而多喜、喃喃自语，病程迁延，心神失常的症状极少自行缓解，多已失去自控能力，属精神失常性疾病。

【辨证论治】

（一）辨证要点

1. 辨脏腑与六郁

气郁、血郁、火郁主要与肝有关，食郁、湿郁、痰郁主要与脾有关，而虚证则与心的关系最为密切。

2. 辨虚实

初病多实，久病多虚。气郁、血郁、痰郁、火郁、湿郁、食郁在早期以实证为主，日久可由实转虚，或虚实夹杂，后期以虚证为主。

（二）论治要点

理气开郁、调畅气机、怡情易性是治疗郁证的基本原则，正如《医方论·越鞠丸》方解中说："凡郁病必先气病，气得疏通，郁于何有？"实证首当理气开郁，并应根据是否兼有血瘀、火郁、痰结、湿滞、食积等而分别采用活血、降火、祛痰、化湿、消食等法。虚证则根据虚损情况而补之，或养心安神，或补益心脾，或滋养肝肾。虚实夹杂者，视其虚实偏重而二者兼顾。

理气药多香燥之品，大剂或久用易伤阴耗液，可用香橼、佛手、玫瑰花、川楝子等，理气而不伤阴。

除药物治疗外，精神治疗对郁证有极为重要的作用。努力解除致病原因，保持心情舒畅，避免不良的精神刺激，或根据中医五志相胜原理，采用悲哀、喜乐、惊恐、激怒等情绪刺激来纠正相应所胜的情绪，如怒胜思、恐胜喜等，对郁证的治疗也有积极的作用。

(三)分证论治

1. 肝气郁结

证候：精神抑郁，情绪不宁，胸部满闷，胁肋胀痛，痛无定处，脘闷嗳气，不思饮食，大便不调，妇女经前乳房胀痛，舌苔薄腻，脉弦。

病机：肝郁气滞，脾胃失和。

治法：疏肝解郁，理气和中。

方药：柴胡疏肝散加减（陈皮、柴胡、川芎、枳壳、白芍、香附、甘草）。

本方可疏肝理气，活血止痛。肝气犯胃，胃失和降，见嗳气频作、脘闷不舒者，可加旋覆花、代赭石、法半夏和胃降逆；兼有食滞腹胀者，可加神曲、麦芽、山楂、鸡内金消食化滞；肝气乘脾而见腹胀、腹痛、腹泻者，可加苍术、厚朴、茯苓、乌药健脾化湿、理气止痛。

本型患者可在服汤药的同时，常服越鞠丸，以行气解郁。

2. 气郁化火

证候：性情急躁易怒，胸胁胀满，口苦而干，或伴头痛、目赤、耳鸣，或嘈杂吞酸、大便秘结，舌质红，苔黄，脉弦数。

病机：肝郁化火，横逆犯胃。

治法：疏肝解郁，清肝泻火。

方药：丹栀逍遥散加减（牡丹皮、栀子、当归、白芍、柴胡、茯苓、白术、生姜、薄荷、甘草）。

本方以逍遥散疏肝调脾，加入牡丹皮、栀子清肝泻火。热势较甚，口苦、大便秘结者，可加龙胆草、大黄通腑泻热；肝火犯胃而见胁肋疼痛、口苦、嘈杂吞酸、嗳气、呕吐者，可加黄连、吴茱萸（即左金丸)清肝泻火、降逆止呕；肝火上炎而见头痛、目赤、耳鸣者，可加菊花、钩藤、刺蒺藜清热平肝；热盛伤阴而见舌红少苔、脉细数者，可去原方中当归、白术、生姜之温燥，酌加生地黄、麦冬、山药滋阴健脾。

3. 痰气郁结

证候：精神抑郁，胸部闷塞，胁肋胀满，咽中如有物梗塞，吞之不下，咳之不出，舌苔白腻，脉弦滑。本证即《金匮要略》所说的"妇人咽中如有炙脔，半夏厚朴汤主之"之症。《医宗金鉴》将本证称为"梅核气"。

病机：肝郁气滞，痰气交阻。

治法：行气开郁，化痰散结。

方药：半夏厚朴汤加减（半夏、厚朴、茯苓、生姜、苏叶）。

本方可行气开郁、降逆化痰，临证时，可酌加香附、佛手、苍术升降气机，以助开郁、化痰、降逆。痰郁化热而见烦躁、舌红苔黄者，加竹茹、瓜蒌、黄芩、黄连清化痰热；病久入络而有瘀血征象，胸胁刺痛，舌质紫暗，或有瘀点、瘀斑，脉涩者，加郁金、丹参、降香、姜黄活血化瘀。

4. 心神失养

证候：精神恍惚，心神不宁，多疑易惊，悲忧易哭，喜怒无常，舌质淡，脉弦。此证多见于女性，常因精神刺激而诱发。《金匮要略》称此证为"脏躁"。

病机：忧郁伤神，心神失养。

治法：甘润缓急，养心安神。

方药：甘麦大枣汤加减（甘草、小麦、大枣）。

本方可养心安神，临证时，可加酸枣仁、柏子仁、茯神、合欢花、龙齿、牡蛎等养心镇惊安神。血虚生风而见手足蠕动或抽搐者，加当归、生地黄、珍珠母、钩藤养血息风。

喘促气逆者，本方可合用五磨饮子，以开郁散结、理气降逆。

5. 心脾两虚

证候：多思善疑，头晕神疲，心悸胆怯，失眠健忘，纳差，面色不华，舌质淡，苔薄白，脉弦。

病机：心脾两虚，心神失养。

治法：健脾养心，补益气血。

方药：归脾汤加减（白术、当归、茯神、黄芪、龙眼肉、远志、酸枣仁、木香、甘草、人参、生姜、大枣）。

本方可补气养血，健脾养心。心胸郁闷、情志不舒者，加郁金、合欢花、佛手理气开郁；头痛者，加川芎、白蒺藜活血定痛。

6. 心肾阴虚

证候：情绪不宁，心悸健忘，失眠多梦，五心烦热，盗汗，咽干，舌红少津，脉细数。

病机：心阴亏虚，阴虚火旺，心神被扰。

治法：滋阴清热，养心安神。

方药：天王补心丹合六味地黄丸加减（生地黄、人参、玄参、天冬、麦冬、丹参、当归、茯苓、远志、五味子、酸枣仁、柏子仁、朱砂、桔梗、熟地黄、山茱萸、牡丹皮、山药、泽泻）。

天王补心丹可滋阴降火，养心安神；六味地黄丸可滋补肾阴。心肾不交而见心烦失眠、多梦遗精者，可加黄连、肉桂（即交泰丸）交通心肾；遗精较频者，可加芡实、莲须、金樱子补肾固涩；心火旺盛者，可加黄连、栀子清心除烦。

【中医适宜技术】

（一）单方、验方

（1）柴胡 12g，白芍 10g，香附 10g，合欢皮 15g，水煎服。本方可疏肝解郁、安神，适用于肝气郁结证。

（2）党参 15g，龙眼肉 15g，酸枣仁 30g，水煎服。本方可益气健脾、养心安神，适用于心脾两虚证。

（3）熟地黄 12g，当归 10g，川楝子 10g，枸杞子 15g。本方可滋补肝肾、理气解郁，适用于心肾阴虚证。

（二）中成药

郁证之肝气郁结证，可用逍遥丸；肝郁脾虚证，可用加味逍遥丸；肝肾阴虚证，可用知柏地黄丸、天王补心丹；以气郁为主者，可用越鞠丸；肝气犯胃证，可用木香顺气丸、舒肝和胃丸；心脾两虚证，可用人参归脾丸、柏子养心丸。

（三）简易治疗技术

1. 针刺疗法

（1）梅核气主穴：太冲、膻中、丰隆、鱼际、神门。

（2）脏躁主穴：膈俞、肾俞、心俞、内关、三阴交。

（3）更年期综合征主穴：气海、三阴交、肝俞、脾俞、肾俞。

2. 艾灸疗法

取百会、内关、神堂等穴，用姜片或附子饼作为隔物，每天灸一两次，每穴灸5～10壮，10天为1个疗程。

3. 耳针疗法

选取心、皮质下、脑点、枕、肝、神门、内分泌等耳穴进行针刺。

4. 导引

练习五禽戏、太极拳等，对郁证治疗也有一定的帮助。

【预防调护】

适当参加体育运动和体力劳动、增强体质、加强抗病能力，以及正确对待事物、避免忧思郁怒、防止情志内伤，对于预防郁证有重要意义。

对于郁证患者，应做好精神治疗工作，使患者正确认识和对待疾病，增强治愈疾病的信心，移情易性，保持心情舒畅，努力解除情志致病的原因，避免不良的精神刺激，配合太极拳、心理疗法等，有助于疾病早日痊愈。

【经典集萃】

《金匮要略·妇人杂病脉证并治第二十二》："妇人脏躁，喜悲伤欲哭，像如神灵所作，数欠伸，甘麦大枣汤主之。"

"妇人咽中如有炙脔，半夏厚朴汤主之。"

《丹溪心法·六郁》："气血冲和，万病不生，一有怫郁，诸病生焉。故人身诸病，多生于郁。"

"则诸病皆有，此因病而郁也。至若情志之郁，则总由乎心，此因郁而病也。"

"初病而气结为滞者，宜顺宜开。久病而损及中气者，宜修宜补。然以情病者，非情不解。"

《证治汇补·郁证》："郁病虽多，皆因气不周流，法当顺气为先，开提为次，至于降火、化痰、消积，犹当分多少治之。"

《临证指南医案·郁》："郁则气滞，气滞久必化热，热郁则津液耗而不流，升降之机失度。初伤气分，久延血分。"

【名医验案】

(一)肝气郁结之郁证案

陈某某，女，47岁。因其父猝然病逝，悲痛不能自拔，渐觉胸中满闷，时发太息，饮食不化，时有吞酸，腹中胀满，矢气则减，头目眩晕，神情恍惚。观其表情沉默，舌苔薄白，六脉皆沉。辨为情志不舒、肝胆气郁、枢机不利之郁证，用小柴胡汤合越鞠丸，以调气解郁、疏利肝胆。处方：柴胡16g，黄芩10g，半夏14g，党参6g，炙甘草6g，生姜10g，大枣12枚，川芎10g，香附10g，栀子10g，苍术6g，神曲10g。服药6剂，心胸畅快，胃和能食，诸症若失，继则用加味逍遥散疏肝理脾、调和气血而愈。

按：本案所述诸症，其本在于气郁，气郁为众病之源，如化火、生湿、动痰等，不一而足。故治疗当以疏肝为先，将小柴胡汤与越鞠丸合用，使其功用互助，相得益彰，气机开，则肝胆出入，脾胃升降，一身之气血周流，邪气不得积聚，从而阴阳调和而病愈。胁肋疼痛者，加川楝子、延胡索；烦满者，加栀子、淡豆豉；失眠者，加酸枣仁、合欢皮；腹胀甚者，加厚朴、枳壳。虽未明言，但法则在其中矣。

(二)心脾两虚之郁证案

患者，女，60岁，早年丧夫，儿子在国外留学，退休后自感孤寂，思念亲人，认为已被社会遗弃，烦闷不已，寐中多因噩梦悲泣而醒。患头晕2个月，胸闷、呕吐，自觉头中空如无物，胃脘痞闷，后经治疗，呕吐止，但心悸、头晕等诸症未除，更疑已患不治之症，惶惶度日。现症见精神倦怠、萎靡不振、面色苍白、语音低弱，舌淡胖且有齿痕，苔薄，脉细弱无力。诊断为老年抑郁症。证属心脾两虚，清窍失养。治以补益心脾，养肝益志。处方：党参12g，白术10g，茯苓20g，当归12g，百合10g，白芍12g，炙黄芪15g，炙远志6g，大枣10g，炙甘草6g。7剂后复诊，头中空空之感消失，但胸骨后灼热而窒闷，晨起眼睛水肿。二诊时，原方加杏仁10g，以宣机畅络。又进7剂，情绪烦闷可自制，但夜寐不安如初，去方中大枣、茯苓、杏仁，加龙齿30g(先煎)、柏子仁15g、五味子9g，以重镇养心、安神定志。复进14剂，虽仍有疑病倾向，但固执程度减轻，自述对周围事物恢复了兴趣。

(三)心神惑乱之郁证案

一妇无故悲泣不止，或谓之有祟，祈禳请筹备至，不应。《金匮要略》有一证云："妇人脏燥，喜悲哀伤欲哭，象如神灵所作，数欠伸者，甘麦大枣汤主之。"其方甘草三两，小麦一升，大枣十枚。水六升，煮取三升，分温三服。补脾气，十四贴而愈。

按：悲属肺之志，精气并于肺则悲。甘麦大枣汤为补脾之剂，盖土能生金，虚则补母也。

【证治心法】

郁证的病因多为七情内伤，病理改变常虚实并见。实证病机的核心是气机郁滞，而在脏腑之中，对气机的调畅主要责之于肝，因此在郁证之中肝气郁结是其本，而气郁后又可化火，气可行血，又可行津，气郁则血不行为瘀，津不行为痰。虚证的病机主要为阴血不足，可致心不藏神、肝不藏魄，变证纷起。故本病的治疗，实证以理气为主，兼可清热化痰、活血，但应注意理气不可破气，以免伤正，欲速则不达。虚证以滋补为主，滋阴补血，兼以理气，滋补又要防止过于滋腻而碍气，不利于病情的恢复，故孰轻孰重，辨证求之，于细微处严格把握，以图全效。

本病临床常用中成药较多，如柴胡疏肝丸、丹栀逍遥丸、归脾丸、血府逐瘀丸、天王补心丹等，临证时可辨证选用。

【要诀总括】

郁证多因情致伤，心情抑郁胸胁胀；肝气郁结疏肝散，痰气郁结四七汤；气郁化火丹逍遥，血行瘀滞血府尝；心脾两虚用归脾，心肾阴虚用天王；肝肾亏虚清肝散，心神惑乱甘麦香。

第二节 血 证

血证是指血液不循常道，或上溢于口鼻诸窍，或下泄于前后二阴，或渗出于肌肤，形成以出血为主要临床表现的病证。各种出血病证统称为血证。

《黄帝内经》中有"血溢""血泄""衄血""咳血""呕血""溺血""溲血""便血"等记载。《景岳全书·血证》将引起出血的病机概括为"火盛"及"气伤"两个方面，治疗上强调"有火无火""气虚气实"两个关键。清代唐容川《血证论》是论述血证的专书，提出"止血、消瘀、宁血、补血"之治血四法，对各种血证的治疗均有重要的指导意义。

血证范围很广，本节主要讨论内科常见的鼻衄、齿衄、咳血、吐血、便血、尿血、紫斑等病证。西医学中多种急、慢性疾病所引起的出血，包括呼吸系统疾病、消化系统疾病、泌尿系统疾病及造血系统病变所引起的出血性疾病，均可参考本节内容进行辨证论治。

【病因病机】

血证可由感受外邪、情志过极、饮食不节、劳欲久病等多种原因导致。

1. 感受外邪

外邪侵袭，损伤脉络而引起出血，其中主要以热邪和湿邪为多见。

风邪、热邪、燥邪损伤上部脉络，引起衄血、咳血、吐血；湿热邪气多损伤下部脉络，引起尿血、便血。

2. 情志过极

忧思恼怒过度，情志过极，气火动于内，热伤脉络而致出血。肝火上逆犯肺，则引起衄血、咳血；肝火横逆犯胃，则引起吐血。心火偏旺，邪火犯肺，则引起咳血；心火亢盛，下移膀胱，可引起尿血。

3. 饮食不节

饮酒过多及过食辛辣厚味，可滋生湿热，热伤脉络，则引起衄血、吐血、便血；或损伤脾胃，脾胃虚衰，血失统摄，从而引起吐血、便血。

4. 劳欲久病

心主神明，神劳伤心；脾主肌肉，体劳伤脾；肾主藏精，房劳伤肾。劳倦过度或久病之后，脏腑受损，伤及气阴。若损伤于气，则气虚不能摄血，以致血液外溢而出血；若损伤于阴，则阴虚火旺，迫血妄行而出血；久病入络，血脉瘀阻，血行不畅，血不循经而出血。

血证的基本病机为火热熏灼、迫血妄行，以及气虚不摄、血溢脉外两类。火热之中，又有实火和虚火之分。外感风热燥火、湿热内蕴、肝郁化火等，均属实火；阴虚火旺之火，则属虚火。气虚之中，又有气虚和气损及阳而致阳气虚之别。血证的病理性质有虚有实，火热亢盛者，属于实证；阴虚火旺及气虚不摄者，则属于虚证。实证和虚证之间常可相互转化。火热炽盛，迫血妄行，反复出血之后，可导致阴血亏损、虚火内生；或因出血过多，气随血伤，以致气虚阳衰，不能摄血。出血之后，离经之血未及时排出体外，成为瘀血；瘀血妨碍新血的生成及气血的正常运行，亦可导致出血反复不止。因此，阴虚火旺、气虚不摄、瘀血留着既是出血的结果，又是引起继续出血的病理因素。

【诊断】

具体内容详见本节的"附：各种血证的诊治"部分。

【辨证论治】

(一)辨证要点

1. 辨病证

由于引起出血的原因及出血部位不同,因此应注意辨清不同的病证。如口中出血有吐血与咳血之分,小便出血需排除血淋和石淋,大便下血则需排除痔疮、痢疾。

2. 辨脏腑

同一血证,可以由不同的脏腑病变而引起,应注意辨别。例如,同属鼻衄,病变脏腑有在肺、在胃、在肝的不同;吐血有病在胃、在肝之别;齿衄有病在胃、在肾之分;尿血则有病在膀胱、肾或脾的不同。

3. 辨虚实

一般初次出血,病势急,病程短,血色鲜紫深红,质多浓稠,出血量多,体质壮实,实火所致,兼见实热症状者,多属实证;病势缓,病程长,血色淡,出血量少者,多属虚证。如血色鲜红或淡红,出血量不多,时作时止,兼见阴虚内热症状者,为阴虚火旺所致;血色暗淡、质稀,出血量较少,形体虚弱,伴有阳气不足之症状者,为气虚不能摄血,甚至阳气虚衰所致;出血反复发作,血色紫黯或有血块,兼有瘀血症状,舌质紫暗或有瘀斑、瘀点者,为瘀血证。

(二)论治要点

各种血证可针对病因病机及损伤脏腑的不同,结合证候虚实及病情轻重而辨证论治。概而言之,血证的治疗,可归纳为治火、治气、治血3个原则。治火,实火当清热泻火,虚火当滋阴降火;治气,实证须清气降气,虚证当补气益气。根据出血的病因病机,可适当配合凉血止血、收敛止血或活血止血的方法。

出血量大时,可用云南白药或三七粉冲服,必要时可采取急救方法以止血。

（三）分证论治

具体内容详见本节的"附：各种血证的诊治"部分。

附：各种血证的诊治

一、咳血

咳血指血自肺中经气道咳嗽而出，表现为痰中带血，或痰血相混，或纯血鲜红，或夹泡沫，多由肺热壅盛，肺络损伤，血液妄行，或气不摄血，血液溢入气道所致。咳血的主要病位在肺、气道，涉及肝。

内科范围的咳血，主要见于呼吸系统疾病，如支气管扩张、急性气管及支气管炎、慢性支气管炎、肺炎、肺结核、肺癌等。

（一）诊断要点

1. 临床特征

血由肺、气道而来，经咳嗽而出，血色鲜红，或夹泡沫；或痰血相混，痰中带血；多伴有喉痒胸闷、咳嗽、咳痰等症状。

2. 病史

患者多有慢性咳嗽、痰喘、肺痨等肺系病证，或有反复咳血的病史。

3. 相关检查

血常规、血沉、痰培养以及胸部 X 线检查、纤维支气管镜检查或胸部 CT 检查等有助于进一步明确咳血的病因。

（二）病证鉴别

1. 咳血与吐血

两者均为血从口出。咳血是血由肺而来，经气道随咳嗽而出，血色多为鲜红，常混有痰液、泡沫，多伴有咳嗽、胸闷、喉痒等肺系症状，大便一般不呈黑色；吐血是血自胃而来，经呕吐而出，血色紫暗，常夹有食物残渣，多伴有胃脘不适或胃痛、恶心等脾胃症状，大便多呈黑色。

2. 咳血与肺痈

两者均有咳嗽、痰中带血。肺痈之咳血多为脓血相间，气味腥臭，痰量多，多伴有壮热、烦渴、胸痛、舌质红、苔黄腻、脉滑数等热毒炽盛表现；咳血痰中带血而无脓液，无脓腐味，少有壮热、烦渴等表现。

3. 咳血与口腔出血

两者均是血由口出。口腔出血来自于鼻咽部、齿龈及口腔其他部位出血，常为纯血或血随唾液而出，血量少，并有口腔、鼻咽部病变的相应症状；咳血是血经咳嗽随痰而出。

(三)分证论治

1. 燥热伤肺

证候：喉痒咳嗽，痰少而黏，痰中带血，口干鼻燥，或有发热，舌质红，少津，苔薄黄，脉数。

病机：燥热伤肺，肺络受损。

治法：清热润肺，宁络止血。

方药：桑杏汤加减（桑叶、杏仁、沙参、浙贝母、淡豆豉、栀子、梨皮）。

本方可清宣肺热、凉润止咳，临证时，可加白茅根、茜草、藕节、侧柏叶凉血止血。津伤较甚，干咳无痰或痰黏不易咳出、舌红、苔少而干者，加麦冬、玄参、天冬、天花粉以养阴润燥；热势较甚，咳血较多者，加金银花、连翘、黄芩、芦根以清热生津。

出血较多者，本方可加用云南白药或三七粉冲服。

2. 肝火犯肺

证候：咳嗽阵作，痰中带血或纯血鲜红，胸胁胀痛，烦躁易怒，口苦，舌质红，苔薄黄，脉弦数。

病机：肝火犯肺，肺络受损。

治法：清肝泻肺，凉血止血。

方药：泻白散合黛蛤散加减（地骨皮、桑白皮、甘草、粳米、青黛、海蛤壳）。

泻白散可清泻肺热，黛蛤散可泻肝化痰，临证时，可加生地黄、旱莲草、白茅根凉血止血。肝火较重，烦躁易怒者，加牡丹皮、栀子、黄芩清肝泻火。

若咳血量较多，纯血鲜红，可用犀角地黄汤加三七粉冲服，以清热泻火、凉血止血。

3. 阴虚肺热

证候：咳嗽痰少，痰黏难咳，痰中带血或反复咳血，血色鲜红，口干咽燥，颧红，潮热盗汗，舌质红，少苔或无苔，脉细数。

病机：虚火灼肺，肺络受损。

治法：滋阴润肺，宁络止血。

方药：百合固金汤加减（生地黄、熟地黄、当归、芍药、甘草、百合、贝母、麦冬、桔梗、玄参）。

本方可养阴润肺、清热止咳，临证时，可加白及、藕节、白茅根、茜草等止血，或合十灰散以凉血止血。虚热甚，见潮热、颧红者，加青蒿、鳖甲、地骨皮、白薇以清退虚热；盗汗者，加浮小麦、五味子、牡蛎以收敛固涩；反复咳血及咳血量多者，加三七粉、阿胶冲服，以养血止血。

4. 气不摄血

证候：痰中带血，或咳吐纯血，血色较淡，面色少华，神疲乏力，气短懒言，头晕目眩，耳鸣，心悸，或兼见衄血、便血，舌淡，苔薄白，脉虚细或芤。

病机：肺脾气虚，血失统摄。

治法：健脾益肺，固摄止血。

方药：归脾汤加减（人参、黄芪、白术、茯神、酸枣仁、龙眼肉、木香、炙甘草、当归、远志、生姜、大枣）。

本方可补养气血、健脾养心、益气摄血，临证时，可加仙鹤草、阿胶、茜草以加强止血作用。

若咳血量多，症见面色苍白、汗出肢冷、脉微者，为气随血脱证，可加独参汤，以益气固脱。

二、吐血

吐血指血由胃及食管而来，经呕吐而出，血色鲜红或紫暗，或呈咖啡色，常夹有食物残渣，亦称为呕血。吐血多因饮食不节、情志刺激、久病劳欲等，导致胃热炽盛，胃络损伤；或气不摄血，血溢脉外；或胃络瘀阻，血不循经，随胃气上逆而出。吐血的主要病位在胃，涉及肝。

吐血主要见于上消化道出血，以消化性溃疡出血以及肝硬化所致的食管－胃底静脉曲张破裂出血最多见，食管炎、急性胃炎、慢性胃炎、胃黏膜脱垂症以及某些全身性疾病（如血液病、尿毒症、应激性溃疡）等亦可引起吐血。

(一)诊断要点

1. 临床特征

血随呕吐而出，常夹有食物残渣等胃内容物，呕吐物多为咖啡色或暗红色，吐血量多或出血急骤时，出血可为鲜红色，多起病急骤。吐血前多有恶心、胃脘不适、头晕，大便色黑如柏油样，或呈暗红色。吐血量多，常致血脱，可出现头晕、心悸、汗出肢冷、面色苍白、血压下降、脉微等表现。

2. 病史

患者常有胃痛、胁痛、黄疸、积聚等病史。

3. 相关检查

呕吐物或大便潜血试验、纤维胃镜、上消化道钡餐造影、肝功能、腹部 B 超等检查可明确诊断及其病因。

(二)病证鉴别

1. 吐血与咳血

具体可参见"咳血"相关内容。

2. 吐血与鼻腔、口腔及咽喉出血

五官科出血，血色鲜红，不夹杂食物残渣；吐血则血色紫暗，夹有食物残渣。五官科相关检查有助于鉴别诊断。

(三)分证论治

1. 胃热炽盛

证候：脘腹胀闷，嘈杂不适，甚则疼痛，吐血鲜红或紫暗，常夹有食物残渣，口臭，便秘或大便色黑，舌质红，苔黄腻，脉滑数。

病机：胃热炽盛，热伤胃络。

治法：清胃泻火，化瘀止血。

方药：泻心汤合十灰散加减（大黄、黄连、黄芩、大蓟、小蓟、侧柏叶、荷叶、白茅根、茜草根、大黄、栀子、牡丹皮、棕榈皮）。

泻心汤可清胃泻火；十灰散可清热凉血，收涩止血。胃气上逆而见恶心、呕吐者，可加代赭石、竹茹、旋覆花和胃降逆；反酸者，可加乌贼骨、煅瓦楞子；热甚津伤，口渴、舌红而干者，可加麦冬、玄参、石斛、天花粉养胃生津。

2. 肝火犯胃

证候：吐血色红或紫暗，口苦胁痛，心烦易怒，寐少梦多，舌质红绛，脉弦数。

病机：肝火犯胃，胃络损伤。

治法：泻肝清胃，凉血止血。

方药：龙胆泻肝汤加减（龙胆草、黄芩、栀子、泽泻、木通、车前子、当归、生地黄、柴胡、甘草）。

本方可清肝泻热、清利湿热，临证时，可加白茅根、藕节、旱莲草、茜草，或合用十灰散凉血止血。胁痛甚者，加郁金、香附行气止痛。

3. 气虚血溢

证候：吐血缠绵不止，时轻时重，血色暗淡，神疲乏力，心悸气短，面色苍白，舌质淡，脉细弱。

病机：脾气亏虚，统血无权，血溢脉外。

治法：健脾益气摄血。

方药：归脾汤加减（白术、当归、茯神、黄芪、龙眼肉、远志、酸枣仁、木香、甘草、人参、生姜、大枣）。

本方可补气生血、健脾养心，临证时，可加仙鹤草、白及、乌贼骨、炮姜炭等以温经固涩止血。

临床上，吐血大多发病急骤，出血量多，严重者可气随血脱，表现为面色苍白、四肢厥冷、汗出、脉微，甚至神情淡漠、昏迷等症，当紧急益气固脱，可用独参汤、参附汤或参附注射液等，并积极运用中西医结合的方法进行抢救。

三、鼻衄

鼻衄指鼻腔出血，多由外邪犯肺、饮食不节、情志刺激、劳欲久病等导致火热炽盛，迫血妄行，以肺热、胃热、肝火较常见；或由正气亏虚，血失统摄引起。鼻衄的病变脏腑主要在肺、胃，涉及肝。

鼻衄可因鼻腔局部疾病及全身疾病而引起。内科范围的鼻衄主要见于某些传染病、发热性疾病、血液病、风湿热、高血压、维生素缺乏症、药物中毒等。

(一)诊断要点

1. 临床特征

血自鼻腔外溢，且排除为外伤所致者。

2. 病史

患者多有外感风热、饮食不节等病史。

3. 相关检查

五官科检查可排除鼻腔疾病。

(二)病证鉴别

1. 内科鼻衄与外伤鼻衄

因碰伤、挖鼻等引起血管破裂而致鼻衄者，出血多在损伤的一侧，经局部止血后不再出血，无全身症状。五官科检查有助于二者的鉴别诊断。

2. 鼻衄与倒经

倒经又名经行鼻衄、逆经，其发生与月经周期有密切关系，多于经行前期或经期出现；内科鼻衄与月经周期无关。

（三）分证论治

1. 热邪犯肺

证候：鼻燥衄血，血色鲜红，口干咽燥或咽痛，或伴有发热、咳嗽、痰少等症，舌质红，苔薄，脉数。

病机：热邪犯肺，血热妄行，上溢清窍。

治法：清泻肺热，凉血止血。

方药：桑菊饮加减（桑叶、菊花、连翘、薄荷、甘草、芦根、杏仁、桔梗）。

本方可疏散风热、宣肺止咳，临证时，可加牡丹皮、白茅根、旱莲草、侧柏叶凉血止血。肺热盛而无表证者，去薄荷、桔梗，加黄芩、栀子、桑白皮清泻肺热；阴伤较甚，口、鼻、咽喉干燥明显者，加玄参、麦冬、生地黄养阴润肺。

2. 胃热炽盛

证候：鼻衄或兼齿衄，血色鲜红，口渴欲饮，鼻干，口干臭秽，烦躁，便秘，舌红苔黄，脉数。

病机：胃火上炎，迫血妄行。

治法：清胃泻火，凉血止血。

方药：玉女煎加减（石膏、熟地黄、麦冬、知母、牛膝）。

本方可滋阴清胃泻火，临证时，可加大蓟、小蓟、白茅根、藕节等凉血止血。热势甚者，加栀子、牡丹皮、黄芩清热泻火；大便秘结者，加生大黄通腑泻热；阴伤较甚者，加天花粉、石斛、玉竹养胃生津。

3. 肝火上炎

证候：鼻衄，头痛，目眩，耳鸣，烦躁易怒，两目红赤，口苦，舌红，脉弦数。

病机：肝郁化火，迫血妄行，上溢清窍。

治法：清肝泻火，凉血止血。

方药：龙胆泻肝汤加减（龙胆草、黄芩、栀子、泽泻、木通、车前子、当归、生地黄、柴胡、甘草）。

本方可清泻肝胆火热，临证时，可酌加白茅根、大蓟、小蓟、藕节等凉血止血。阴虚甚者，可去木通、泽泻、车前子，酌加玄参、麦冬、旱莲草等，以养阴清热凉血。

4. 气血亏虚

证候：鼻衄或兼齿衄、肌衄，血色淡红，神疲乏力，面色苍白，头晕耳鸣，心悸失眠，舌质淡，脉细无力。

病机：气血亏虚，统摄失职。

治法：补气摄血。

方药：归脾汤加减（白术、当归、茯神、黄芪、龙眼肉、远志、酸枣仁、木香、甘草、人参、生姜、大枣）。

本方可补气生血、健脾养心、益气摄血，临证时，可加仙鹤草、阿胶、茜草等加强止血作用。

四、齿衄

齿龈出血，称为齿衄，又称牙衄、牙宣，多由饮食不节、久病劳欲等导致胃火炽盛或肾阴亏虚，虚火灼络，迫血妄行。齿衄的主要病位在胃肠、肾。

齿衄可由齿龈局部病变或全身疾病所引起。内科范围的齿衄多由血液病、维生素缺乏症及肝硬化等疾病所引起。

(一)诊断要点

1. 临床特征

血自齿龈或齿缝外溢，且排除外伤所致者，即可诊断为齿衄。

2. 病史

患者多有饮食不节的病史。

3. 相关检查

口腔科检查可排除口腔疾病。

(二)病证鉴别

齿衄与舌衄：舌衄之血出自舌体，舌面上常有针眼样出血点；齿衄为血自齿缝、牙龈溢出。

（三）分证论治

1. 胃火炽盛

证候：齿衄，血色鲜红，齿龈红肿疼痛，头痛，口臭，便秘，舌红苔黄，脉洪数。

病机：胃火炽盛，灼伤血络。

治法：清胃泻火，凉血止血。

方药：加味清胃散合泻心汤加减（黄连、生地黄、牡丹皮、当归、升麻、水牛角、连翘、甘草、大黄、黄芩）。

加味清胃散可清胃凉血，泻心汤可泻火解毒，临证时，可酌加白茅根、大蓟、小蓟、藕节等凉血止血。烦热口渴者，可加石膏、知母清热除烦。

2. 阴虚火旺

证候：齿衄，血色淡红，起病较缓，齿摇不坚，齿龈嫩红，舌质红，苔少，脉细数。

病机：肾阴不足，虚火上炎，络损血溢。

治法：滋阴降火，凉血止血。

方药：六味地黄丸合茜根散（熟地黄、山茱萸、牡丹皮、山药、茯苓、泽泻、茜草根、黄芩、阿胶、侧柏叶、生地黄、甘草）。

六味地黄丸可滋阴补肾；茜根散可养阴清热，凉血止血。虚火较甚，见低热、手足心热者，可加地骨皮、白薇、知母清退虚热。

五、便血

便血指血随大便而下，或大便呈柏油样，多由饮食不节、久病劳欲等导致肠道湿热，脉络受损，或气虚、脾胃虚寒，统摄无力，血溢脉外。便血的病位主要在脾胃及大肠。

内科杂病的便血主要见于胃肠道的炎症、溃疡、肿瘤、息肉等。

（一）诊断要点

1. 临床特征

大便色鲜红、暗红或紫暗，或色黑如柏油样，便次增多，可伴有头晕、心悸、气短、腹痛等。出血量多者，可出现晕厥、肢冷汗出、面色苍白、心率增快、血压下降等。

2. 病史

患者多有胃肠道溃疡、炎症、息肉、憩室或肝硬化等病史。

3. 相关检查

血常规、大便常规及培养、大便潜血试验、胃肠 X 线钡餐造影、肛门指诊、纤维结肠镜检查有助于本病的诊断与鉴别诊断。

(二)病证鉴别

1. 便血与痢疾

两者均可出现出血样便。痢疾便血为脓血相间，且有腹痛、里急后重、肛门灼热等症；便血无里急后重，无脓血相间。

2. 便血与痔疮

痔疮属外科疾病，其便血特点为便时或便后出血，血色多鲜红，常伴有肛门异物感或疼痛，做肛门及直肠检查时可发现内痔或外痔；便血的血来自肠道或胃，血色紫黑，如柏油样。消化道内镜、肛门及直肠检查有助于二者的鉴别诊断。

3. 近血与远血

便血之远近是指出血部位距离肛门远近而言。远血指出血处远离肛门，病位主要在胃及小肠，血与粪便相混，色黑如柏油样，或血色紫暗；近血指出血处距肛门较近，病变多在肛门及大肠，血便分开，或便外裹血，血色多呈鲜红色或暗红色。肠镜检查有助于二者的鉴别诊断。

(三)分证论治

1. 肠道湿热

证候：便血色红，大便不畅或稀溏，或有腹痛，口苦，舌质红，苔黄腻，脉濡数。

病机：湿热蕴结肠道，脉络受损，血溢肠道。

治法：清化湿热，凉血止血。

方药：地榆散合槐角丸(地榆、茜草根、黄芩、黄连、栀子、茯苓、槐角、地榆、枳壳、当归、防风）。

两方均能清热化湿，凉血止血。便血日久，湿热未尽而营阴已亏，应虚实兼顾，扶正祛邪，可加阿胶、四物汤等，亦可选用清脏汤或脏连丸。

2. 气虚不摄

证候：便血日久不愈，反复发作，色淡红或暗淡，食少体倦，面色萎黄，心悸少寐，舌质淡，脉细。

病机：中气亏虚，气不摄血，血溢胃肠。

治法：益气摄血。

方药：归脾汤加减（白术、当归、茯神、黄芪、龙眼肉、远志、酸枣仁、木香、甘草、人参、生姜、大枣）。

本方可补气生血、健脾养心、益气摄血，临证时，可酌加槐花、地榆、白及、仙鹤草，以增强止血作用。中气下陷，见神疲气短、肛门下坠者，可酌加柴胡、升麻、黄芪益气升陷。

3. 脾胃虚寒

证候：便血紫暗，甚则为黑色，脘腹隐痛，喜热饮，面色不华，神倦懒言，便溏，舌质淡，脉细。

病机：脾胃虚寒，统血无力，血溢胃肠。

治法：健脾温中，养血止血。

方药：黄土汤加减（甘草、生地黄、白术、附子、阿胶、黄芩、灶心土）。

本方可温阳健脾、养血止血，临证时，可加白及、乌贼骨收敛止血，三七、花蕊石活血止血。阳虚较甚，畏寒肢冷者，去黄芩，加鹿角霜、炮姜、艾叶等温阳止血。

六、尿血

尿血指小便中混有血液，甚或伴有血块，无尿痛表现的病证。因出血量多少的不同，小便可呈淡红色、鲜红色或茶褐色。尿血多由于情志刺激，心火下移小肠，下焦热盛，灼伤血络，迫血妄行；或房事不节、痨虫伤肾，肾阴亏虚，相火妄动，灼伤肾及膀胱血络；或烦劳过度，脾肾亏虚，统摄无权，封藏失职，血液妄行。尿血的病位主要脾、肾、心、小肠等。出血量少时，肉眼不易观察到，仅在显微镜下发现红细胞者，称为镜下血尿。

西医学的肾小球肾炎、泌尿系肿瘤以及血液病、结缔组织病等出现血尿时，均可参考本节内容进行辨证论治。

（一）诊断要点

1. 临床特征

小便中混有血液或夹有血丝，或如浓茶，或呈洗肉水样，排尿时无疼痛；部分血尿为不能用肉眼观察，需在显微镜下才能发现的镜下血尿。

2. 病史

患者多有淋证、肾结核、尿路肿瘤等病史。

3. 相关检查

尿常规、肾功能、泌尿系统 B 超、膀胱镜等检查有助于尿血的诊断与鉴别诊断。

（二）病证鉴别

1. 尿血与血淋

两者均可见血随尿出，以是否有尿痛为鉴别要点，不痛者为尿血，痛（淋沥刺痛）者为血淋。

2. 尿血与石淋

两者均可有血随尿出。石淋之尿血时有砂石夹杂，小便涩滞不畅，可有尿流中断，或伴腰腹绞痛等症。尿血仅有血随尿出，无小便涩滞疼痛或夹有砂石。

（三）分证论治

1. 下焦热盛

证候：小便黄赤灼热，或尿血色鲜红，心烦口渴，面赤，口舌生疮，夜寐不安，舌尖红，脉数。

病机：下焦热盛，脉络受损，血渗膀胱。

治法：清热泻火，凉血止血。

方药：小蓟饮子加减（生地黄、小蓟、滑石、通草、蒲黄、藕节、淡竹叶、当归、栀子、甘草）。

本方可清热泻火，凉血止血。热盛而心烦、口渴者，加黄芩、天花粉清热生津；尿血较甚者，加槐花、白茅根凉血止血；尿中夹有血块者，加桃仁、红花、牛膝活血化瘀。

2. 肾虚火旺

证候：小便短赤带血，头晕耳鸣，神疲，颧红潮热，腰膝酸软，舌质红，脉细数。

病机：肾阴亏虚，虚火内炽，灼伤脉络。

治法：滋阴降火，凉血止血。

方药：知柏地黄丸加减（知母、黄柏、熟地黄、山药、山茱萸、牡丹皮、茯苓、泽泻）。

本方可滋阴降火，临证时，可酌加旱莲草、大蓟、小蓟、藕节、蒲黄等凉血止血。颧红潮热者，加地骨皮、白薇清退虚热。

3. 脾不统血

证候：久病尿血，或兼见齿衄、肌衄，面色不华，食少倦怠，舌质淡，脉细弱。

病机：脾气亏虚，统血无力，血渗膀胱。

治法：补脾摄血。

方药：归脾汤加减（白术、当归、茯神、黄芪、龙眼肉、远志、酸枣仁、木香、甘草、人参、生姜、大枣）。

本方可补气生血、健脾养心，临证时，可加熟地黄、阿胶、仙鹤草、槐花等养血止血。气虚下陷，见少腹坠胀者，可加升麻、柴胡，配合原方的党参、黄芪、白术益气升阳。

4. 肾气不固

证候：久病尿血，血色淡红，头晕耳鸣，精神困倦，腰膝酸软，舌质淡，脉沉弱。

病机：肾虚不固，血失藏摄。

治法：补益肾气，固摄止血。

方药：无比山药丸加减（山药、山茱萸、生地黄、泽泻、茯神、巴戟天、牛膝、赤石脂、杜仲、菟丝子、肉苁蓉、五味子）。

本方可补肾固摄，临证时，可加仙鹤草、蒲黄、槐花、紫珠草等止血；必要时，可再酌加煅牡蛎、金樱子、补骨脂等固涩止血。

七、紫斑

紫斑指血液溢出于肌肤之间，皮肤出现青紫斑点或斑块的病证，亦称肌衄或葡萄疫，多由感受外邪、饮食不节、情志失调、劳欲久病等因素导致火热熏灼，迫血妄行；或阴虚火旺，虚火灼络；或气虚不摄，血溢脉外而出血。紫斑的病位主要在脾胃和血脉。

西医学的原发性血小板减少性紫癜、过敏性紫癜，以及药物、化学和物理因素等引起的继发性血小板减少性紫癜，均可参考本节内容进行辨证论治。

（一）诊断要点

1. 临床特征

肌肤出现青紫斑点，小者如针尖，大者融合成片，压之不褪色。本病好发于四肢，尤以下肢为甚，常反复发作，严重者可伴有鼻衄、齿衄、尿血、便血及崩漏，或伴见腹痛、关节疼痛、水肿等。

2. 病史

患者多有积聚、臌胀、痹病、外感热病或饮食不节史。小儿及成人皆可患病，以女性为多见。

3. 相关检查

血常规、出凝血时间、血管收缩时间、凝血酶原时间、毛细血管脆性试验及骨髓穿刺等检查有助于紫斑的诊断及鉴别诊断。

（二）病证鉴别

1. 紫斑与出疹

两者均有局部肤色改变，紫斑呈点状者需与出疹鉴别。紫斑隐于皮肤之内，压之不褪色，触之不碍手；出疹之疹点高出皮肤，压之褪色，触之碍手。

2. 紫斑与温病发斑

两者在皮肤的斑块方面区别不大，但两者病情、病势、预后迥然有别。温病发斑是感受温热之邪，发病急骤，常伴有高热烦躁、神昏谵语、头痛如劈、四肢抽搐、鼻衄、齿衄、便血、尿血、舌质红绛等，病情险恶多变；紫斑多见于内伤杂病，病势较缓，常有反复发作史，也有突然发生者，但全身症状较温病轻，传变不如温病急速。

3. 紫斑与丹毒

丹毒属外科皮肤病，以皮肤色红如丹得名，轻者压之褪色，重者压之不褪色，其局部皮肤灼热肿痛，与紫斑有别。

(三)分证论治

1. 血热妄行

证候：皮肤出现青紫斑点或斑块，或伴有鼻衄、齿衄、便血、尿血，或伴有发热、口渴、便秘，舌红苔黄，脉弦数。

病机：热壅经络，迫血妄行，血溢肌肤。

治法：清热解毒，凉血止血。

方药：犀角地黄汤合十灰散加减（水牛角、生地黄、牡丹皮、白芍、大蓟、小蓟、侧柏叶、荷叶、白茅根、茜草根、大黄、栀子、牡丹皮、棕榈皮）。

犀角地黄汤可清热解毒，凉血散瘀；十灰散可凉血止血。热毒炽盛，发热、出血广泛者，加生石膏、龙胆草、紫草，冲服紫雪丹；兼见关节肿痛者，酌加秦艽、木瓜、桑枝等舒筋通络。

2. 阴虚火旺

证候：皮肤出现青紫斑点或斑块，时发时止，常伴鼻衄、齿衄或月经过多，烦躁口渴，手足心热，颧红潮热，盗汗，舌质红，苔少，脉细数。

病机：阴虚火旺，灼伤脉络，血溢肌腠。

治法：滋阴降火，宁络止血。

方药：茜根散加减（茜草根、黄芩、阿胶、侧柏叶、生地黄、甘草）。

本方可养阴清热，凉血止血。阴虚较甚者，可加玄参、龟甲、女贞子、旱莲草养阴清热；潮热甚者，可加地骨皮、白薇、秦艽清退虚热。

3. 气不摄血

证候：久病不愈，反复发生肌衄，神疲乏力，头晕目眩，面色苍白或萎黄，食欲不振，舌质淡，脉细弱。

病机：脾气亏虚，统摄无力，血溢肌肤。

治法：补气摄血。

方药：归脾汤加减（白术、当归、茯神、黄芪、龙眼肉、远志、酸枣仁、木香、甘草、人参、生姜、大枣）。

本方可补气生血、健脾养心，临证时，可酌加仙鹤草、棕榈炭、地榆、蒲黄、茜草根、紫草等增强止血及化斑消瘀的作用。兼肾虚腰痛者，可加山茱萸、菟丝子、续断补益肾气。

【中医适宜技术】

(一)单方、验方

(1)阿胶 20～30g，每天 2 次或 3 次。本方适用于阴虚证之咳血。

(2)白茅根 30～60g，煎服。本方适用于热证之尿血。

(3)土大黄 30～60g，水煎服，每天 1 剂，分 3 次服。本方适用于实热证之尿血。

(4)马鞭草 30～60g，生地榆 30g，大枣 5 个，水煎服，每天 1 剂，分 2 次服。本方可治热结下焦之尿血。

(5)乌贼骨、白及、甘草各等量，研极细末，每次 3g，每天 3 次。本方适用于上消化道出血。

(6)西洋参片，含于口内，适用于齿痛兼齿衄、气阴亏虚、虚火上浮者。

(7)茜草，制成片剂，连续服用，可凉血、活血、止血，适用于原发性血小板减少性紫癜（起病急，出血量大而猛，紫癜色鲜红而密集，无气血阴阳虚损者）。

(8)鸡血藤 30～60g，大枣 10～20 枚，水煎服，每天 1 剂。本方适用于化疗、放疗后白细胞或血小板减少引起的各种出血。

(9)三七100g，研末，每次2.5g，每天3次，冲服。本方适用于血小板减少性紫癜，伴有鼻出血、牙龈出血、月经过多等。

(10)水牛角60g；或紫草30g，连翘15g。水煎服。本方适用于血热紫斑。

(二)中成药

云南白药、止血宁片、止血定痛片、止血胶等适用于各种出血证。肺经热盛所致的鼻衄、咳血者，可用清肺抑火丸、荷叶丸；胃热炽盛所致的齿衄、吐血、便血者，可用黄连上清丸、花蕊石止血散；肝火所致的咳血、吐血者，可用清火栀麦片、当归龙荟丸；阴虚火旺所致的各类出血者，可用知柏地黄丸、大补阴丸；脾不统血所致的各类出血者，可用人参归脾丸、八珍丸、十全大补丸；血热妄行所致的紫斑者，可用犀角地黄丸、十灰丸。

(三)简易治疗技术

1. 外治法

(1)将适量大青盐溶于凉开水中，少量含于口内，漱口吐出，每天4～6次，可治疗齿衄。

(2)用湿毛巾或冰袋冷敷额部及鼻根部，可治疗鼻衄。

(3)用云南白药、白及粉等吹鼻，可治疗鼻衄。

2. 针刺治疗

(1)针刺迎香或上星，适用于鼻衄。

(2)针刺鱼际、孔最、内关，适用于肺结核之咳血。

3. 艾灸疗法

灯心草，浸麻油后点燃，灸少商穴，适用于鼻衄，左衄灸右，右衄灸左。

4. 耳针疗法

针刺内鼻、神门、交感等耳穴，留针15～20分钟，每天1次，4～6次为1个疗程。

5. 穴位注射

鱼腥草注射液 1～2mL，取双侧孔最穴，每天 1 次或 2 次，交替注射，适用于咳血。

【预防调护】

预防血证的重要措施包括：增强体质，避免感受外邪；注意饮食有节、起居有常、劳逸适度，保持心情愉快，避免情志过极，消除紧张、恐惧、忧虑等不良情绪；积极治疗咳嗽、肺痨、胃痛、胁痛、积聚、淋证等病证。

出血量少者，应注意适当休息，病重者应卧床休息；严密观察病情的发展和变化，若出现头昏、心慌、汗出、面色苍白、四肢湿冷、脉芤或细数等，应及时救治；宜进食清淡、易消化、富有营养的食物，忌食辛辣香燥、油腻之品，戒除烟酒；吐血、便血量大时，应暂予禁食，并应积极治疗原发疾病。

【经典集萃】

《金匮要略·惊悸吐衄下血胸满瘀血病脉证治第十六》："吐血不止者，柏叶汤主之。"

"心气不足，吐血、衄血，泻心汤主之。"

"下血，先便后血，此远血也，黄土汤主之。"

"下血，先血后便，此近血也，赤小豆当归散主之。"

【名医验案】

(一)胃热炽盛之鼻衄案

高某某，男，30 岁，1979 年 9 月 16 日就诊。自诉经常鼻衄，血色鲜红 3 周。3 周来，经常鼻衄，血色鲜红，同时伴有齿龈出血，刷牙时更为明显。经用西药维生素 K_3、安络血后，效果不明显，遂求中药治疗。近来经常便秘，伴口渴喜冷饮。检查：舌红苔黄，脉数；红细胞 5×10^{12}/L，白细胞 0.8×10^9/L，血小板 80×10^9/L。诊断：鼻衄（胃热），血小板减少。治宜清胃泻火，凉血止血。方用玉女煎加减。

处方：石膏 15g，知母 15g，生地黄 15g，麦冬 15g，牛膝 15g，天花粉 15g，白茅根 15g，玉竹 15g，甘草 15g。

按：鼻衄色鲜红，伴口渴喜冷饮、舌红苔黄、脉数，故诊断为鼻衄，属胃热或情志之火，或素食辛辣而致胃中积热。热伤津液，故口渴、便秘；胃热上蒸，络伤血溢而鼻衄。治疗选用清泻胃火的玉女煎。此方既能清泻胃火，又可生津，适用于胃热所致的鼻腔出血，治疗时应忌辛辣饮食和饮酒。

(二)肝火犯肺之咳血案

徐某某，男，54 岁，1986 年 3 月 17 日初诊。自诉咯血已 10 天，血色鲜红，与痰相混，或满口鲜血，出血量较多，难以估计。咯血每于夜间发生，平素性急多怒，口舌干燥。诊查：舌暗红，苔黄，脉弦数。诊断：肝火犯肺动血。治宜泻肝清金，凉血和络。处方：生蛤壳 10g，青黛 5g，生地黄 15g，白茅根 20g，花蕊石 10g，淡秋石 10g，枇杷叶(炙、去毛)10g，藕节炭 10g，黄芩 10g，黑山栀 10g，茜草炭 10g。3 剂。3 月 20 日复诊，自述服第一剂药后咯血即止，现偶有血丝痰，每晚口干、汗出、肝区隐痛。查舌暗红，苔黄，脉已转缓，再以养阴清热、和络止血之法治之。处方：沙参 10g，麦冬 10g，炒杏仁 10g，桑白皮 10g，白茅根、芦根各 10g，生地黄 10g，黄芩 10g，糯稻根须 10g，生龙骨、生牡蛎各 20g(先下)，栀子 10g，白芍 15g，象贝母 10g。服药 6 剂，出血完全停止，其他症状亦渐缓解。

按：随咳嗽而出血，谓之咳血；不咳而出血，谓之咯血。本案属于咯血。患者素体肝旺，多有性急易怒。今肝郁日久，木火刑金，肺经受损，故而出现咯血；气火上逆，其势急迫，故而量多鲜红；口干燥、舌暗红、苔黄乃肝火炽盛，血不循经所致。治疗拟泻肝清肺，凉血和络。方用黛蛤散加清肺凉血止血之品。二诊火势渐平，而留以阴津受损，肝气未畅之口干汗出、肝区隐痛等，故继以沙参、麦冬、生地黄、杏仁、白茅根、芦根养阴和络，栀子、黄芩、象贝母清余热邪气，白芍酸能柔肝，龙骨、牡蛎收涩敛汗止血，并有降气之功效，以善其后。

(三)胃中积热之吐血案

王某某，男，60 岁，1990 年 3 月 5 日初诊。自诉脘腹痞闷、作痛、吐血2天。患者素有高血压及脑动脉硬化,未曾系统治疗。几年前曾出现1次呕血,量不多,服药后而愈(用药不详),从昨日起,间或呕吐紫暗色液体,伴有食物残渣,量不太多,未予重视。今早吐出量较多,遂来就诊。近1周来,口渴欲饮,口中有味,大便干燥。检查:体温36.5℃,脉搏100次/分,血压17.3/9.3kPa,舌红苔黄,脉滑数,面色萎黄少华,目不黄;大便隐血试验呈强阳性。诊断:呕血(胃中积热),上消化道出血。治法:清泻胃火,凉血止血。方药:黄芩15g,黄连20g,大黄10g,生地黄25g,白茅根15g,牡丹皮20g,蒲黄15g,枳壳15g,川厚朴15g,甘草5g。服3剂后,吐血已停。

按:本案患者有呕血史,血色暗红,伴有食物残渣,故诊断为呕血。口渴、口中有味、大便干燥、舌红苔黄、脉数均是胃火症状,故诊断为呕血(胃中积热)。由于胃中积热,损伤胃的络脉,血溢于胃内且量较多,故呕血。因失血量多,故面色萎黄少华。治疗选择清泻胃火的黄芩、黄连、大黄,苦降而泻胃之实火,同时配以凉血止血、行气和胃之品,但应注意此方不宜长期服用,治疗过程中应禁食辛辣食物。

(四)下焦热盛之尿血案

周某,女,22岁,1969年9月18日初诊。小便频数,尿量不多,尿止又有溲意,血液混杂其间,淋沥不尽,略有形寒,然非外感,舌苔薄腻,脉弦细数。此乃下焦湿热蕴聚,迫血妄行所致。宜小蓟饮子加阿胶,以清利湿热、育阴止血为主。处方:生地黄15g,木通3g,小蓟9g,甘草梢3g,生蒲黄9g(包),当归9g,炒栀子9g,淡竹叶6g,块滑石15g,藕节炭5枚,炒阿胶12g(烊冲)。3剂药后,形寒已罢,小溲较长,尿白亦止,以往曾有腰脊疼痛,药后其势亦缓。前药中肯,无事更张,原方加桑寄生9g。3剂后,血未再见,亦无急迫、频数之感,唯腰脊尚觉酸楚。诊其脉细而数,察其舌苔仍腻。再予清利湿热法,以肃清其余邪。遂以瞿麦、萹蓄、车前子、泽泻易生地黄、蒲黄、小蓟、藕节、阿胶。4剂而诸恙均瘥。

按:本方是治疗下焦热结造成血尿、血淋的常用方剂。由于实热或湿热蕴结下焦,累及肾与膀胱,损伤血络,迫血外溢,因此可见小便频数、尿中带血或血块、尿道热涩灼痛等。方中小蓟、生地黄清热凉血止血，为主药；辅以清热利尿之品，可使瘀去热清、尿利血止。尿血甚者，可加白茅根、阿胶等，或冲服参三七；尿痛较甚者，加琥珀、瞿麦、石苇、海金砂等。本方药物大都性寒通利，宜用于急证、实热证。若为血淋日久而正气不足者，则非本方所宜。

(五)气不摄血之紫斑案

王某某，男，18岁，1992年6月15日就诊。主诉：皮肤紫斑时有时无2年，加重2周。病史：2年前皮肤出现紫斑，尤其以两侧下肢较多，斑色浅，时有时无，西医诊断为"过敏性紫癜"。口服脱敏药很长一段时间，紫癜消失。近1个月来，又在两下肢出现紫斑，近2周明显增多，腹部也出现紫斑，遂来就诊。自诉近1年来，经常气短、乏力、食少，有时活动量稍大，则紫癜就会增多。检查：两侧下肢、腹部皮肤有大量紫斑，有的融合成片，面色萎黄，舌淡，脉细弱。西医各种检查无阳性所见。诊断：紫斑(气血虚弱)，过敏性紫癜。治法：健脾、益气、摄血。方药：归脾汤加减。黄芪20g，党参15g，当归15g，白芍15g，黄精30g，白术15g，阿胶15g(烊化)、仙鹤草15g，白及15g，紫草15g，甘草5g。

按：皮肤紫斑，以两下肢较多，斑色浅，活动后加重，伴气短、乏力，故诊断为紫斑(肌衄)。其病机是脾虚气弱。由于脾虚气弱，故气短、乏力、少食、舌淡、脉细弱；脾虚气弱、统摄无权，故皮肤出现紫斑；因气虚，故活动后加重。治疗以健脾、益气、摄血为主。治以归脾汤为主方加减。在运用此方时，除以原方健脾益气外，尚需加入止血药。对本病所用之止血药，一是选用补虚止血药，如阿胶；二是收敛止血药，如白及、仙鹤草等。另外，因出血部位主要在皮肤，故应加紫草。治疗时应根据病机准确选药，以提高疗效。此病的特点是易反复发作，所以在治疗的同时，患者也需要减少活动量，禁食鱼腥、厚味之品，同时应密切观察每次发作的诱因，以求治愈。

【证治心法】

血证可由外感、内伤的多种原因引起，而基本病机可以归纳为火热熏灼及气虚不摄两大类。在火热之中，有实火、虚火之分；在气虚之中，有气虚、气损及阳之别。证候的虚实方面，由火热亢盛所致者，属实证；由阴虚火旺及气虚不摄所致者，属虚证。治疗血证主要应掌握治火、治气、治血3个基本原则。实火当清热泻火，虚火当滋阴降火；实证当清气降气，虚证当补气益气。各种血证应酌情配伍凉血止血、收敛止血或活血止血的方药。《先醒斋医学广笔记·吐血》有"吐血三要法：宜行血不宜止血……宜补肝不宜伐肝……宜降气不宜降火"之说，故宜选用小蓟、地榆、侧柏叶、白茅根等凉血止血之药，或白及、仙鹤草、藕节、血余炭等收敛止血之药，或三七、茜草、蒲黄等化瘀止血之药，根据辨证分析，结合应用白芍、炙甘草制肝，枇杷叶、麦冬、薄荷、橘红、贝母清肺，薏苡仁、怀山药养脾，韭菜、降香、苏子下气，青蒿、鳖甲、银柴胡、牡丹皮、地骨皮补阴清热，酸枣仁、茯神养心，山茱萸、枸杞子、牛膝补肾，从而有效地治疗临床上各种常见的出血性疾病。

【要诀总括】

火热迫血成血证，气不摄血血妄行；鼻衄肺热桑菊饮，肝火栀子清肝成；胃热炽盛玉女煎，气血亏虚归脾行；齿衄胃火清胃散，阴虚知柏茜根灵；咳血属肺当清降，燥热犯肺用桑杏；肝火泻白黛蛤散，虚热百合固金行；吐血黑便常同见，胃热泻心十灰冲；肝火龙胆泻肝汤，气虚血溢归脾迎；便血虚寒黄土汤，肠道湿热地榆成；尿血实热小蓟饮，虚火知柏地黄明；无比山药能固肾，脾不统血归脾成；紫斑有热或气虚，热盛迫血用清营；阴虚火旺茜根散，气不摄血归脾灵。

第三节 消 渴

消渴是以多尿、多饮、多食、乏力、消瘦，或尿有甜味为主要临床表现的一种疾病。本病是一种发病率高、病程长、并发症多、严重危害人类健康的疾病，近年来发病率又有升高的趋势。中医药在改善消渴症状、防治并发症等方面有较好的疗效。

消渴之名首见于《素问·奇病论》，有"消瘅""膈消""肺消""消中"等名称的记载。《证治准绳·消瘅》对三消的临床分类做了规范，指出"渴而多饮为上消（经谓膈消），消谷善饥为中消（经谓消中），渴而便数有膏为下消（经谓肾消）"。

西医学的糖尿病、尿崩症、神经性多尿等可参考本节内容进行辨证论治。

【病因病机】

消渴的病因主要有禀赋不足、饮食失节、情志失调、劳欲过度等。

1. 禀赋不足

先天禀赋不足，五脏柔弱，尤其是素体肾虚、阴虚体质，最易罹患本病。《灵枢·五变》说："五脏皆柔弱者，善病消瘅。"

2. 饮食失节

长期过食肥甘、醇酒厚味、辛辣香燥，损伤脾胃，导致脾胃运化失职，积热内蕴，化燥伤津，消谷耗液，发为消渴。

3. 情志失调

长期过度的精神刺激，如郁怒伤肝、肝气郁结，或劳心竭虑、营谋强思等，郁久化火，上燔肺津，中消胃液，下灼肾阴，发为消渴。

4. 劳欲过度

房事不节，劳欲过度，肾精亏损，虚火内生，上灼肺胃，终致肾虚、肺燥、胃热俱现，发为消渴。

本病的基本病机为阴虚燥热，而以阴虚为本，燥热为标，两者互为因果。病变脏腑主要在肺、胃、肾，尤以肾为关键。三脏之中，虽可有所偏重，但又互相影响，"三多"之表现可并见，仅有主次之分。肺受燥热所伤，津液不能敷布而直趋下行，随小便排出，故小便频数量多；肺不布津则口渴多饮。脾胃受燥热所伤，胃火炽盛，脾津不足，则口渴多饮、多食善饥；脾气虚不能转输水谷精微，则下流入小便，故小便味甘；水谷精微不能濡养肌肉，故形体日渐消瘦。肾阴亏虚，则虚火内生，上燔心肺则烦渴多饮，中灼脾胃则消谷善饥；肾失濡养，开阖失司，固摄无权，水谷精微直趋下泄，随小便排出，故尿多、尿浊、尿甜。本病日久可致阴损及阳，阴阳俱虚，其中以脾、肾阳虚较为多见，严重者可致阴竭阳亡。阴虚内热，耗伤津液，日久血行不畅，可致血脉瘀滞而发生变证。

【诊断】

(一)诊断要点

1. 临床特征

消渴患者多表现为口渴多饮、多食易饥、尿频量多、形体消瘦或尿有甜味，有的患者"三多"症状则不明显；他病经久不愈，并发眩晕、中风、雀目、疮痈等病证者，应考虑有消渴的可能性；若青少年期即患本病者，一般病情较重。

2. 病史

患者多有嗜食膏粱厚味、醇酒炙煿等饮食不节病史。本病好发于中年以后，与禀赋不足有关，有消渴病的家族史可供诊断参考。

3. 辅助检查

进行空腹血糖、餐后 2 小时血糖和葡萄糖耐量试验、尿糖等检查，有助于本病的诊断。

(二)病证鉴别

1. 消渴与口渴症

两者均可出现口渴多饮的症状。口渴症是指口渴饮水的一个临床症状，可见于多种疾病的过程中，尤以外感热病多见，但这类口渴随其所患疾病的不同而出现相应的临床表现，不伴有多食、多尿、尿甜、消瘦等特点。血糖及尿糖检查有助于二者的鉴别诊断。

2. 消渴与瘿病

两者均可出现多食易饥、消瘦等症状。瘿病以情绪激动、多食易饥、形体日渐消瘦、心悸、眼突、颈部一侧或两侧肿大为特征，无多饮、多尿、尿甜等表现。血糖、尿糖、血清三碘甲状腺原氨酸(T_3)、总甲状腺素(T_4)、促甲状腺激素(TSH)等检查有助于二者的鉴别诊断。

【辨证论治】

(一)辨证要点

1. 辨病位

本病的"三多"症状,根据其程度的轻重不同,有上消、中消、下消之分,以及肺燥、胃热、肾虚之别。一般来说,以肺燥为主,多饮症状突出者,为上消;以胃热为主,多食症状突出者,为中消;以肾虚为主,多尿症状突出者,为下消。

2. 辨标本

本病以阴虚为本、燥热为标,两者互为因果,因病程长短及病情轻重不同,阴虚和燥热的表现各有侧重。一般来说,初病多以燥热为主,病程较长者则阴虚与燥热互见,日久则以阴虚为主,进而由于阴损及阳,导致阴阳俱虚之证。

3. 辨本症与并发症

多饮、多食、多尿、乏力、消瘦为消渴病本症的临床表现,而诸多并发症为本病的另一特点。一般以本症为主,并发症为次。多数患者先见本症,随病情发展而出现并发症;亦有部分中老年患者本症不明显,而因痈疽、眼疾、心脑病证等发现本病。

(二)论治要点

本病以清热润燥、养阴生津为治疗大法。由于本病常见血瘀、阴损及阳的病变,且易并发痈疽、眼疾、水肿等,故还应针对具体病情,选用活血化瘀、清热解毒、滋补肝肾、温补脾肾等治法。

本病初起时须配合降糖类西药联合治疗。

(三)分证论治

1. 上消(肺热津伤)

证候:烦渴多饮,口干舌燥,尿频量多,烦热多汗,舌边尖红,苔薄黄,脉洪数。

病机:肺热炽盛,津液失布。

治法:清热润肺,生津止渴。

方药：消渴方加减（黄连、天花粉、人乳、藕汁、生地黄、黄精、知母）。

本方可清热降火、生津止渴，临证时，可酌加葛根、麦冬，以加强生津止渴的作用。

若烦渴不止、小便频数、乏力者，为肺热津亏、气阴两伤，可选用玉泉丸或二冬汤，以清热生津止渴。玉泉丸益气作用较强，二冬汤清热作用较强，可根据临床需要选用。

2. 中消

1）胃热炽盛

证候：多食易饥，口渴，尿多，形体消瘦，大便干燥，舌干质红，苔黄燥，脉滑实有力。

病机：胃火消谷，耗伤津液。

治法：清胃泻火，养阴增液。

方药：玉女煎加减（石膏、熟地黄、麦冬、知母、牛膝）。

本方可清胃养阴，临证时，可加黄连、栀子清热泻火。

大便秘结者，可用增液承气汤润燥通腑，待大便通后，再转上方治疗。本证亦可选用白虎加人参汤，以益气养胃、清热生津。

2）气阴亏虚

证候：口渴引饮，能食与便溏并见，或饮食减少、精神不振、四肢乏力、形体消瘦，舌淡，苔白而干，脉弱。

病机：气阴亏虚，脾失健运。

治法：益气健脾，生津止渴。

方药：七味白术散加减（人参、茯苓、白术、藿香、木香、葛根、甘草）。

本方可益气健脾生津，临证时，可加黄芪、山药，以加强益气健脾之功。口渴明显者，加生地黄、天花粉生津止渴；食少腹胀者，加砂仁、鸡内金健脾助运化。

3. 下消

1）肾阴亏虚

证候：尿频量多，浑浊如脂膏，或尿甜，腰膝酸软，乏力，头晕耳鸣，口干唇燥，皮肤干燥、瘙痒，或五心烦热、盗汗遗精，舌红苔少，脉细数。

病机：肾阴亏虚，肾失固摄。

治法：滋阴补肾，润燥止渴。

方药：六味地黄丸加减（熟地黄、山茱萸、牡丹皮、山药、茯苓、泽泻）。

本方可滋阴补肾。阴虚火旺，见烦躁、失眠者，可加知母、黄柏滋阴泻火；尿量多而浑浊者，加益智仁、桑螵蛸、五味子等益肾缩尿；气阴两虚而伴困倦、气短乏力、舌质淡红者，可加党参、黄芪、黄精益气。

2）阴阳两虚

证候：小便频数、量多、浑浊如膏，甚至饮一溲一，面容憔悴，耳轮干枯，腰膝酸软，四肢欠温，畏寒肢冷，阳痿或月经不调，舌苔淡，苔白而干，脉沉细无力。

病机：阴损及阳，肾阳衰微，肾失固摄。

治法：温阳滋阴，补肾固摄。

方药：金匮肾气丸加减（熟地黄、茯苓、山药、山茱萸、牡丹皮、泽泻、桂枝、附子）。

本方可温补肾阳。阳虚畏寒者，加鹿茸粉 0.5g，以启动元阳，助全身阳气之气化；尿量多而浑浊者，加益智仁、桑螵蛸、覆盆子、金樱子等益肾收摄；身体困倦、气短乏力者，可加党参、黄芪、黄精益气。

消渴日久，多伴有瘀血，故对于上述各型，均可酌加活血化瘀的方药，可选用丹参、川芎、红花、益母草、当归等。

消渴易发生多种并发症，应在治疗本症的同时，积极治疗并发症。白内障、雀盲、耳聋多因肝肾精血不足，不能上承耳目所致，宜滋补肝肾、益精补血，可用杞菊地黄丸或明目地黄丸；并发疮毒痈疽者，则宜清热解毒、消散痈肿，用五味消毒饮加减；并发肺痨、水肿、中风者，则可参考有关章节进行辨证论治。

【中医适宜技术】

（一）单方、验方

（1）猪胰 1 个，低温干燥后，研成粉末，装入胶囊，每天 2 次，每次 3g，长期服用。本方适用于消渴的各种证型。

（2）炒黑豆、天花粉等分，研为末，面糊，如梧子大，每服用黑大豆汤下 70 丸，每天 2 次。本方可清热生津，适用于肾虚消渴。

（3）新鲜藕、梨、荸荠、芦根各 200g，与麦冬 60g 共同切碎、捣烂，绞取汁液，和匀后，凉服或炖热服。本方适用于胃热炽盛之中消。

（二）中成药

消渴之肺热津伤证，可选用消渴丸、玉泉丸、参精止渴丸、玉兰降糖胶囊；胃热炽盛证，可选用牛黄清胃丸、消渴安胶囊、金芪降糖片；气阴两虚证，可选用十味玉泉胶囊、参芪降糖片、消渴灵片、养阴降糖片；肾阴亏虚证，可选用六味地黄丸、麦味地黄丸；肾阴阳两虚证，可选用金匮肾气丸、参鹿补片。

（三）简易治疗技术

1. 针刺疗法

主穴：取胃脘下俞、三焦俞、外关。肺热津伤者，配尺泽、鱼际、肺俞、少商；胃热炽盛者，配天枢、上巨虚、内庭、胃俞、隐白；肾阴亏虚者，配肾俞、复溜、太溪；阴阳两虚者，配命门、关元、气海。本疗法仅适用于消渴初期的治疗。

2. 耳针疗法

耳穴选取渴点、饥点、内分泌、三焦、肾、脾、肺、胃，用王不留行籽贴压，两耳交替，3 天更换 1 次。

3. 穴位敷贴

用丁香、肉桂、细辛、姜汁、冰片等药物做成敷贴膏，贴于肾俞、脾俞、气海穴上，3 天更换 1 次，每周更换 2 次，第 7 天皮肤休息，5 周为 1 个疗程。

【预防调护】

过食肥甘、醇酒炙煿和情志异常是导致消渴发病的重要因素，因此节制饮食、防止肥胖，调节情志、防止七情内伤对本病的预防有极其重要的意义。此外，加强体育锻炼、增强体质、房事有节对预防本病也有一定意义。

本病的治疗，除药物外，还包括生活调摄，正如《儒门事亲·三消之说当从火断》所说："不减滋味，不戒嗜欲，不节喜怒，病已而复作。能从此三者，消渴亦不足忧矣。"可见，节制饮食具有基础治疗的重要作用。在保证机体合理需要的情况下，应限制粮食、油脂的摄入，忌食糖类，饮食宜以适量米、麦、杂粮为主，配以蔬菜、豆类、瘦肉、鸡蛋等，定时定量进餐，戒烟酒、浓茶及咖啡等；保持情志平和，节制房事，生活起居有时，适当参加体育锻炼；如有肥胖者，则应控制体重。

【经典集萃】

《素问·通评虚实论》："五脏皆柔弱者，善病消瘅。"

《素问·奇病论》："此人必数食甘美而多肥也，肥者令人内热，甘者令人中满，故其气上溢，转为消渴。"

《证治准绳》："渴而多饮为上消，经谓膈消；消谷善饥为中消，经谓消中；渴而便数有膏为下消，经谓肾消。"

《金匮要略·消渴小便利淋病脉证并治第十三》："渴欲饮水，口干舌燥者，白虎加人参汤主之。"

【名医验案】

(一)肺胃阴虚之消渴案

尹某，男，诊脉左三部弦数，右三部滑数，太溪细弱，趺阳濡数。见症饮食不充肌肤，神疲乏力，虚里穴动，自汗盗汗，头晕眼花。皆由阴液亏耗，不能涵木，肝阳上亢，心神不得安宁。虚阳逼津液而外泄则多汗，消灼胃阴则消谷。头面烘热、汗后畏冷，营虚失于内守，卫虚失于外护故也。脉数不减，颇虑延成消症。姑拟养肺阴以柔肝木，清胃阴而宁心神，俾得阴平阳秘，水升火降，方能渐入佳境。处方：大生地四钱，抱茯神三钱，潼蒺藜三钱，川贝母二钱，浮小麦四钱，生白芍一钱半，生牡蛎四钱，熟女贞子三钱，天花粉三钱，肥玉竹三钱，生龙骨三钱，冬虫夏草二钱，五味子三分。

二诊：饮食如常，足膝软弱，多汗，头部眩晕，面部烘热，心悸，脉象左三部弦数，右三部滑数，太溪细弱，趺阳濡数，唇红舌光，微有苔意。治法：滋养肺阴，以柔肝木，蒸腾肾气，而安心神。处方：北沙参三钱，抱茯神三钱，五味子三分，肥玉竹三钱，天冬、麦冬各二钱，生牡蛎四钱，生白芍二钱，川贝母二钱，大生地四钱，生龙骨三钱，潼蒺藜三钱，制黄精三钱，浮小麦四钱，金匮肾气丸四钱。

三诊：饮食入胃，不生津液，始不为肌肤，继不为筋骨。阴液亏耗，肝阳上亢，水不制火，火不归宅。两进养肺阴以柔肝木，益肾阴而安心神之剂，尚觉合度。诊脉弦数较和，细数依然，仍守原意出入，俾得阴阳和调，水火既济，则入胃之饮食自能生化精微，灌溉于五脏，洒陈于六腑。照前方，去金匮肾气丸、五味子、制黄精，加淮山药三钱、盐水炒杜仲三钱、上桂心四分。

按：心为君主之官，肝为将军之官。曲运劳乎心，谋虑劳乎肝。心肝之阴既伤，心肝之阳上亢，消灼胃阴，胃热炽盛，饮食入胃，不生津液，既不能灌溉于五脏，又不能输运于筋骨，是以饮食如常，足膝软弱。汗为心之液，心阳逼津液而外泄则多汗；阴不敛阳，阳升于上则头部眩晕，面部烘热，且又心悸。胃之大络名虚里，虚里穴动，胃虚故也。脉象左三部弦数，右三部滑数，太溪细弱，趺阳濡数，唇红舌光，微有苔意，一派阴液亏耗、虚火上炎之象，此所谓独阳不生、独阴不长也，必需地气上升，天气始得下降。今拟滋养肺阴，以柔肝木，蒸腾肾气，而安心神。务使阴阳和调，庶成既济之象。

(二)糖尿病周围神经病变案

于某，男，68岁，2010年2月20日初诊。因多饮、乏力2年，手麻3个月就诊。患者2年前出现多饮、乏力，在某医院诊为2型糖尿病，口服优降糖，血糖控制不稳定，近3个月出现手麻。现症：烦渴多饮，口干，乏力，尿频，双手指麻木刺痛，舌红少苔，脉沉数无力。查空腹血糖8.1mmol/L，尿糖(-)。西医诊断：2型糖尿病；糖尿病周围神经病变。中医诊断：消渴脉痹，证属气阴两虚夹瘀。治宜益气养阴，活络通痹。处方：木馒头15g，生黄芪20g，生晒参10g，天花粉15g，黄芩15g，生地黄15g，麦冬20g，葛根15g，当归尾15g，桂枝 15g，地龙 15g，鸡内金 15g。连服 8 剂后，肢麻消失，1 个月后，空腹血糖降至 7.5mmol/L，继续巩固治疗。

按：糖尿病周围神经病变是糖尿病常见的慢性并发症，亦有称之为消渴脉痹者。糖尿病患病日久，阴虚血滞，气虚浊流，脉络瘀阻，发为该病。方中木馒头可"通经行血"（《生草药性备要》），"破陈血"（《本草备要》），首载于《本草拾遗》，甘寒通利，微湿固摄，主要有通乳利水、消肿止痛、固精止血的功效，临床可用于乳汁不通、小便不利、痈肿疼痛、遗精便血等，故用木馒头散瘀解毒，治疗消渴脉痹（糖尿病周围神经病变）。久病入络、瘀毒内结是消渴脉痹的病机关键，即"络乃聚血之所，久病络必瘀闭"（《临证指南医案》）。消渴之病，以燥为主，失治误治或病势缠绵，耗竭阴液，阴病日久，伤阳耗气，可致阴虚血涩无以荣养、阳虚寒凝无以温煦、气虚衰弱无以推动，终致血停于络而为瘀。瘀久化毒，瘀毒内结，痹阻经脉，不通则痛，不荣则麻，发为脉痹。治疗必以散瘀解毒为法。

（三）1 型糖尿病案

王某某，女，33 岁，1991 年 9 月 21 日初诊。患者因多饮、多尿、体重减轻而确诊为胰岛素依赖型糖尿病已 6 年余，后因反复发生酮症酸中毒而注射胰岛素治疗，但病情仍不稳定。近期查空腹血糖为 362mg/dL，尿糖（＋＋～＋＋＋）。"三多"症状明显，视物模糊，乏力腿软，大便干结，两三天一次，月经量少、色黑，10 天方净，舌红，苔薄白，脉细弦。每天用胰岛素总量为 48U。辨证立法：气阴两伤兼燥热内盛，瘀血阻络。治拟益气养阴，清热润喉，活血化瘀。方用降糖对药方加味。处方：生黄芪 30g，生地黄 30g，苍术 15g，玄参 30g，葛根 15g，丹参 30g，续断 15g，菟丝子 10g，枸杞子 10g，杭菊花 10g，谷精草 10g，黄芩 10g，黄连 5g，黄柏 10g，知母 10g，天花粉 20g。每天 1 剂，水煎服。

二诊：服药 48 剂，"三多"症状减轻，体力增加，空腹血糖为 321mg/dL，月经量仍少。改用降糖活血方加味治疗。处方：当归 10g，川芎 10g，赤芍 15g，益母草 30g，广木香 10g，生黄芪 30g，生地黄 30g，苍术 15g，玄参 30g，牡丹皮 30g，葛根 15g，菊花 10g，谷精草

10g，决明子 30g。每天 1 剂，水煎服。

三诊：再服 2 个月，"三多"症状消失，大便较畅。胰岛素用量减至每天 40U，空腹血糖为 175mg/dL，在后期的治疗过程中，血糖基本波动于 200mg/dL 左右，未再发生过酮症酸中毒，病情稳定。

按：临床上，1 型糖尿病主要以胰岛素治疗为主，该案例提示了在治疗 1 型糖尿病时如何配合中医药来提高疗效，以及中医药的切入点在何处。1 型糖尿病患者一般起病急、进展快，"三多一少"症状典型，病情严重时可出现酮症。该案在使用胰岛素的同时，辨证使用中医药治疗，"三多"症状明显减轻，血糖也有所降低。因气阴两虚、燥热内盛，兼有瘀血阻络，故方中重用黄芪，为主药，既可益气，又可行血；生地黄、枸杞子、菟丝子滋补肝肾；玄参、葛根、天花粉滋阴生津；黄芩、黄连、黄柏苦寒以清热坚阴；川芎、赤芍、益母草、牡丹皮活血行滞；菊花、谷精草、决明子明目。该案例提示了阴虚血滞、气虚浊流是糖尿病发病过程中的重要病机，瘀血日久，易发生各种慢性并发症，必须及时治疗。

治疗糖尿病，中西医结合是最佳途径，西药降糖作用起效快，特别是在治疗糖尿病酮症酸中毒等急性并发症时，胰岛素发挥了不可替代的作用。中医药治疗糖尿病慢性并发症疗效肯定，改善糖尿病症状作用明显。若将二者有机结合，则可相得益彰。

(四)糖尿病合并冠心病案

患者，女，46 岁，2002 年 11 月 6 日初诊。患糖尿病 2 年，出现心胸作痛 1 个月，伴心慌心悸、气逆喘促 1 天，含硝酸甘油不能缓解。症见面色苍白，嘴唇发绀，体型肥胖，舌质淡暗，舌边尖有齿痕，苔白厚，脉沉迟。心电图检查提示 Ⅱ、Ⅲ、aVF 导联 T 波倒置，$V_1 \sim V_4$ 导联 ST 段抬高；动态心电图提示窦性心动过缓，房室传导阻滞。心脏彩超示左室轻度肥厚，三尖瓣轻度关闭不全。西医诊断为 2 型糖尿病并发冠心病，变异型心绞痛，心律失常，二度房室传导阻滞。中医诊断为消渴并发胸痹，证属阴阳两虚、寒凝血瘀。西药治疗：阿卡波糖 50mg，3 次/天，单硝酸异山梨酯缓释注射液 20mg(20mL)，加入生理盐水内静脉滴注。中医治以益气养阴、温阳通痹、散寒止痛为主。处方以生脉散合瓜蒌薤白半夏汤加味。太子参 15g，麦冬 12g，五味子 10g，瓜蒌 15g，半夏 10g，丹参 15g，桂枝 110g，郁金 10g，制附子 6g，干姜 3g，薤白 10g，枳实 10g。14 剂。2 周后复诊，胸闷憋气、胸痛喘急好转，血糖控制尚满意，心电图示 ST－T 改善，后经门诊随诊观察，病情稳定。

按：本案患者禀赋不足，素体亏虚，阴阳失调。阳虚内寒，胸阳被遏，寒凝血瘀，痹阻心脉，不通则痛，则心胸疼痛，甚则彻背；气血虚亏，不能荣于头面，阳虚不能温煦，故见面色苍白、四肢欠温；兼之消渴病缠绵不休，更耗气阴，气虚而肌表不固，寒邪乘虚而入，首先犯肺，肺失宣降而气逆喘促，遇寒而剧。本案病位在心、肺。方中以生脉散益气养阴，治疗消渴导致的心脏病，为君药；附子、干姜为辛热之品，可祛寒止痛，瓜蒌、桂枝、薤白可温通心脉、宽胸宣痹，共为臣药；枳实利气宽中，半夏和中降逆，共为佐药；丹参、红花、郁金活血化瘀、行气止痛，共为使药。诸药共奏益气养阴、温阳通痹、散寒止痛之功。

临床上治疗消渴并发胸痹，近代有两大学派，一是以活血化瘀、理气止痛为主的治疗方法；二是以宣痹通阳、化痰理气为主的治疗方法。消渴并发胸痹的治疗，应当权衡好两个关系。第一是立法以宣痹通阳为主，还是以活血化瘀为主；第二是治疗过程中以扶正为主，还是以祛邪为主。患病日久，正虚邪实者，祛邪不忘扶正，该案太子参、麦冬、五味子合用，是生脉散之意，消渴病之阴虚贯穿始终，临床上往往以太子参易人参，三味药配合，益气养阴以扶正；枳实、桂枝、瓜蒌、半夏，宗仲景胸痹诸方之意，宣痹痛阳、化痰理气。该案的疗法是临床上治疗消渴并发胸痹最常用的方法。

【证治心法】

消渴大致相当于西医学之糖尿病、尿崩症等。中医药和西药治疗糖尿病各有优势，而中西医结合是治疗糖尿病的最佳途径。西药的优势在于降糖作用起效快，作用直接，特别是在救治糖尿病急性并发症（如酮症酸中毒）时，由于胰岛素的普遍使用，大大降低了死亡率，是糖尿病治疗史上的飞跃。中医药治疗糖尿病的优势主要体现在治疗慢性并发症方面，可减轻患者的痛苦，同时可明显改善消渴典型的"三多"症状，提高患者生存质量。

根据消渴患者的临床表现不同，可在辨证的基础上酌加经验药物。例如，口渴明显者，在清热滋阴的同时，可配合酸甘化阴法进行治疗，常用药如乌梅、五味子、太子参、黄芪等；若肝肾不足，尿频、尿多者，酌加酸涩和滋补肝肾之品，如桑螵蛸、分心木、女贞子、覆盆子、沙苑子、枸杞子等；中消胃火偏盛，消谷善饥者，可酌加熟地黄进行治疗。

治疗糖尿病之慢性并发症，应以"通"为大法，务使气机畅通，经络顺达。以瘀血阻滞不通为主者，主要是针对"阴虚血滞、气虚浊流"的病机，以益气活血、搜剔通络；如以瘀血阻络、肢体麻木疼痛为主者，酌加鸡血藤、地龙、水蛭、延胡索、黄芪等；以中焦气机阻滞为主，痞满、呕吐者，治当辛开苦降、攻补兼施，多以半夏泻心汤加减治疗；以胸阳痹阻不通为主者，以瓜蒌薤白类方宣痹通阳；以肾络病瘀、浊毒交阻损络为主者，可用化瘀利水解毒之品配合虫类药进行治疗。

【要诀总括】

消渴气虚阴亏燥，肝肾不足六味妙；津伤燥热虎参液，阴阳两虚金匮好；气阴六味合生脉，瘀血阻滞血府效。

第八章
肢体经络病证

肢体经络病证是由于外感或内伤等因素，导致肢体经络功能失常，出现肢体功能障碍、结构失常的一类疾病。

肢体指四肢和外在的躯体，与经络相连，具有防御外邪、保护内在脏腑组织的作用。经络是经脉和络脉的总称，经脉纵行人体上下，沟通脏腑表里；络脉横行经脉之间，交错分布在全身各处。经络在人体内联五脏六腑，外络四肢百骸，遍布全身，把人体联结成一个有机的整体。经络既能沟通内外、联系上下、运行气血、输布营养、调节各脏腑组织生理功能、维持机体生命活动，又是疾病过程中邪气传变的途径。

肺主宣发，将精微物质输送至全身，以濡养五脏和五体；脾主肌肉，为气血生化之源、后天之本；肝藏血，主筋；肾主骨，生髓，为腰之府。因而，肢体经络病证与肺、脾、肝、肾等脏器有密切关系。其主要病机为邪气痹阻经络，气血运行不畅；或津液精血亏损，筋脉肢体失于濡养。风寒湿热之邪，阻于肢体经络，气血运行受阻，则发为痹病；外感或内伤疾病损及脏腑，致脾胃虚弱，肝肾亏损，精血、津液亏虚，筋脉失养，出现肢体软弱无力，则成痿证；头部或肢体颤动不止，则为颤证，腰脊或脊旁部位疼痛，则为腰痛。痹病、腰痛日久，如因疼痛而致肢体长期活动受限或不用，则可致肢体肌肉痿弱不用，发为痿证。

经络肢体病证多因精气亏损，风、寒、湿、热、痰、瘀等邪气痹阻而致病，治疗上常用补肺、健脾、养肝、益肾之法，合以祛风、散寒、除湿、清热、滋阴、化痰、养血、活血之药。经络以通利为顺，久病入络，邪气深伏，治疗上常配合使用藤类药通筋活络、舒筋止痛，以及虫类药搜风通络。同时，中医学的针灸、推拿、熏蒸等治疗方法在肢体经络病证中也具有举足轻重的作用，在某些疾病（如痿证）的治疗中，是不可缺少的手段。

第一节 痹 病

痹病是感受风、寒、湿、热之邪，使经络闭阻，气血运行不畅，导致肌肉、筋骨、关节发生酸痛、麻木、重着，或关节僵硬、肿胀、变形、屈伸不利等症状的一种疾病，轻者病在四肢关节、肌肉，重者可内舍于五脏。

痹病首见于《素问·痹论》，该篇根据感邪的偏盛和疾病的特点，将本病分为行痹、痛痹、着痹；根据邪气伤人季节和部位的差异，分为五体痹；根据伤及五脏的不同，分为五脏痹。张仲景《金匮要略·中风历节病》篇称本病为"历节病"，创立乌头汤与桂枝芍药知母汤进行治疗。历代医家还有称本病为"历节风""白虎病""痛风""鹤膝风""鼓槌风"等。对于痹病的治疗，李中梓《医宗必读·痹》提出了"治风先治血，血行风自灭"的治则。叶天士对痹久不愈，邪入于络，用活血化瘀法治疗，并重用虫类药祛风通络，对现代临床均有重要的指导意义。

西医学的风湿性关节炎、类风湿关节炎、骨关节炎、痛风、坐骨神经痛、肩关节周围炎等出现痹病的临床表现，以及其他相关疾病（如系统性红斑狼疮、硬皮病、皮肌炎等），当病变累及关节而出现痹病的表现时，均可参考本节内容进行辨证论治。

【病因病机】

痹病的病因有内因和外因两个方面，外因主要为感受风寒湿邪、风湿热邪等，内因主要为劳逸不当、久病体虚等。

（一）外因

1. 感受风寒湿邪

由于居处、劳动环境寒冷潮湿，或坐卧湿地、涉水淋雨，或长期水下作业，或常汗后冷浴等，外邪注入肌腠经络，滞留于关节、筋骨，导致气血痹阻，发为风寒湿痹。《素问·痹论》指出："风寒湿三气杂至，合而为痹。其风气胜者为行痹，寒气胜者为痛痹，湿气胜者为着痹。"

2. 感受风湿热邪

感受风湿热邪，或外感风热与湿相并，或风寒湿痹郁久化热，可致风湿热邪相合，痹阻经络、关节、筋骨，发为风湿热痹。

（二）内因

1. 劳逸不当

劳欲过度，将息失宜，精气亏损，卫外不固；或剧烈体力活动后耗伤正气，汗出肌疏，外邪乘袭，发为痹病。

2. 久病体虚

老年体虚，肝肾不足，肢体经脉失养，或病后、产后气血不足，腠理空疏，外邪乘虚而入，发为痹病。

此外，恣食肥甘厚腻或酒热海腥发物，可致脾失健运，湿热痰浊内生；或跌扑外伤，损及肢体筋脉，气血经脉痹阻，亦可发为痹病。

正虚卫外不固是痹病发生的内在基础，感受外邪是痹病发生的外在条件。风、寒、湿、热、痰、瘀等邪气滞留肢体筋脉、关节、肌肉，经脉痹阻，不通则痛，是痹病的基本病机。痰浊、瘀血、水湿在疾病的发生发展过程中起着重要作用。邪痹经络，迁延不愈，阻滞气血，血滞为瘀，津停为痰，痰浊、瘀血阻痹经络，流注关节，可导致关节肿胀、僵硬、变形、屈伸不利。痹病的病位主要在关节、肌肉、经络，又因肝主筋、肾主骨、脾主肌肉，故其与肝、肾、脾关系密切。病初邪在经脉，累及筋骨、肌肉、关节，日久耗伤气血，损及肝肾，虚实并见；痹病日久，也可由经络累及脏腑，出现相应的脏腑病变，其中以心痹较为多见。

【诊断】

(一)诊断要点

1. 临床表现

痹病患者可表现为肢体关节、肌肉疼痛，屈伸不利，或疼痛游走不定，甚则关节剧痛、肿胀、强硬、变形。痹病可发生于任何年龄。

2. 病史

痹病的发病及病情轻重常与劳累以及季节、气候的寒冷、潮湿有关，某些痹病的发生和加重可与饮食不当有关。

3. 相关检查

病变部位 X 线和 CT 等影像学检查常有助于本病的诊断和了解病变部位的损伤程度。抗溶血性链球菌"O"、红细胞沉降率、C 反应蛋白、血清免疫球蛋白、类风湿因子、血清抗核抗体、血清蛋白电泳、血尿酸盐等检查有助于西医相关疾病的诊断及鉴别诊断。心电图、有关血清酶及心脏彩色多普勒超声等检查可提示痹病是否内舍于心。

(二)病证鉴别

痹病与痿证的鉴别：二者的鉴别要点首先在于痛与不痛，痿证是肌肉、筋骨失于濡养，以肢体痿弱无力为主，很少有疼痛症状；痹病以关节疼痛为主。其次，痿证是无力运动，痹病是因痛而影响活动。再次，部分痿证患者初起即有肌肉萎缩，而痹病由于疼痛或关节僵直不能活动，日久废而不用，可导致肌肉萎缩。

【辨证论治】

(一)辨证要点

1. 辨病因

以游走性疼痛为主症，多为触冒风邪所致者，称为行痹；如剧痛有定处，畏寒肢冷，为感受寒邪所致者，称为痛痹；若关节肿胀、麻木、重着不移，乃因湿邪侵袭而成者，称为着痹；关节红肿热痛，痛剧而兼发热、烦渴者，称为热痹。若关节肿大，则多为有形之邪流注其间，湿未成痰者，多见漫肿，按之柔软，疼痛一般不剧烈；若痰瘀互结，则按之稍硬，肢体麻木，疼痛剧烈；有瘀血者，则舌有瘀斑；有痰浊者，则舌苔白腻。

2. 辨虚实

痹病初起多为实证，如渐进发展或反复发作，湿聚为痰，血滞成瘀，痰瘀互结，可致邪实（风、寒、湿、热、痰、瘀）正虚（气虚、血虚，甚至阳虚）之证，病久因肝肾亏损、筋骨失养，可致正虚邪恋之证。临床上，痹病往往表现为虚实夹杂，以邪实为主者较多见。

（二）论治要点

痹病的治疗应以祛邪通络为基本原则。外邪是引起痹病的外在因素，根据邪气的偏盛，分别予以祛风、散寒、除湿、清热，兼顾宣痹通络。病久者，痰瘀互结，则应化痰祛瘀。

痹病的治疗还应重视养血活血，"治风先治血，血行风自灭"；治寒宜结合温阳补火，"阳气并则阴凝散"；治湿宜结合健脾益气，"脾旺能胜湿，气足无顽麻"。久痹正虚者，应重视扶正，补肝肾、益气血是常用之法。

痹病久病入络，常用虫类搜风止痛药，如全蝎、蜈蚣、地龙、水蛭、猪蹄甲、白花蛇、乌梢蛇、露蜂房等。这些药物多偏辛温，作用较猛，也有一定的毒性，故用量不可太大，不宜久服，中病即止。其中，全蝎、蜈蚣可焙干研末吞服，既可减少药物用量，又能提高临床疗效。

（三）分证论治

1. 风寒湿痹

1）行痹

证候：肢体关节疼痛，游走不定，屈伸不利，多见于肩、背、上肢关节，或伴有恶风、发热，舌苔薄白或腻，脉浮或浮缓。

病机：风邪兼夹寒湿，留滞经脉，痹阻气血。

治法：祛风通络，散寒除湿。

方药：防风汤加减（防风、当归、赤茯苓、杏仁、黄芩、秦艽、葛根、麻黄、肉桂、生姜、大枣、甘草)。

本方可发散风寒、祛湿通络，根据疼痛部位加减用药。疼痛以上肢关节为主者，可加羌活、姜黄、桑枝、川芎等祛风通络止痛；疼痛以下肢关节为主者，可加独活、牛膝、防己等通经活络止痛；疼痛以腰背为主者，多与肾气不足有关，可酌用杜仲、续断、桑寄生、狗脊、巴戟天温补肾气；若疼痛日久，可酌选蕲蛇、乌梢蛇、全蝎、蜈蚣、地龙、滇三七、乳香、没药等祛风通络之品。

2)痛痹

证候：肢体关节疼痛剧烈，部位固定，遇寒加重，得温痛减，关节屈伸不利，局部皮肤或有寒冷感，舌质淡，苔薄白，脉弦紧。

病机：寒邪兼夹风湿，留滞经脉，痹阻气血。

治法：散寒通络，祛风除湿。

方药：乌头汤加减(制川乌、麻黄、白芍、黄芪、甘草)。

本方可温经散寒止痛。寒湿甚者，制川乌可改用生川乌或生草乌；关节发凉、疼痛剧烈，遇冷更甚者，加附子、细辛、桂枝、干姜、全当归温经散寒、通脉止痛。

3)着痹

证候：肢体关节、肌肉酸楚、重着、疼痛、肿胀散漫，关节活动不利，肌肤麻木不仁，以下肢关节为甚，舌质淡，苔白腻，脉濡缓。

病机：湿邪兼夹风寒，留滞经脉，痹阻气血。

治法：除湿通络，祛风散寒。

方药：薏苡仁汤加减(薏苡仁、川芎、当归、麻黄、桂枝、羌活、独活、防风、川乌、苍术、甘草、生姜)。

本方可健脾祛湿，发散风寒。关节肿胀甚者，加草薢、五加皮利水通络；肌肤麻木不仁者，加海桐皮、豨莶草祛风通络；小便不利、浮肿者，加茯苓、泽泻、车前子利水祛湿；痰湿甚者，加半夏、天南星祛痰除湿。

临床上，本证风、寒、湿偏盛不明显者，可选用蠲痹汤作为治疗风寒湿痹的基本方剂，根据感受外邪偏盛情况，辨证加减。

2. 风湿热痹

证候：关节痛剧，局部灼热红肿，得冷则舒，痛不可触，筋脉拘急、不可屈伸，皮下有结节或红斑，可伴有发热、恶风、汗出、口渴、烦躁不安等全身症状，舌红苔黄或黄腻，脉滑数或浮数。

病机：风湿热邪，壅滞经脉，气血痹阻不通。

治法：清热通络，祛风除湿。

方药：白虎加桂枝汤加减（石膏、知母、粳米、甘草、桂枝）。

本方可清热宣痹，临证时，可酌加忍冬藤、连翘、黄柏清热解毒，桑枝、威灵仙、姜黄、防己、海桐皮等除湿通络。

皮肤有红斑、瘾疹者，可改用犀角地黄汤（以水牛角代犀角）合白虎汤，加紫草、蚕沙、地肤子、赤小豆、广地龙等凉血活血以定痛；壮热不退者，再配紫雪丹清热解毒。

3. 痰瘀痹阻

证候：痹病日久，肌肉关节刺痛，固定不移，或关节肌肤紫暗、肿胀，按之较硬，肢体麻木或重着，或关节僵硬变形、屈伸不利、有硬结及瘀斑，面色黧黑，眼睑浮肿，或伴有胸闷痰多，舌质紫暗或有瘀斑，苔白腻，脉弦涩。

病机：痰瘀互结，留滞肌肤，痹阻经脉。

治法：化痰行瘀，蠲痹通络。

方药：双合汤加减（桃仁、红花、生地黄、白芍、当归、川芎、半夏、茯苓、陈皮、甘草、白芥子、鲜竹沥、生姜汁）。

本方可活血化瘀，祛痰通络。痰浊滞留，皮下有结节者，加胆南星、天竹黄；瘀血明显，见关节疼痛、肿大、强直、畸形、活动不利，舌质紫暗，脉涩者，加莪术、三七、土鳖虫；痰瘀互结，疼痛不已者，加猪蹄甲、白花蛇、全蝎、蜈蚣、地龙搜剔络道；痰瘀化热者，加黄柏、牡丹皮清热活血。

4. 肝肾亏虚

证候：痹病日久不愈，关节屈伸不利，肌肉瘦削，腰膝酸软，或畏寒肢冷、阳痿、遗精，或骨蒸潮热、心烦口干，舌质淡红，苔薄白或少津，脉沉细弱或细数。

病机：肝肾不足，经脉失于濡养及温煦。

治法：培补肝肾，舒筋止痛。

方药：独活寄生汤加减（独活、桑寄生、秦艽、防风、细辛、当归、芍药、川芎、干地黄、杜仲、牛膝、人参、茯苓、甘草、桂心）。

本方可益肝肾、补气血、祛风湿、止痹痛。肾气虚，腰膝酸软、乏力明显者，加鹿角霜、续断、狗脊；阳虚而畏寒肢冷、关节疼痛拘急者，加附子、干姜、巴戟天，或合用阳和汤加减；腰膝疼痛、低热心烦或午后潮热者，加龟甲、熟地黄、女贞子，或合用河车大造丸加减。

痹久内舍于心，症见心悸、短气动则尤甚、面色少华、舌质淡、脉虚数或结代者，可用炙甘草汤加减。

痹病疼痛剧烈时，常用乌头、附子温经止痛、除湿祛风，但应从小剂量开始，逐渐增加用量，且需久煎（1～2小时）；亦可配大剂量甘草、蜂蜜、生姜等，既利于止痛，又可解乌头、附子之毒性。若服药后唇舌发麻、手足麻木、恶心呕吐、心悸眩晕、脉迟者，为中毒表现，当以大剂量蜂蜜（90～120g）或大剂量防风、甘草、绿豆煎汤口服以解毒，或按中毒进行急救处理。

【中医适宜技术】

(一)单方、验方

(1)威灵仙500g，切碎，和入白酒1500mL中，放入锅内隔水炖30分钟后取出，过滤备用，每次10～20mL，每天2～4次；或酒浸3～7天，晒干，研细末，炼蜜为丸，每丸重6g，每次服1丸，每天2次。体虚者不宜常服本方。

(2)骨碎补60g，狗肉或羊肉适量，共炖，吃肉喝汤。本方可用于风寒湿痹。

(3)怀牛膝15g，汉防己15g，酒桑枝30g，丝瓜络30g，水煎服。本方可用于风湿热痹。

(二)中成药

风寒湿痹，可用益肾蠲痹丸、尪痹冲剂、马钱片、麝香风湿胶囊；风湿热痹，可用风湿圣药胶囊、四妙丸；痰瘀痹阻证，可用小活络丸、复方南星止痛膏；肝肾不足证，可用杜仲壮骨丸、鹿筋壮骨酒。

(三)简易治疗技术

1. 针刺疗法

针刺穴位以近部与循经取穴为主。行痹者，配膈俞、血海；痛痹者，配肾俞、关元；着痹者，配脾俞、阴陵泉。针刺时，亦可配合灸法、温针、电针、刺络拔罐。

2. 耳针疗法

取相应区压痛点、肾上腺、神门，用毫针刺，每天 1 次，每次留针 20～30 分钟，10 次为 1 个疗程。

3. 穴位注射法

取曲池、合谷、外关、环跳、秩边、承扶、阳陵泉，每次选 2～4 穴，用当归注射液或威灵仙注射液进行穴位注射，每穴 0.5～1mL，注意勿注入关节腔，每隔 1～3 天注射 1 次，10 次为 1 个疗程。

4. 外敷疗法

食盐 500g，小茴香 120g，研末，共炒热，用布包，熨痛处。

5. TDP 神灯

用 TDP 神灯在疼痛局部烤 20～30 分钟，注意不要烫伤，有红肿热痛者慎用。

【预防调护】

本病的发生多与气候及生活环境有关，平素应注意防风、防寒、防潮，避免久居暑湿之地，特别是劳作、运动汗出之时，切勿贪风受凉、乘热浴冷，内衣汗湿后应及时更换；加强体育锻炼，有利于提高机体抗御外邪的能力。

痹病初发时应积极治疗，防止病邪传变；病情较重者，应卧床休息；行走不便者，应防止跌扑，以免发生骨折；长期卧床者，应使肢体保持在功能位，有利于关节功能的恢复，还要经常变换体位，以免发生褥疮；久病患者因情绪低落，故易产生焦虑心理，应加强心理疏导，使患者保持乐观心境；摄入营养、易消化的食物，以利于疾病的康复。

【经典集萃】

《金匮要略·中风历节病脉证并治第五》:"寸口脉沉而弱,沉即主骨,弱即主筋,沉即为肾,弱即为肝。汗出入水中,如水伤心,历节黄汗出,故曰历节。"

"诸肢节疼痛,身体魁羸,脚肿如脱,头眩短气,温温欲吐,桂枝芍药知母汤主之。"

《证治准绳》:"行痹走注无定,防风汤主之。黄柏、苍术各二钱,各用酒炒,煎就调酒,威灵仙末,羚羊角灰,臣苍术,佐芥子,使用姜一片,入药末一钱,擂碎,以前药再温服。"

《明医指掌》:"身体烦疼,项背拘急,或重或痛,举体艰难,手足冷痹,腰腿沉重无力,蠲痹汤。痛痹,四肢拘倦,浮肿痛着,故寒气盛者为痛痹,川芎茯苓汤。骨节疼痛,皮肤不仁,肌肉重着,及四肢缓纵不仁者,附子汤。寒湿痹痛,薏苡仁汤。"

《丹溪心法》:"肢节痛,需用羌活,去风湿亦宜用之。如肥人肢节痛,多是风湿与痰饮流注经络而疼痛,宜南星、半夏;如瘦人肢节痛,是血虚,宜四物汤加防风、羌活……"

【名医验案】

(一)行痹验案

革某,女,52岁,2000年9月14日初诊。病已3月余,右下肢畏风,遇风即痛,痛处游走不定,四肢关节重着酸胀,舌质淡,脉弦缓。辨证属于风湿痹阻经络。治宜祛风通络,散寒除湿。处方:羌活15g,独活15g,细辛5g,防风15g,川牛膝15g,炙甘草15g,木瓜15g,威灵仙15g,焦白术15g。7剂。

9月21日二诊,症状有所缓解,守上方,加温通经络之桂枝15g。7剂。

9月28日三诊,酸痛减轻,但腿痛,夜间为著,上方加当归15g、姜黄15g、红花15g,以增其活血止痛之功效。7剂。

10月22日末诊,诸症明显好转,疼痛基本消失,但腰微痛,上方去红花,加狗脊 15g、杜仲 15g,以补肝肾、壮腰膝、止腰痛。14 剂。

数日后随访,诸症基本消失。

按:本案根据脉症表现,痛处不定,遇风即痛,四肢、关节重着酸胀,为典型的风湿痹病。风为阳邪,其性轻扬,善行数变,故而疼痛呈游走性;湿为阴邪,其性濡润黏腻,邪侵肌表经络,痹阻气血。故治以疏风祛湿、宣痹通络之法;用药以疏风祛湿为主,辅以活血通络之品。方中羌活、独活为君,羌活善祛上焦与表部的风湿,独活善祛下焦与筋骨间的风湿,《药性解》称"羌活理游风,独活理伏风"。二活并用,可祛一身之风湿。防风、细辛为臣,防风乃散风寒湿痹之药也,故主诸风周身不遂、骨节酸痛;细辛可治风湿痹痛、百节拘挛,《神农本草经》言其"却死肌明目者,取辛以散结,而开经脉窍隧之邪也"。佐以木瓜、威灵仙通络舒筋、祛风湿,川牛膝行血散瘀、强筋壮骨。

(二)痛痹验案

肖某,女,42 岁,工人。1971 年春季患风湿性关节炎,反复发作,时已两年。髋、膝关节疼痛,皮色不变,下肢膝关节怕冷,局部需要加盖厚衣物保暖,倘若遇到阴雨天,痛更难忍,步伐艰难,不能上班已 4 个月,舌质淡红,苔薄白,脉弦细而紧。此为痛痹。其主要特点是痛有定处,疼痛较剧烈。因寒为阴邪,其性黏滞,故痛有定处、其处怕冷;风寒湿邪相搏,阻滞经络骨节,不通则痛,变天加剧。治以散寒止痛为主,佐以祛风除湿。方用乌头汤加减:桂枝 30g、制川乌 9g、黄芪 15g、白术 12g、麻黄 6g、白芍 12g、豆豉姜 15g。服用 7 剂,关节疼痛大减,膝关节自觉较暖,能慢步行走。复诊时,加猕猴骨 15g、蕲蛇 6g,再服 10 剂,诸症消失。

按:痛痹由寒湿流注关节,痹阻经脉气血所致,非麻黄、乌头不能去。本案患者髋、膝关节疼痛,遇阴冷加重,脉弦紧,此属寒湿历节。故用乌头汤去蜂蜜、甘草之甘缓,加桂枝、白术、麻黄通阳散寒、除湿止痛。连服 7 剂,关节疼痛大减,乃于前方加猕猴骨、蕲蛇(现已不用)乘胜追击,疾病告愈。

(三)风湿热痹验案

杨某,女,40 岁,手足麻木 3 年,喜热怕冷,每着风寒后,两手足关节即疼痛，同时局部皮肤呈现青紫色，经数日后，青紫色逐渐消失，疼痛也随之缓解。两年来，虽经治疗，但未见显效，于1962年秋季发展为上、下肢关节连续性疼痛。

初诊（1962年12月9日），四肢关节疼痛剧烈，日轻夜重，阴雨天尤甚，局部肿胀灼热，汗出，两手足呈青紫色，行走艰难，手指不能弯曲，经常头眩、恶心欲呕，胃纳不佳，二便正常，有时耳鸣、心悸，日晡潮热，脉短细而数。处方：桂枝、芍药各15g，甘草、麻黄、淡附子各9g，白术、知母各24g，防风9g。上药为细末，分十日服完。

二诊（1963年1月17日），关节疼痛减八成，其他症状消失，胃纳佳，手、足部皮肤转好，但和其他部位仍然有别，行走以及缝衣做饭灵活自如。仍予前方，再服1个月，共服药治疗2个月。

按：患者因风寒湿流注关节，则四肢关节及颈项疼痛、遇阴雨天加重；邪郁日久，化热伤阴，则日间热甚、局部肿胀灼热、汗出、脉短细数；湿邪中阻，则恶心欲呕；风邪上扰，则头眩耳鸣。方用桂枝芍药知母汤散剂，以祛风除湿、温阳开痹、滋阴清热。治疗2个月，症状消失。

【证治心法】

痹病是临床常见的病证，其发生与体质因素、气候条件、生活环境有密切关系。正虚卫外不固是痹病发生的内在基础，感受外邪为引发本病的外在条件。风、寒、湿、热、痰、瘀等邪气滞留机体筋脉、关节、肌肉，经脉痹阻、不通则痛是痹病的基本病机。痹病日久，常见病理变化多端，一是风寒湿痹或热痹日久不愈，气血运行不畅，瘀血痰浊痹阻经络，可出现皮肤瘀斑、关节周围结节、关节肿大、屈伸不利等表现；二是病久使气血耗伤，因而呈现不同程度的气血亏虚和肝肾不足的证候；三是痹病日久不愈，复感于邪，病邪由经络而累及脏腑，出现脏腑痹的证候，其中以心痹较为常见。痹病的临床辨证应根据热象之有无，首先辨清风寒湿痹与热痹。风寒湿痹中，风邪偏盛者为行痹，寒邪偏盛者为痛痹，湿邪偏盛者为着痹。痹病的治疗原则是祛风、散寒、除湿、清热和舒经通络；病久而耗伤气血者，则注意调气养血、补益肝肾；痰瘀相结者，当化痰行瘀、畅达经络；若寒热并存、虚实夹杂者，当明辨标本虚实而兼顾之。

本病的预后与感邪的轻重、患者体质的强弱、治疗是否及时以及病后调养等因素密切相关。一般来说，痹病初发，正气尚未大虚，病邪轻浅，采取及时有效的治疗，多可痊愈；若虽初发而感邪深重，或痹病反复发作，或失治、误治等，往往可使病邪深入，由肌肤而渐至筋骨脉络，甚至损及脏腑，病情缠绵难愈，预后较差。

痹病的常用中成药：行痹者，可用追风透骨丸；痛痹者，可用寒湿痹冲剂；着痹者，可用木瓜片；热痹者，可用新广片。

【要诀总括】

痹病肢体筋骨病，风寒湿热杂至成；行痹游走防风汤，痛痹乌头汤止痛；着痹薏苡汤祛湿，热痹白虎桂枝行；久痹肝肾多亏虚，独活寄生最常用；痰瘀互结双合汤，补血荣筋能扶正。

第二节　痿　证

痿证是指肢体筋脉弛缓，软弱无力，日久渐致肌肉萎缩、不能随意运动的一类病证，临床以下肢痿弱较为常见，亦称"痿躄"。

痿证的记载首见于《黄帝内经》，《素问·痿论》是讨论痿证的专篇，阐述了痿证的病因病机、病证分类及治疗原则，提出"治痿独取阳明"。张子和《儒门事亲》强调"痿病无寒"。朱丹溪提出痿证"泻南方，补北方"的治则。《景岳全书》更加全面地阐述了痿证的辨证论治，提出痿证并非皆是阴虚火旺，应当斟酌寒热深浅而施治。

西医学中的多发性神经炎、运动神经元疾病、脊髓病变、重症肌无力、周期性麻痹、进行性肌萎缩等表现为肢体痿软无力、不能随意运动者，均可参照本节内容进行辨证论治。

【病因病机】

痿证形成的病因病机颇为复杂，如感受温热毒邪、先天不足、饮食劳倦、内伤情志、跌打损伤、接触神经毒品性药物及化学物质等，均可致使五脏受损、气血亏耗、肌肉筋脉失于濡养而发为本病。

1. 感受温毒

感受温热毒邪，或热病后期余热未清，长期低热，或温病高热持续不退，令内热燔灼，肺金受邪热熏灼，肺热叶焦，津伤失布，不能润泽五脏，五体失养而痿弱不用。

2. 湿热浸淫

久处湿地或涉水冒雨，感受湿邪，湿邪久郁而化热，湿热浸淫经脉，气血运行受阻，筋脉肌肉失养而成痿。

3. 饮食毒物所伤

素体虚弱或饮食不节，思虑过度，或久病致虚，脾胃虚弱，无以运化水谷精微，致筋脉失养；或脾胃虚弱，不能运化水湿，聚湿成痰，或湿热内生，客于经脉，致使气血运行不畅而发为痿证。此外，服用或接触毒性药物，损伤气血经脉，经气运行不利，脉道不畅，亦可致痿。

4. 久病房劳

先天不足，或久病体虚，或房劳过度，伤及肝肾，则津液、精血不足，筋脉、筋骨肌肉失于濡养，渐致肌肉瘦削而肢体痿弱不用。

痿证的病变部位在筋脉、肌肉，但其根本在于五脏虚损。肺主皮毛，布散津液；脾主肌肉，为后天之本，气血生化之源；肝主筋，藏血，为罢极之本；肾主骨生髓，为先天之本；心主血脉，为五脏六腑之大主。各种致病因素伤及五脏精气，致使精血、津液亏损，皆能致痿。痿证的病理性质以热证、虚证为多，虚实夹杂者也不少见。外感温热所致者，初期多属实证，病久伤正，或由实转虚，或虚实夹杂。内伤致病者，以虚证为主，或虚实夹杂。痿证各证型之间可相互转变。若久病虚极，脾肾精气衰败，则病情危笃。

【诊断】

(一)诊断要点

1. 临床特征

痿证早期仅表现为四肢无力，病情呈进行性加重，终致肢体瘫痪，日久出现肌肉萎缩。肢体筋脉弛缓不收，下肢或上肢、一侧或双侧软弱无力，甚则瘫痪，部分患者可出现肌肉萎缩，伴有睑废、视歧、声嘶、抬头无力等表现，甚至会影响呼吸、吞咽功能。

2. 病史

部分患者发病前有感冒、腹泻病史，或有神经毒性药物接触史及家庭遗传史，有起病缓慢者，也有突然发病者。

3. 相关检查

检测血液中血清谷草转氨酶（AST）、谷丙转氨酶（ALT）、乳酸脱氢酶（LDH）、肌酸磷酸激酶（CPK）的含量及尿中肌酸排泄量，有助于鉴别其肌肉萎缩的病因；脑脊液检查、肌肉活组织检查、肌电图检查等有助于对与痿证有关的神经系统疾病进行定位、定性诊断；CT、MRI 检查有助于疾病的鉴别诊断。

（二）病证鉴别

痿证与痹病：两者同是肢体疾患。痿证以肢体软弱无力、肌肉软弱瘦削为特征，但肢体关节一般不痛，且多发生于下肢；痹病以筋骨、肌肉、关节出现酸痛、重着、屈伸不利为主要临床特征。痹病日久，肢体长期失用，可有类似于痿证之瘦削枯萎的临床表现。

【辨证论治】

（一）辨证要点

1. 辨脏腑

痿证初起，症见发热、咳嗽、咽痛，或在热病之后出现肢体软弱不用者，病位多在肺；四肢痿软、食少便溏、面浮、下肢微肿、纳呆腹胀者，病位多在脾胃；以下肢痿软无力明显，甚则不能站立，腰脊酸软，头晕耳鸣，遗精阳痿，月经不调，咽干目眩者，病位多在肝肾。

2. 辨虚实

痿证以虚为本，或本虚标实。因感受温热毒邪或湿热浸淫者，多发病急、病程短、病情进展快，属实证；内伤积损，久病不愈者，多起病缓、病程长、病情进展缓慢，属虚证。热邪为患，最易伤津耗气，常见虚实错杂之证；久病不愈，常兼夹郁热、湿热、痰浊、瘀血者，多属虚中有实之证。

(二)论治要点

痿证当分虚、实之证进行辨证论治。虚证以补养为主，脾胃虚弱宜健脾益气，肝肾亏虚宜滋养肝肾；实证以祛邪为主，肺热津伤应清热润燥，湿热浸淫应清热利湿。若患者表现为虚实兼夹，当分清主次而调之。

痿证的治疗多采用综合疗法，如康复理疗、针灸、推拿、熏洗等疗法对痿证的治疗同样具有重要的意义。

(三)分证论治

1. 肺热津伤

证候：病起发热，或热病后突然出现肢体软弱无力，皮肤枯燥，心烦口渴，咽干不利，咳呛少痰，小便黄赤量少，大便干燥，舌质红，苔黄，脉细数。

病机：肺热津伤，筋脉失濡。

治法：清热润燥，养阴生津。

方药：清燥救肺汤加减（桑叶、石膏、党参、甘草、胡麻仁、阿胶〔烊化〕、麦冬、杏仁、枇杷叶）。

本方可清热润燥，养阴宣肺。高热、口渴、汗多者，可加知母、金银花，倍石膏，以清气分之热；咳呛少痰者，可加瓜蒌仁、桑白皮、川贝母，以清润肃肺化痰；咽干而吞咽不利者，可加天花粉、百合、芦根，以滋阴清润。

2. 湿热浸淫

证候：起病较缓，肢体逐渐出现痿软无力，尤以下肢为多见，或麻木微肿、扪之微热、喜凉恶热，或有发热、胸脘痞闷，小便短赤灼热，舌质红，苔黄腻，脉濡数或滑数。

病机：湿热浸淫，壅遏筋脉。

治法：清热利湿，通利经脉。

方药：加味二妙散加减（苍术、黄柏、牛膝、防己、萆薢、龟甲、当归)。

本方可清热利湿通络。偏湿盛，见胸脘痞闷、肢重且肿者，可酌加厚朴、茯苓、泽泻、枳壳、陈皮，以理气化湿；夏季发病者，可酌加藿香、佩兰，以芳香化湿；肢体麻木、关节运动不利、舌质紫黯、脉细涩者，可加赤芍、桃仁、红花、丹参，以活血化瘀；形体消瘦、两足燔热、心烦口干、舌红或中剥无苔、脉细数者，可去苍术，加麦冬、知母、生地黄，以养阴清热；热邪偏重，见身热肢重、小便赤涩热痛者，可加忍冬藤、连翘、赤小豆，以清热解毒利湿。

若湿热下乘于肝肾，两足热如火燎，从足跗热起，渐至腰胯，麻痹痿软者，可选用虎潜丸，以滋阴利湿、强壮筋骨。

3. 脾胃虚弱

证候：起病缓慢，肢体痿软无力逐渐加重，肌肉萎缩，食少便溏，神疲乏力，气短面浮，面色不华，舌淡，苔薄白，脉细。

病机：脾虚气弱，生化乏源，筋脉失养。

治法：健脾益气。

方药：参苓白术散加减（党参、茯苓、白术、山药、白扁豆、莲子、桔梗、陈皮、薏苡仁、砂仁、甘草）。

本方可补气健脾，升清化浊。气血两虚，见面白少华、心悸气短者，可重用党参、白术、山药，并加黄芪、当归，以补气养血；腹胀不食、嗳气酸腐、泛恶者，可加神曲、山楂、麦芽、莱菔子，以消食导滞；气血不足，兼有血瘀，见唇舌紫黯、脉兼涩象者，可加丹参、川芎、川牛膝。

若患者形体肥胖，痰多或脾虚湿盛，可用六君子汤加减。

4. 肝肾亏虚

证候：起病缓慢，肢体痿软无力，尤以下肢明显，肌肉瘦削，腰膝酸软，不能久立，甚则步履全废，腿胫大肉渐脱，或伴有眩晕耳鸣、男子遗精或遗尿、女子月经不调，舌红少苔，脉细数。

病机：肝肾亏虚，精血不足，筋脉失养。

治法：补益肝肾，滋阴清热。

方药：虎潜丸加减（龟甲、黄柏、知母、熟地黄、虎骨〔用狗骨代替〕、锁阳、白芍、陈皮、干姜）。

本方可滋养肝肾，强筋健骨。阴虚热甚，见口干、尿赤、胫部烦热、腿足瘦削者，可去锁阳、干姜，加枸杞子、女贞子、麦冬，以滋阴补肾；兼见面色萎黄无华、心悸怔忡、舌淡、脉细弱者，可加黄芪、党参、鸡血藤、何首乌、当归，以补益气血；病久而阴损及阳，阴阳两虚，见神疲乏力、畏寒怕冷、阳痿早泄、尿频而清、妇女月经不调、脉沉细无力者，可去黄柏、知母，加仙灵脾、鹿角霜、紫河车、肉桂，以温补肾阳。

【中医适宜技术】

(一)单方、验方

(1)弃杖汤：淫羊藿 30g，薏苡仁 30g，黄芪 30g(可根据病情逐渐加至 60~120g)，紫菀 15g，炙龟甲 15g(先煎)，天冬 15g，苍术 10g，黄柏 6g。水煎服，每天 1 剂。本方可治疗四肢麻木不仁、腰膝无力之痿躄。

(2)石斛、淮牛膝、桑白皮各 30g，甘草 6g。水煎服，每天 2 次。本方适用于肺热津伤之痿证。

(3)大麦(去皮)60g，薏苡仁 60g，土茯苓 90g。同煎为粥，煮熟后去土茯苓，常服。本方适用于湿热浸淫之痿证。

(二)中成药

痿证之湿热浸淫证，可选用二妙丸、四妙丸；肝肾精血亏虚、寒热虚实错杂之证，可用健步虎潜丸；肝肾亏虚证，可用健步丸；脾胃亏虚证，可用贞芪扶正胶囊。

(三)简易治疗技术

1. 针刺疗法

针刺取穴：中脘、足三里、关元、气海、三阴交、合谷、太白、阴陵泉。用毫针刺，每天 1 次。

2. 推拿疗法

点揉手三里、足三里、阳陵泉、曲池、合谷等肢体腧穴以及背部的脏腑背俞穴，每穴 1 分钟；然后在背部由长强至大椎捏脊 6 遍。每天 1 次，10 天为 1 个疗程，每疗程间隔 5 天。

3. 饮食疗法

烤干牛骨髓粉 30g，黑芝麻 300g(略炒香，研末)，加白糖适量合拌。每次 9g，每天 2 次。本方适用于肝肾不足之痿证。

【预防调护】

平时注意加强锻炼，避免诱因，防潮湿、适寒温、远房事，防止外邪侵袭，对痿证的预防有重要意义。

既病后，除积极治疗外，重视肢体的主动或被动锻炼、防止肌肉萎缩尤其重要。生活能自理者，可打太极拳，做五禽戏；病情较重者，可经常用手轻轻拍打患肢，以促进肢体气血运行，饮食应清淡而富于营养。病情危重，见卧床不起、吞咽呛咳、呼吸困难者，应常帮助其翻身拍背，鼓励其排痰，以防止痰湿壅肺和发生褥疮。瘫痪者，应注意患肢保暖，保持肢体于功能位，防止肢体挛缩和关节僵硬。由于肌肤麻木、知觉障碍，因此日常生活与护理中应避免发生冻伤或烫伤。此外，注意精神调养、清心寡欲、避免过劳，对促进痿证康复亦有重要意义。

【经典集萃】

《素问·痿论》："黄帝问曰：'五脏使人痿，何也？'岐伯对曰：'肺主身之皮毛，心主身之血脉，肝主身之筋膜，脾主身之肌肉，肾主身之骨髓。故肺热叶焦，则皮毛虚弱急薄，著则生痿躄也。心气热，则下脉厥而上，上则下脉虚，虚则生脉痿，枢析挈，胫纵而不任地也。肝气热，则胆泄口苦，筋膜干，筋膜干则筋急而挛，发为筋痿。脾气热，则胃干而渴，肌肉不仁，发为肉痿。肾气热，则腰脊不举，骨枯而髓减，发为骨痿。'"

帝曰："如夫子言可矣。论言治痿者，独取阳明何也？"岐伯曰："阳明者，五脏六腑之海，主润宗筋，宗筋主束骨而利机关也。冲脉者，经脉之海也，主渗灌溪谷，与阳明合于宗筋，阴阳总宗筋之会，会于气街，而阳明为之长，皆属于带脉，而络于督脉。故阳明虚，则宗筋纵，带脉不引，故足痿不用也。"

《脾胃论》："六七月之间，湿令大行，子能令母实而热旺，湿热相合，而刑庚大肠，故寒凉以救之。燥金受湿热之邪，绝寒水生化之源，源绝则肾亏，痿厥之病大作，腰以下痿软瘫痪不能动，行走能动，行走不正，两足欹侧，以清燥汤主之。"

《景岳全书·杂证谟·痿证》："痿证之义，《黄帝内经》言之详矣，观所列立胜之证，皆言为热，而五脏之证，又总于肺热叶焦，以致金燥水亏，乃成痿证。如丹溪之论治，诚得之矣，然细察经文，又曰：悲哀太甚则胞络绝，传为脉痿；思想无穷，所愿不得，发为筋痿；有渐于湿，以水为事，发为肉痿之类，则又非尽为火证，此其有余不尽之意，犹有可知。故因此而生火者有之，因此而败伤元气者亦有之。元气败伤，则精虚不能灌溉，血虚不能营养者，亦不少矣。若概从火论，则恐真阳亏败，及土衰水涸者，有不能堪。故当酌寒热之浅深，审虚实之缓急，以施治疗，庶得治痿之全矣。"

《证治准绳》："治两足湿痹，疼痛如火燎，从足跗热起，渐至腰胯，或麻痹痿软，皆是湿热为病，加味二妙丸主之。"

【名医验案】

(一)肺热津伤之痿证案

刘某某，女，19岁，农民。农村夏收割麦，会战于田野，挥镰上阵，你追我赶，劳动较重。下工后又用凉水洗脚。翌日晨起发现右腿筋纵肉弛，痿软无力，不能站立。西医诊治无效，特来求诊。切其脉沉细而滑，视其舌苔则白。夏令天热，肺金先伤；劳动过力，而肝肾内弱；又加时令湿热所伤，故成下痿也。唯清燥汤治此病最为合拍。处方：麦冬15g，五味子6g，党参12g，生地黄10g，当归12g，黄柏6g，黄连3g，苍术10g，白术10g，茯苓12g，猪苓12g，泽泻12g，陈皮6g，升麻3g，柴胡3g。服至3剂，腿力渐增，然立久犹有颤动不稳，上方又加石斛30g、木瓜10g，又服7剂而愈。

按：《黄帝内经》认为"五脏皆可使人痿"。本案患者下肢痿软，为肺金先伤，肝肾内弱，又加湿热下注，痹阻气血所致，属本虚标实之候。肺主宣发肃降，治节气血津液，在痿证的形成过程中，肺起着相当重要的作用。《素问·痿证》曰："五脏因肺热叶焦，发为痿躄。"盖金畏火刑，夏令气热，损伤肺津，金体不润，不能宣降津液于全身，则筋脉失濡而成痿。肝藏血、主筋，肾藏精、主骨，劳倦过度，损伤肝肾，精血不足，筋骨失养，同样可以致痿。又加湿热下注，痹阻气血，经脉因不通而失荣，则更加速痿证之形成。故治以养肺阴、补肝肾、清湿热为法。清燥汤正与此合拍。本方为《兰室秘藏》方，善治肺肾虚弱、湿热所伤之腰以下痿软，不能行动，或行步不正之证。由于方证相对，故获良效。

(二)肝肾亏虚之痿证案

荣某某，男，37 岁。

初诊：1958 年 7 月 7 日。诊查：右足痿软酸楚，不便步履，溲黄咽干，脉细左沉，舌苔黄腻。辨证：阴亏之体，湿热下注，痿躄之象已见。治法：拟予养阴化湿热，补肝肾，强筋骨。处方：北沙参四钱，酒炒川黄柏一钱，川牛膝三钱，厚杜仲三钱，酒炒陈木瓜一钱半，桑寄生三钱，生薏苡仁四钱，晚蚕沙四钱（包煎），酒炒丝瓜络三钱，虎潜丸三钱（包煎）。5 剂。

二诊：左足痿软酸楚、不便步履渐减，溲黄已清。仍治以养阴化湿热，强筋骨。处方：北沙参三钱，米炒麦冬三钱，酒炒川黄柏一钱半，川牛膝三钱，炒薏苡仁四钱，炒杜仲三钱，酒炒木瓜一钱半，桑寄生三钱，威灵仙一钱半，晚蚕沙四钱（包煎），虎潜丸四钱（包煎）。6 剂。

三诊：左足痿软酸楚、不便步履均见减轻，咽中干燥。前法奏效，原方加减。处方：北沙参四钱，麦冬三钱，酒炒川黄柏一钱半，川牛膝三钱，威灵仙一钱半，酒炒陈木瓜一钱半，炒杜仲三钱，桑寄生三钱，晚蚕沙四钱（包煎），虎潜丸五钱（包煎）。6 剂。

按：《黄帝内经》有"阳明虚则宗筋纵，带脉不引，故足痿不用也"之说，故宗筋属肝肾。本案患者肺胃阴虚，即失去肺朝百脉和阳明主润宗筋的功能，肝肾阴虚，则精血不足，筋骨亦失其濡养，加以湿热流注于下，浸淫于筋骨，筋骨弛纵而不能用，所以发为痿躄。

【证治心法】

痿证系临床常见的慢性疾病，涉及的脏腑多，病机复杂，外邪多以湿热为病，内则以五脏痿弱多见。其病虽虚实均有，但以虚为主，病性以热为多。《黄帝内经》中指出了"治痿独取阳明"的重要治则。脾胃为后天之本、气血生化之源，因此调理脾胃对于治疗痿证的意义很大，但在临证中则宜灵活掌握，既有扶正以补益脾胃，又有祛邪以清脾胃之湿热。朱丹溪所言的"痿证断不可作风治"，并提出"泻南补北"的治疗方法，均是对痿证诊断和治疗的进一步完善。痿证多虚实错杂，治疗时尤其要把握好扶正与祛邪的尺度，辨证准确，治疗得当，做到祛邪而不伤正、扶正而不恋邪，方能取得最佳疗效。

此外，本病临床也可酌情选用中成药进行治疗，如二妙丸或四妙丸、虎潜丸等。

【要诀总括】

痿病腰伤筋脉患，肢软无力甚则瘫；肺热津伤清燥肺，湿热浸淫二妙散；脾胃亏虚参苓术，肝肾亏虚虎潜丸。

参考文献

[1] 周和水. 荆防败毒散的临床应用体会[J]. 江西中医药，1993，30(3)：34.

[2] 周仲英，蔡淦. 中医内科学[M]. 2版. 北京：人民卫生出版社，2008.

[3] 林锦宏，沈中淇. 三拗止嗽散加减治疗外感咳嗽300例[J]. 中华中医药学刊，2009，27(7)：1567－1568.

[4] 郑秀丽，张之文. 辩证咳嗽验案三则[J]. 江苏中医药，2008，40(2)：21.

[5] 葛善为. 三子二陈汤治疗小儿痰湿咳嗽体会[J]. 长春中医药大学学报，2009，25(1)：83.

[6] 董建华. 中国现代名中医医案精华·吴考槃医案[M]. 北京：北京出版社，1991.

[7] 董建华. 中国现代名中医医案精华·刘志明医案[M]. 北京：北京出版社，1991.

[8] 徐俊明，兰志超，郭淑丽. 玉屏风散加减预防支气管哮喘复发[J]. 中国民康医学，2006(2)：28.

[9] 赵付清. 金匮肾气丸治疗支气管哮喘疗效观察[J]. 现代中西医结合杂志，2007，16(16)：2184.

[10] 岳美中. 岳美中医话集[M]. 北京：中医古籍出版社，1990.

[11] 陈明. 伤寒名医验案精选[M]. 北京：学苑出版社，2001.

[12] 魏之绣. 续名医类案[M]. 北京：人民卫生出版社，2000.

[13] 王少华. 中医临证求实[M]. 北京：人民卫生出版社，2007.

[14] 陈明. 金匮名医验案精选之二[M]. 北京：学苑出版社，2000.

[15] 吴少怀. 吴少怀医案[M]. 济南：山东科学技术出版社，1983.

[16] 陈明，刘艳华，李方. 刘渡舟验案精选[M]. 北京：学苑出版社，1996.

[17] 李冀，段凤丽. 中国现代百名中医临床家丛书·段富津[M]. 北

京：中国中医药出版社，2007.

[18] 史宇广，单书健. 当代名医临证精华·头痛眩晕专辑[M]. 北京：中医古籍出版社，1993.

[19] 罗和古，刘建青，杜少辉，等. 内科医案（下）·黄文东医案[M]. 北京：中国医药科技出版社，2005.

[20] 唐俊琪，高新彦，李巧兰. 古今名医内科医案赏析[M]. 北京：人民军医出版社，2006.

[21] 沈仲理. 丁甘仁临证医集[M]. 上海：上海中医药大学出版社，2000.

[22] 何廉臣. 全国名医验案类编[M]. 福州：福建科学技术出版社，2003.

[23] 阎小平. 焦树德临证百案按[M]. 北京：北京科学技术出版社，2006.

[24] 张文康. 中国百年百名中医临床家丛书[M]. 北京：中国中医药出版社，2004.

[25] 贺兴东，翁维良，姚乃礼. 当代名老中医典型医案集·内科分册（中册）[M]. 北京：人民卫生出版社，2009.

[26] 陈满良. 化肝煎治急诊三则[J]. 湖南中医杂志，1993，9(4)：20.

[27] 范爱平，曲家珍，李琏. 李介鸣验案精选[M]. 北京：学苑出版社，2007.

[28] 焦树德. 焦树德临床经验辑要[M]. 北京：中国中医药出版社，2006.

[29] 焦平. 中国百年百名中医临床家丛书·马新云[M]. 北京：中国中医药出版社，2006.

[30] 上海市卫生局. 上海老中医经验选编·顾雨时医案[M]. 上海：上海科学技术出版社，1980.

[31] 严世芸，郑平东，何立人，等，张伯臾医案[M]. 上海：上海科学技术出版社，2003.

[32] 伊广谦，李占永. 明清十八家名医医案[M]. 北京：中国中医药出版社，1996.

[33] 万济舫. 万济舫临证辑要[M]. 武汉：湖北人民出版社，1982.

[34] 罗和古，刘建青，杜少辉，等. 内科医案（中）·颜正华医案[M].

北京：中国医药科技出版社，2005.

[35] 罗和古，刘建青，杜少辉，等. 内科医案（中）·盛循卿医案[M]. 北京：中国医药科技出版社，2005.

[36] 吴坚. 臌胀治验二则[J]. 四川中医，1994(9)：35－36.

[37] 邓铁涛. 中国百年百名中医临床家丛书——邓铁涛[M]. 北京：中国中医药出版社，2001.

[38] 柴霞，张俊富. 治疗肝病的经验[J]. 上海中医药杂志，2003(1)：16－18.

[39] 龚志贤. 龚志贤临床经验集[M]. 北京：人民卫生出版社，1984.

[40] 单书健，陈子华，石志超，等. 古今名医临证金鉴·水肿关格卷（上）[M]. 北京：中国中医药出版社，1999.

[41] 史字广，单书健. 当代名医临证精华[M]. 北京：中医古籍出版社，1992.

[42] 陈明. 刘渡舟验案精选[M]. 北京：学苑出版社，2007.

[43] 卢祥之. 名中医经验撷著[M]. 北京：人民军医出版社，2008.

[44] 陈明. 黄帝内经临证指要[M]. 北京：学苑出版社，2006.

[45] 敖品之，顾瑞生，范曼玲，等. 淋证医案五则[J]. 辽宁中医杂志，1986(1)：34.

[46] 丁甘仁. 民国名医著作精华·孟河丁甘仁医案[M]. 福州：福建科学技术出版社，2003.

[47] 任喜洁. 任继学教投治消渴用药经验拾零[J]. 中国中医药现代远程教育，2004，2(1)：23－24.

[48] 祝勇. 祝谌予[M]. 北京：人民军医出版社，2007.

[49] 王洪武，倪青. 林兰治疗糖尿病合并冠心病的辨治思路[J]. 中华中医药杂志，2009，24(3)：334－336.

[50] 张有俊. 经方临证集要[M]. 石家庄：河北人民出版社，1983.

[51] 林梅，刘菁，王一强，等. 中医内科学[M]. 北京：中国中医药出版社，2016.

[52] 董建华. 现代中国名中医医案精华·程门雪医案[M]. 北京：北京出版社，1990.